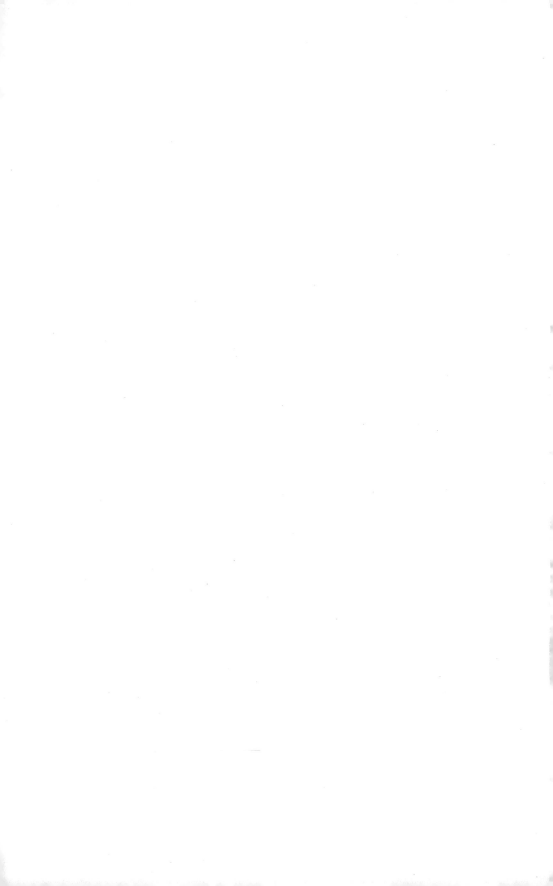

HEDONISMOS

Pasión por el vino

PERFIL BIOGRÁFICO DE JOAN C. MARTÍN

Joan C. Martín Martínez es enólogo y escritor. Su best seller *Los supervinos* lo ha consolidado como autor de referencia entre los amantes del vino, pero anteriormente ya había obtenido reconocimientos tan importantes como el Premio Juan Mari Arzak (2005), el premio de divulgación de la Academia Valenciana de Gastronomía (2006) y el Premio Gourmand World Cookbook al mejor libro de literatura gastrovinícola europea en lengua catalana (2009) por *Els vins de l'arc mediterrani: d'Alacant a Montpeller*.

Es el creador y director de la escuela de vinos Aula Vinícola, donde imparte, entre otros cursos, el prestigioso Màster de Tastavins. Su blog (<abstractavinicola.wordpress.com>) es uno de los principales recursos en el mundo del vino en España.

Joan C. Martín nació en 1953 en el seno de una familia de viticultores de la comarca valenciana de la Foia de Bunyol. Ha recorrido medio mundo visitando bodegas y viñedos y ha exportado vinos elaborados en su tierra al mundo entero. Hasta 2008 combinó su trabajo de divulgador y crítico con la dirección de empresas vinícolas, tanto grandes como familiares.

Es autor de numerosas obras de investigación sobre la historia y la naturaleza del vino; entre ellas destacan *Manual de vinos valencianos*, *Els vins de l'arc mediterrani: d'Alacant a Montpeller*, *Valencians contra la fil·loxera*, *L'aportació dels enginyers industrials de Catalunya a l'enologia (i la viticultura)* y *Por una nueva ordenación del territorio vitivinícola de la C. V.* Desde 2015 es el autor de la guía *Los supervinos*, líder en su sector. Asimismo ha sido el creador y director del proyecto *Memòria històrica del vi valencià* para la Diputación de Valencia.

Desde 1981 ha publicado más de 3.000 artículos de divulgación sobre la cultura del vino, especialmente sobre los vinos de su tierra, tanto en la prensa nacional (*El País, Sobremesa, Gran Reserva, Bouquet, Viajer@s*) como en la valenciana (*Valencia Atracción, Diario de Valencia, Levante, Las Provincias, Cartelera Turia*, etcétera).

JOAN C. MARTÍN

PASIÓN POR EL VINO

Secretos y placeres de los grandes
vinos del mundo

Para obtener este libro en formato digital escriba su nombre y apellido
con bolígrafo o rotulador en la primera página. Tome luego una foto de
esa página y envíela a <ebooks@linceediciones.com>. A vuelta de correo
recibirá el e-book gratis. Si tiene alguna duda escríbanos a la misma dirección.

© Joan C. Martín Martínez, 2017
© Los libros del lince, S. L.
Gran Via de les Corts Catalanes, 657, entresuelo
08010 Barcelona
www.linceediciones.com

ISBN: 978-84-15070-88-7
Depósito legal: B-1776-2017
Primera edición: mayo de 2017

Impresión: Novoprint
Maquetación: gama, sl
Imagen de cubierta: © Justin Sullivan

ÍNDICE

Este libro está dedicado a dos enviados de los dioses (que prefieren, benditos sean, darnos riquezas inmateriales), Olga Fedina y John Maher, a quienes un día conocí, para nuestra fortuna. A John y a Olga, pues, con todo cariño y devoción, por su amistad y bondad.

Entra por la boca el vino
y por el ojo el amor.

W. B. YEATS,
A drinking song

El vino es una de las cosas más civilizadas del mundo y uno de los productos de la naturaleza que han sido elevados a un nivel mayor de perfección. Entre todos los placeres puramente sensoriales que pueden pagarse con dinero, el que proporciona el vino, el placer de saborearlo y el placer de apreciarlo, ocupa quizá el grado más alto.

ERNEST HEMINGWAY,
Muerte en la tarde

INTRODUCCIÓN

EL VINO, UNA CULTURA ESTRUCTURAL CIVILIZADORA, O LA METÁFORA PERFECTA

Pertenecemos a una civilización vinícola. El vino nos rodea, envuelve, penetra, influye en nuestra cultura. La vid, la viña y el vino forman parte de nuestro acervo ancestral y han estado con nosotros desde siempre. Nos acompañan desde que descubrimos accidentalmente a qué sabía el vino, cuáles eran sus diversos gustos, cómo conseguirlos, cómo elaborarlo, cómo conservarlo de la misma manera que aprendimos a hacer y a conservar el fuego. Desde la Antigüedad venimos juntos, y el vino viaja ahora a través de la historia con nosotros. Y sentimos que así será hasta el fin de los días. El vino es algo que trabajamos, vendemos, compramos, bebemos, disfrutamos y guardamos. Del vino hablamos y sobre el vino pensamos, escribimos... El vino nos ha hecho como somos. Es parte de nuestra civilización y nos ha civilizado.

El gran Hugh Johnson —cuya obra imprescindible citaremos aquí a menudo— dice en su prólogo al maravilloso *Monks and Wine* de Desmond Seward: «Para mí, lo fascinante del vino es que muchos aspectos de otros ámbitos forman parte de su cultura y su técnica. Sin la geografía y la topografía resulta incomprensible la viticultura; sin la historia, no tiene contenido; sin viajes, resulta irreal. El vino tiene que ver con la botánica, la química, la agricultura, la carpintería, la topografía, la economía y otras ciencias cuyo nombre desconozco». Es quizá la mejor descripción del vino. Amplia, humanista, etnológicamente socializadora en su concepto y antropológicamente seductora y generadora de mitos. Y, como el vino, es una metáfora perfecta. Lo sostengo a pesar de que todos sabemos que son innumerables los elogios, las descripciones del vino. Hay centenares de poemas, cantos, máximas, *mottos*, mitos y leyendas.

En la Transcaucasia, donde nació el vino; en el Mediterráneo, por donde se expandió inicialmente, y en Europa, donde desarrolló su civilización inmortal, el vino es la metáfora perfecta. No es posible entender Europa sin el vino. Es un continente del vino y, lo mismo que el cristianismo, en él encontramos el vino en la arquitectura, la escultura, la literatura, la filosofía, la política, la música, las modas, las formas de vestir locales, y también en el lenguaje de los signos, en la identidad y el origen, en el *ethos* colectivo. Desde Europa el vino se extendió y sigue extendiéndose por todo el mundo, y penetra incluso en otras civilizaciones, pues aun en aquellas que le son ajenas por haber sido prohibido también cantan al vino sus poetas, atraídos por la fantasía de lo ajeno y de lo vedado. Porque Omar Jayyam, Ibn al-Farid y Abu Nuwas se cuentan entre los más grandes poetas del vino.

Si para Hugh Johnson el valor civilizador del vino, que se debe a su estructura cultural ligada a todo lo humano y lo divino, es una fascinación que comparte en sus libros, para mí, que provengo de una familia de humildes viticultores, el vino es mi patria, mi *homeland* identitario y ético. Marcel Proust, igual que Ramón J. Sender, en su novela *Bizancio*, dicen que la patria de cada hombre es su propia infancia. Y el gran Antonio Machado nos dejó esta maravilla, cuando escribió «mi infancia son recuerdos de un patio de Sevilla». Pues bien, el vino es para mí un *objecte d'amour*, como cantaban los trovadores de la *llengua d'Oc*. Siempre estuve enamorado de su seductor aroma, su divino brillo, su cantarín sonido, su poderoso color, su gastronómico sabor y su sanadora ingesta. Y he escrito este libro para explicar el porqué del vino, cómo surgió este bien, y de dónde viene tan benéfica bebida, cómo se crearon los mitos esenciales de la vida vinculados al vino, cómo su historia y la del hombre han ido interaccionando, cómo se expandió, cómo arraigó y cómo es hoy.

El lector averiguará en sus páginas cómo son los vinos, dónde y de qué manera se hacen, quién los elabora, en qué clase de tierras se cultiva, cuáles alcanzaron mayor éxito y cuáles dejaron de tenerlo, y por qué motivo. Pero sobre todo contaré aquí por qué son como son. Es en este terreno donde el libro tiene mucho que aportar al lector-aficionado-consumidor. Trataré de responder a algunas preguntas. ¿Por qué el burdeos es tan importante en los tipos de vinos secos tranquilos? ¿Por qué la alquimia ha creado una auténtica civilización de vinos de postre que incluye nada menos que al oporto, málaga, madeira, jerez, fondillón, los vinos rancios, banyuls? ¿Por qué las burbujas del vino son ancestrales y han dado desde Limoux hasta Gaillac, pasando por su *caput mundi*, el champán, esa delicia de los vinos frescos espumosos, que tanto agradan a gente de todo el mundo? ¿Por qué se han elaborado, con diferentes métodos auténticamente antropológicos, pero con el mismo resultado final, vinos dulces procedentes de uvas pasas, ya sea en los suelos soleados de La Axarquía de Málaga; en los *canyissos*, esos soportes de caña en los que se asolean los racimos de La Marina en el País Valenciano o en los suelos volcánicos de la isla de Santorini? Veremos que esto viene de antaño, y que «pasa» viene del latín *passum*, pues los romanos ya sabían cómo hacer vinos dulces de uvas pasas, y su dulce *dhyaciton* era un vino que ya era antiguo en el cambio de era.

Hablaremos de los grandes vinos del mundo —burdeos, champán, oporto, madeira, borgoña, rin, napa—, pero también de muchos vinos menos reconocidos, y de otros que hoy son minoritarios pero que en ciertos momentos de la historia alcanzaron gran fama entre los conocedores así como un gran impacto en negocio internacional, como los gascuña, canary, cahors, tarragona, masdéu, alikant, candia, que ahora son residuales pero que un nuevo impulso que ya se empieza a notar podría volver a colocarlos como protagonistas de la historia, pues, parodiando a Arnold Toynbee en *Ciudades de destino*, podemos decir que «los grandes protagonistas de la historia lo son en más de una época». Quizá este libro —como hizo la guía *Los Supervinos* desde su primera edición en 2009, que acompañó y enalteció los cambios del consumo en España— sea testigo de este proceso y lo acompañe, levantando acta testimonial de este *Rinascimento*. No se puede amar aquello que no se conoce, de modo que en este libro los iremos catando y destacaremos su estilo, definición y singularidad. Émile Peynaud, el gran ingeniero y enólogo francés, padre de la enología actual, decía que catar es presentar un vino a nuestros sentidos: vista, olfato y sabor.

El vino, como impulso civilizador, ha generado países y culturas, además de ser inspiración para el arte, la literatura y la música. En la zarzuela *Marina*, canta Turidi: «Quisiera que Dios hubiese hecho de vino el mar, y yo ser pez, para nadar y nadar». Gracias a un franciscano mallorquín, fray Juníper Serra, al jesuita bordelés Jean-Louis Vignes y al conde húngaro Agoston Haraszthy, disfrutaremos del *élan* californiano vinícola, y veremos de qué manera California es una esencia concentrada del *melting pot* norteamericano.

Hablaremos del vino en toda su cultura y sus gustos, contaremos cómo son los paisajes donde se cultivan las viñas para que el lector se sienta como si estuviese paseando por esos *terroirs*, esas viñas, entrando en esas bodegas, disfrutando del placer del vino y su cognosis. Un libro de grandes vinos que quizá convierta al lector consumidor en aficionado y al lector aficionado en *connaisseur*.

Salud, va por ustedes.

I

EL ORIGEN DE LA ESPECIE

EL HOMBRE Y LA VID

En la conferencia internacional celebrada el año 1991 en las magníficas bodegas de Robert Mondavi en el valle del Napa de California, se analizó y debatió la hipótesis paleolítica acerca del descubrimiento humano de la uva y el vino. La conferencia se titulaba *The Origins and Ancient History of Wine* y allí se llegó a la conclusión de que el hombre conoció la uva en el Paleolítico. Según esta hipótesis, los primeros seres humanos que se sintieron atraídos por las bayas de la vid silvestre fueron los cazadores-recolectores que habitaban en una zona situada al sur del Cáucaso, en Anatolia y el Oriente Próximo. En los valles boscosos formados en torno a los grandes ríos, y en los frondosos altiplanos que se extienden hacia el sur, los cazadores-recolectores del paleolítico se encontraron con auténticos *woodlands* de vides silvestres, unos arbustos trepadores cuyas lianas de más de treinta metros se extendían y entrecruzaban y formaban bosques profundos. De las lianas colgaban en la época estival unos frutos de buen tamaño y con diversos y atractivos colores, que además no solo eran comestibles, sino que se podían guardar en las cuevas donde vivían aquellos primeros hombres.

Ahí comenzó la historia de la viticultura y también la historia del vino. Al coger las uvas y probarlas, se vieron sorprendidos agradablemente por el gusto singular y el poder alimenticio de aquellas bayas silvestres. Su sabor ácido y dulce los cautivó. Al igual que hacían con otros frutos, decidieron intentar guardarlas en las cuevas y refugios donde habitaban, como futuro alimento para cuando llegara el invierno. Secas y hechas pasas, las uvas también les gustaron; por eso aprendieron a coger y conservar los frutos de aquellas viñas silvícolas. Esos hombres averiguaron cuándo había que coger la fruta, en qué momento estaba más sabrosa y cómo llevarla a la cueva. Poco a poco comprendieron que lo mejor era retrasar de forma deliberada su recolección, pues acabaron observando que las uvas producían con el tiempo una mayor concentración de todos aquellos sabores y aromas que tanto les atraían. Así, ya fueran frescas o maduras, sueltas o en racimos cortados o arrancados de las cepas silvestres, terminaron guardando uvas en los huecos y recovecos de las rocas de las cuevas. Y no fueron los únicos seres vivos en seguir esta práctica. Muchos animales, especialmente las aves, que habitaban zonas de vides silvestres, guardaban uvas en sus nidos, atraídos como los seres humanos por los sabores y aromas de la fructosa, los ácidos y el color de la piel.

La vid (*vitis*) es un arbusto sarmentoso y trepador que pertenece a la familia de las vitáceas. Existe más de un millar de especies de vides, originariamente repartidas por una amplia franja de Europa, Asia y Norteamérica. La familia de las vitáceas comprende catorce géneros, entre los que destaca uno muy importante para el desarrollo de la vid, el de la *Vitis parthenocissus,* al que pertenecen las actuales parras vírgenes —*P. quinquefolia* y *P. tricuspidata*— originarias de Asia y Norteamérica. También la vid vinífera (*Vitis vinifera*) pertenece a este género.

La larguísima historia de su evolución biológica conduce primero a la *Vitis sylvestris*, de la que surgirá al final la *Vitis vinifera*. Como señala el profesor y gran sabio de la viticultura Luis Hidalgo en su *Tratado de viticultura general*, posteriormente la evolución no ha sido muy grande, pues «en todos los sitios donde las condiciones climáticas locales han variado poco, la evolución de estas *vitis* no ha sido muy sensible». La *Vitis vinifera sylvestris* surgida de este proceso tenía tres colores: uvas blancas, grises y rosáceas, que daban jugos blancos; tintas, de piel negra pero de pulpa blanca, y tintoreras, con uvas de piel negra pero de pulpa roja. Las diferencias entre el color de las pieles de las blancas y las grises con las tintas se deben a que las uvas blancas y las rojizas no tienen una sustancia con la que sí cuentan las tintas; se llama antociano y es una materia colorante contenida en la piel de las uvas tintas y en la piel y la pulpa de las tintoreras.

EL PRIMER VINO

Los arqueólogos nos dicen que las pepitas encontradas en Chokn (Cáucaso) 5.000 años a. C. son los primeros indicios de elaboración vinícola, aunque no han podido averiguar si eran pepitas de uvas cultivadas o silvestres. Se considera que los ecofactos y artefactos hallados en Georgia, Armenia y Azerbaiyán son testigos del origen de la vinicultura obtenida de la recolección de bayas silvestres por los pueblos cazadores-recolectores al oriente del Mar Negro. Aunque este debate siempre está abierto a los resultados de las continuas excavaciones e investigaciones, las muestras de esta actividad de nuestros antepasados de la prehistoria son muy evidentes. Probablemente, la primitiva vinicultura nació en la región transcaucásica y, desde allí, se expandió hacia el sur a través de la península de Anatolia y la región de los montes Zagros, hacia Mesopotamia, Fenicia, Ligia y Canaán, y más tarde a Egipto; es decir, por los lugares donde fueron creadas las primeras civilizaciones.

El encuentro del hombre con las uvas se debió principalmente a la mejora climática originada después del deshielo que fue consecuencia del final de la última glaciación. Los grandes bosques y la rica vegetación de los valles fluviales de toda esa zona de Oriente Próximo permitieron a los cazadores-recolectores conseguir alimentos con facilidad gracias a las bayas y demás frutos que solían encontrar. A partir del atractivo visual de las uvas, así como de su sabor y también su capacidad alimenticia, nació la interacción que conduciría a la vinicultura y la viticultura, cuya historia se interpreta profundamente con el nacimiento de la agricultura y la civilización.

En *Ancient Wine: The Search for the Origins of Viniculture*, Patrick E. McGovern, catedrático de la Universidad de Princeton, describe la imaginada escena de este encuentro y la acción de los hombres: «Podemos imaginar a un grupo de primitivos seres humanos que avanzan en busca de alimentos por uno de los frondosos valles ribereños o por los bosques de los cercanos altiplanos, alejados de las cuevas o refugios donde se guarecen. Cuando, de repente, se sienten cautivados por los pequeños frutos coloridos que cuelgan, formando gruesos racimos, de las lianas que avanzan por los troncos y las ramas de los árboles de hoja perenne o caduca. Cogen esos frutos para probarlos. Y les maravilla su sabor dulce y ácido, y deciden coger más. Cargan con toda la cantidad que son capaces de llevar consigo. Y las guardan metiéndolas en una piel curtida de algún animal o en algún tipo de recipiente de madera, un pedazo de tronco donde han excavado toscamente un hueco. O incluso en un hueco natural de la roca».

En un primer momento, las uvas dejadas en cualquiera de esos lugares dentro de la cueva tenían una finalidad alimentaria: comerlas directamente, más adelante. Sin embargo, lo que ocurrió es que empezaron a reventar por sí solas debido a la fermentación alcohólica que se había iniciado en el interior del grano. Esta es la gran magia de la *Vitis vinifera*; su composición bioquímica produce una actividad en su seno. Las levaduras del grano, una vez cortado el pedúnculo que lo une a la cepa, fermentan el azúcar de la uva, lo cual produce alcohol al tiempo que libera dióxido de carbono. Naturalmente, esta fermentación dinámica de las uvas debió de producir una sorpresa mayúscula a aquellos hombres, y se sintieron tentados de probar aquel jugo resultante, tan aromático y de sabor tan atractivo como desconocido. De modo que decidieron coger y guardar más uva y comprobar si seguía surgiendo aquel jugo incomprensible y fantástico que también alimentaba, saciaba la sed, producía vigor y, además, ensoñación y euforia. El alcohol conseguido por la fermentación —aunque fuese de baja graduación—

fue sin duda para ellos un motivo más, y muy poderoso, para apreciar aquella fruta milagrosa; al fin y al cabo, era la primera vez que conocían un líquido capaz de producir tales efectos. Esta glicosis natural y espontánea que acontecía en la cueva introducía los elementos de la fantasía y la excitación al hecho simple de comer y beber.

Los recolectores prehistóricos avanzaron en la experimentación y fueron añadiendo nuevas manipulaciones de las uvas y los zumos que se depositaban en el hueco de las rocas, al tiempo que descubrían nuevos pasos del mismo proceso. Habían visto ya que la fermentación inicial de los granos de uva comenzaba cuando reventaba la piel del fruto, del que salía un zumo. Pero el propio peso de la montaña de uvas hacía que brotara más zumo, que en ocasiones llegaba a convertirse en un líquido, un primer vino de bajísima graduación, pues la glicosis del mosto de las uvas es un proceso dinámico que termina cuando se produce la parada fermentativa. Entonces, ese zumo, que es apenas un mosto dulce y algo ácido, se transforma en un líquido, el vino, que tiene alcohol, ácidos, azúcar y cuyo componente principal en un 70 % es agua pura biológica, obtenida mediante el proceso de extracción hídrica de la tierra, que es lo que hacen los vegetales. Este brebaje, que se había generado de manera accidental y que, probablemente, en el Paleolítico también se estuviera dando en las zonas templadas de Transcaucasia y Asia habitadas por recolectores-cazadores que tenían a su alcance lianas cargadas de uva, es uno de los factores que impulsó a aquellos hombres primitivos a organizarse. La razón de que actuaran así es que podían conseguir mayores cantidades a partir de la recolección colectiva del grano que luego los conduciría a obtener aquel líquido que pronto formaría parte imprescindible de su dieta. Esta fermentación iniciada dentro del grano de la uva, anaeróbica en su inicio, es el más antiguo procedimiento de elaboración vinícola, es la génesis de la vinificación. Esa primitiva y accidental vinificación constituye la primera práctica fermentativa y duró mucho tiempo, hasta la invención del pisado o prensado por torsión de redes, como en Egipto en el II milenio a. C. Por eso se dice que la actual fermentación por maceración carbónica, con la que se elaboran desde muy antiguo los vinos *nouveau* de Francia, como el beaujolais, el gaillac y otros, o el vino de cosechero riojano, es la más antigua de todas.

Es interesante comprobar que no hubo nada parecido en Norteamérica, a pesar de que en este continente también abundaba la *vitis*, aunque perteneciente a la familia de la *Vitis labrusca*. A diferencia de la *Vitis vinifera sylvestris* euroasiática, la vid norteamericana daba uvas comestibles, pero su fermentación producía (y todavía produce ahora) un zumo de sabor desagradable. En el entorno silvestre de Norteamérica, entre los Alleghany y la costa atlántica, se extendían grandes *woodlands* de *Vitis labrusca* por los valles y las montañas; sin embargo, no existe ninguna evidencia de que los nativos de Norteamérica elaborasen o tuvieran una bebida ni siquiera parecida al vino. En los siglos X y XI, los vikingos llegaron a las costas septentrionales del continente americano. En la *Saga de Erik el Rojo* se pone en labios de Torhall el cazador la afirmación de que jamás probó vino mientras estuvo en Vinland, territorio que bautizaron con el nombre de Tierra de Viñas por su gran abundancia. Esas mismas viñas encontró el explorador francés Jacques Cartier en las riberas del río San Lorenzo en 1543. Pero no había ni rastro de elaboración de vino, ni cultura de los nativos relacionada con esta bebida.

Tampoco los nativos vinificaron nunca las uvas de las vides silvestres. Lo que no funcionó fue la bioquímica de las vides americanas, que al fermentar espontáneamente en los cuencos donde se guardaban, no producían un jugo agradable. Aún hoy en día, los vinos de esas mismas uvas, que ahora ya se cultivan, y a pesar de la avanzada tecnología fermentativa que se aplica a estos mostos, producen un olor desagradable. Por eso ni los nativos norteamericanos ni los visitantes vikingos, que en su tierra de origen eran amantes del vino, lo descubrieron. En cambio, los nativos de América Central sí descubrieron un destilado que elaboraban con el pulque que salía de la fermentación del mucílago, el aguamiel del maguey (*Agave salmiana*), especialmente el maguey pulquero. Por eso establecieron una estrecha relación con esa planta y su destilado, como demuestran las imágenes de dioses y hombres que beben este pulque semisagrado en relieves de piedras de algunos templos del 200 d. C.

La importancia de la relación entre los hombres y la vid silvestre y el vino, surgida en la región transcaucásica, fue tan grande que Homero ya la menciona en la *Odisea*. En la escena en que Ulises y los suyos son capturados por el gigante Polifemo (que es del norte y no sabe nada de vinos), Homero cuenta que Ulises se acercó al cíclope y le dijo, sosteniendo entre las manos una copa de negro vino: «¡Aquí, Cíclope! Bebe vino después que has comido carne humana, para que veas qué bebida escondía nuestra nave. Te lo he traído como libación, por ver si te compadeces de mí y me envías a casa, pues estás enfurecido de forma ya intolerable». Y luego sigue: «Así hablé, y él la tomó, bebió y gozó terriblemente bebiendo la dulce bebida. Y me pidió por segunda vez». El astuto Ulises emborrachó al nórdico Polifemo con la esperanza de aprovechar la ebriedad y huir.

La cultura que permitía obtener vino de las vides silvestres formaba ya parte del *ethos* y del *etnos* de los pueblos de la antigüedad, que el cíclope Polifemo la desconocía por venir del septentrión. Según los expertos en Homero —y no habrá muchos con más claro y lúcido conocimiento que Joan F. Mira—, el primer bardo vivió en los siglos IX-VIII a. C., pero la historia que cuenta en la *Odisea* es el regreso de Ulises tras la guerra de Troya, que, como demostró el arqueólogo alemán Heinrich Schliemann, no fue una leyenda sino un hecho histórico sucedido hacia el 1300-1200 a. C., de modo que posiblemente Príamo, el rey de Troya, fue coetáneo de Moisés.

En el siglo VIII a. C., fenicios y griegos ya habían expandido la viticultura y la técnica que permitía hacer vino por el occidente mediterráneo. La cultura del vino había llegado a Etruria, el litoral oriental de la Península Ibérica y los alrededores de la desembocadura del Ródano y las islas Baleares, Sicilia, Córcega y Cerdeña. Pero en el siglo XIII a. C. (en tiempos de la guerra de Troya y el regreso de Ulises a Ítaca), la vinicultura estaba aún en una fase próxima a como la descubrieron los recolectores, cuando el nacimiento de la agricultura supuso que el hombre antiguo abandonara paulatinamente la recolección y la caza o la trashumancia y sustituyera esa forma de vida por el asentamiento y el cultivo organizado.

Jancis Robinson, en *Encyclopédie du vin*, señala que Georgia y Armenia eran, en el año 3000 a. C., sociedades en las que el vino era de uso y consumo general. De esta época es el hallazgo de pepitas de uva y de dos navajas para el corte de los pedúnculos del racimo con la cepa, así como dos prensas de piedra y recipientes en arcilla y metal, además de artilugios para mejorar el pisado de la uva,* que se empleaban para que los pisadores ejercieran una presión más homogénea en las uvas, así como joyas en forma de racimos de uvas con pámpanos. Estos hallazgos arqueológicos se han encontrado en el valle de Alazán, en Muheta, Trialeti y Pitsunda. Y aunque los arqueólogos y paleobotánicos no han localizado las mismas evidencias ni tampoco yacimientos arqueológicos de este tipo en Mesopotamia y Persia que puedan fecharse en torno al siglo vi a. C., nada nos impide pensar que también se elaboraba vino en estos otros territorios y en lo que hoy en día son el Líbano, Israel, Palestina, Jordania y los valles y llanuras sirias.

Los arqueólogos y prehistoriadores del Royal Ontario Museum de Toronto, que entre 1965 y 1973 y bajo la dirección de T. Cuyler Young Jr. llevaron a cabo una gran expedición arqueológica, encontraron en 1970 las importantes pruebas del yacimiento de Godin Tepe (en el actual Irán), datado entre el 3100 y el 3000 a. C. Se trata de unas jarras de barro de sesenta litros de capacidad que habían contenido vino y tenían restos de *reddish*, un residuo del vino que según uno de los arqueólogos, y en espera del análisis químico, mostraba la esencia de restos del antociano que contienen los vinos tintos. El rastro rojizo se puede ver a lo largo de las pare-

---

* Muy similares a «la llata», una plancha que utilizaron hasta el siglo xix los pequeños vinateros domésticos de las comarcas de la Foia de Bunyol y el Camp de Túria (País Valenciano).

des interiores de la jarra. Es probable que toda la región situada entre el golfo de Alejandreta (Iskenderun) y el desierto de Lut en Persia sea un extenso y vasto territorio arqueológico que algún día demostrará la ancestral elaboración vinícola de esa zona. Patrick E. McGovern y Robert G. Mondavi han utilizado la avanzada arqueología biomolecular para identificar en una vasija hallada en Hajji Firuz Tepe, en la Persia occidental, restos de vino mezclados con un residuo de resina de un árbol perteneciente al género *Pistacia*. Esta vasija está datada entre el 5400 y el 5000 a. C.

Transcurridos veinte años de los hallazgos de Godin Tepe, las técnicas de investigación de biología molecular y los análisis químicos de restos orgánicos antiguos aplicados por McGovern y los investigadores Rudolph H. Michel y Virginia R. Badler demostraron la alta presencia de ácido tartárico en las jarras localizadas en las salas 18 y 20 del yacimiento. El ácido tartárico, ese gran amigo de los enólogos, está presente en algunas plantas como en el fruto del tamarindo, en el sudeste asiático, y en el baobab, en África oriental. Pero la uva de la *Vitis vinifera* es la planta con mayor contenido de este benéfico ácido, que se utiliza en la repostería y la cocina. Posiblemente el contenido de la jarra fuera vinagre, ya que el tartárico está presente no solo en el vino, sino también en el vinagre y el zumo de uva.

El desarrollo de la vinicultura necesitó de la viticultura. Los primeros indicios de agricultura datan del IX milenio. Se trata de cultivos de cereales, trigo y cebada, y se han localizado en Jordania y Siria. Durante unos milenios, al producirse el paulatino deshielo por el cambio del clima en el planeta, se transformaron extensas zonas del globo que, gracias a su templado ambiente y la retirada de las aguas, permitieron la aparición de zonas muy fértiles en las regiones transcaucásica, mediterránea y de Oriente Próximo. Del 8000 a. C. es el nacimiento de la primera ciudad, Jericó; en el año 7000 fue creada Çatal Hüyük, en Anatolia. En ese milenio comienza la domesticación agrícola de bayas silvestres en el Mediterráneo oriental. Las condiciones del clima, la orografía, el agua y la fertilidad de Mesopotamia crearon lo que conocemos como la primera civilización. Las organizaciones sociales de los regantes también resolvieron la necesidad de documentar su estructura de Estado y con ella llegó el nacimiento de la escritura. Como nos recordó René Étiemble, «aunque los hombres nacen y mueren desde hace un millón de años, solo escriben hace seis mil». En Mesopotamia se inventaron asimismo el arado tirado por bueyes (3500 a. C.) y la rueda (3250 a. C.). La fertilidad originada por el arrastre de los ríos Tigris y Éufrates dio lugar al nacimiento de las ciudades-estado, en las cuales se produjeron avances cognitivos en la organización de la vinificación. Aunque Ur de los Caldeos y Lagash se hallan en el límite del paralelo 31° N, que es el límite actual del cultivo de la vid, en estas ciudades pudo practicarse la viticultura, aunque la mayor parte del suministro vinícola de Sumeria provenía de las zonas altas de su región y de Persia. En cualquier caso, es allí donde aparecen las primeras pruebas documentales de la historia del vino, además de las arqueológicas. Las tablillas y papiros de Ur y Lagash informan acerca del suministro de vino a los templos y también se refieren a las bodegas vinculadas a estos. El vino tenía entonces un significado mítico y divino. En relieves como el conservado del Palacio Real de Nínive, atesorado en el Museo Británico de Londres, vemos al rey Asurbanipal y su esposa bebiendo debajo de un emparrado. Toda una muestra del significado mítico del vino, que estaba reservado a los dioses y los reyes, a los que confería divinidad. En las figuras de dioses marcadas de las tablillas de Lagash y Ur, datadas en el III milenio a. C. y descubiertas en 1909 por Henri de Genouillac, comprobamos que las vides se cultivaban en pequeños viñedos de regadío, frecuentemente vinculados con el complejo de los templos. En la lengua sumeria, la palabra que significa «vino» es *soma*, un término que ha dado lugar a numerosas voces y significados, algunos relacionados con los efectos del vino y que sirvió a Aldous Huxley para nombrar una bebida en su novela *Un mundo feliz*.

Es muy posible que en Caldea, a diferencia de Georgia y Armenia, el vino tuviera un consumo minoritario y que en este primer Estado estuviera reservado a las clases dirigentes, los políticos y los religiosos. La representación del vino en murales y relieves que ilustran su culto siempre guarda una relación clara con los templos y sus bodegas adyacentes. Desde el punto de vista vinícola, interesa el nacimiento de la bodega, esa estructura dedicada y reservada a la vinificación organizada. En ella vemos ya la aparición del lagar como centro de recepción y molturación de la uva. En la misma época que en Georgia y Armenia, existían ya en Caldea útiles y objetos empleados para la extracción del mosto. En Godin Tepe y Uruk, los ancestrales lagares, de rudo y pobre aspecto, consistían en un depósito para la uva pisada, un largo embudo y una tabla —como en Georgia— que se usaba para que al pisar los granos se ejerciera una presión más homogénea. Y, finalmente, en el poema épico *Gilgamesh** se habla de la mujer que hace vino: «Al lado del mar vive ella, la mujer de la viña, la hacedora de vino».

Si, como dice Tucídides, los pueblos de la antigüedad se convirtieron en civilizados cuando aprendieron a elaborar el aceite de las olivas y el vino de las uvas, para ello hizo falta que aprendieran a organizar el cultivo de las vides, la viticultura. En el Museo Británico se conserva una joya de la antigüedad que recoge un episodio significativo de la mitología griega: la copa de Licurgo. Esa historia bien puede explicar esta espiral de progreso continuo del vino camino de la inalcanzable perfección. La copa es de cristal translúcido, tallado en una sola pieza, y fue coloreada con manganeso y oro coloidal. Parece verde opaco cuando la luz refleja en ella, pero también da un color de vino rojo cuando atraviesa el cristal desde dentro. La copa ilustra un momento de la historia de Licurgo, rey de Tracia, al que una mujer, Ambrosia, presa de la ira, tiró una piedra que le golpeó en el casco. Licurgo intentó capturarla para vengar-

---

* *Gilgamesh* es un poema épico sumerio del 2500-2000 a. C. que narra las andanzas del rey conocido con ese nombre. En una de ellas, el monarca convoca al sabio Utnapishtim y a su mujer, los únicos supervivientes del diluvio. El poema fue traducido al inglés por la arqueóloga británica Nancy Sandars (1914-2015), que desde entonces es una de las versiones canónicas del poema, fundamental también para interpretar los antiguos textos bíblicos.

se, pero Gea, la Madre Tierra, la salvó tragándosela. Ambrosia surgió de la tierra convertida en viña, atrapó con sus lianas a Licurgo y lo estranguló. He aquí un antiquísimo mito, quizá el más antiguo, que muestra el combate entre la razón y la pasión, entre la tierra, madre de todo, y sus hijos, entre las plantas y los hombres, entre lo seco y lo húmedo, entre el sueño y la realidad, entre el orden y el nihilismo. La escena que muestra la copa es parte de la historia de Licurgo y la venganza de Dioniso por su expulsión, que Homero cantó y que Esquilo contó en una de sus tragedias. Pero también tiene una vinculación con la primigenia aparición de las prácticas vitícolas, ya que nos explica que la fecundidad solo se puede recuperar regenerándola, que es precisamente lo que la muerte de Licurgo descuartizado hace posible. La alusión es pedagógica: para que la viña crezca y dé su fruto, hay que podarla. Pedagógica y también de enorme significado histórico.

LA EXPANSIÓN DE LA VITICULTURA

«Y Noé plantó una viña», dice la Biblia en Génesis 9.20.* Después de que la tierra se recuperara de la inundación producida por el diluvio universal, según la versión cristiana el arca de Noé se depositó en el monte Ararat cuando cesaron las lluvias. Este monte está en Armenia, al norte de la cordillera de los montes Zagros, situados en el Kurdistán, entre el oriente de la actual Turquía y el estrecho de Ormuz. Atraviesa esa sierra los territorios actuales de Irak e Irán. Pero según la versión de la Torá, el arca se depositó al bajar las aguas en la región montañosa de Urartu, que se encuentra situada entre Armenia y Anatolia. Muchas de las culturas y religiones del mundo tienen sus propias versiones y mitos de un «diluvio

---

* El Génesis es el primer libro de la Biblia y forma parte del Pentateuco. Los pasajes citados son la historia narrada del mundo según la Torá judía. El texto dice así: «Y comenzó Noé a labrar la tierra y plantó una viña, y bebió el vino y se embriagó y estaba descubierto en medio de la tienda».

universal», y forman parte del sistema de comunicación que en la antigüedad servía para contar los procesos e impactos telúricos terribles, para ellos inexplicables y sorprendentes. En el ya mencionado poema mesopotámico *Gilgamesh* se describe el diluvio: «La vasta tierra se rompió en añicos como una vasija, durante un día la tormenta del sur sopló más y más y se hizo más fuerte sumergiendo a los montes y sitiando y atrapando a las gentes [...]. Siete días y siete noches sopló el viento del diluvio mientras la tormenta del sur barría la tierra, al llegar el séptimo día la tormenta del sur que transportaba el diluvio amainó en su batalla destructiva que había librado como un ejército arrasador. El mar se aquietó, la tempestad se apaciguó y el diluvio cesó». Como se ha señalado, existen coincidencias de pasajes y territorios en la narración épica y en la bíblica.

La región caucásica del Mar Negro era en el Neolítico más rica y estaba más avanzada que sus vecinas, tal como lo demuestran su vinicultura y sus riquezas. La leyenda griega de los heráclidas ya establecía en esa región los tesoros de la Cólquida (*homeland* del vino) que, como señalaron Heinrich Schliemann y sir Arthur Evans, son el leitmotiv de la epopeya de los argonautas y el viaje de Jasón, y este a su vez es el antecedente de la guerra de Troya en la Edad del Bronce. Troya, situada en el punto estratégico del estrecho de los Dardanelos que controlaba el acceso al mar de Mármara y a la comunicación entre el Mar Negro y el Mediterráneo, aparece mencionada en Homero como *anemóesa*, «la ventosa», haciendo referencia a los vientos que favorecían la navegación, sumados a las corrientes que venían del mar de Mármara. Era una ciudad rica y estratégica. La civilización micénica, surgida en el continente, tenía una antepasada ilustre en el Cáucaso y la región del Mar Negro, la Dárdana o la Ilade, camino de la Cólquida. Homero describe las bellezas de Troya y su superior condición de ciudad, y la llamó *pólin euruáguian* (ciudad de anchas calles) y *euteícheon* (la bien amurallada). La expansión de la viticultura hacia el occidente mediterráneo en la Edad de Piedra tiene una sugerente reflexión en el trabajo de los geólogos Walter Pitman y William Ryan, del Lamont-Doherty Earth Observatory (Universidad de

Columbia), titulado *Noah's Flood*. En este interesante libro, los autores analizan los efectos que el deshielo (6200-5800 a. C.) produjo en el Mar Negro, que, así como otros mares, vio subir el nivel de sus riberas. Las aguas anegaron y sumergieron sus anteriores orillas a cien metros de profundidad. En esa época, el mar de Mármara y el Mar Negro crecieron tanto que las comunidades allí asentadas tuvieron que alejarse de su ribera. Coincide esta hipótesis con las descripciones de los relatos mesopotámicos, los cuales refieren que muchas comunidades desaparecieron por la sorpresiva inundación, y otras tuvieron que exiliarse. Y fueron estas comunidades las que, como Pitman y Ryan señalan, llevarían los conocimientos de la viticultura y la vinicultura a otras regiones, y las que trasladaron cepas madres de la *vitis* protoeuropea a las riberas más próximas del Mediterráneo, como el Egeo y el golfo de Antalya. También es posible que en esa época, y aunque la demografía era baja y los espacios abundantes, hubiese grupos familiares que decidieron separar el clan o la tribu para instalarse en otros lugares y así obtener más producción y conseguir un mejor reparto de los alimentos y los útiles. Esta lucha entre la producción y la población es un fenómeno antiguo que siempre ha estado presente en las sociedades agrícolas, incluso en la edad moderna. La explicación materialista no se puede ignorar y quizá complemente la otra, sobre todo en las zonas más orientales de Georgia y Armenia, cuya única vía de expansión era hacia el sur, camino de los altiplanos y los valles de Mesopotamia.

La expansión de la viticultura desde su *homeland* en la región transcaucásica tuvo dos épocas, la prehistórica y la protohistórica. En la prehistórica hubo dos vías; por un lado, la táurica, que en el Neolítico atravesó los montes Taurus y Zagros hacia Mesopotamia y Persia; por otro, la anatólica, que desde la región del monte Ararat se expandió por toda la península de Anatolia y el Ponto Euxino.

En la expansión protohistórica, iniciada después de la invención de la escritura, hubo tres vías. Primero, la adálica, desde el golfo de Antalya, en la costa sur de Anatolia, frente a las costas de

Chipre, y el golfo fenicio de Iskenderun entre Siria y Turquía (III milenio a. C.). Después, las vías púnica y jónica, durante la Edad del Bronce, muy dinámicas pero de carácter individual, a partir del pequeño estado fenicio. En estos últimos casos, su primera finalidad era el comercio y el intercambio, así como la colonización de las ciudades-estado de la Jonia, que «ponían» *apoikia* (casa afuera), creando sus colonias hacia toda la cuenca del Mediterráneo. Esta expansión vitícola salió desde el Ponto Euxino y Anatolia, especialmente desde la Jonia. Por último, la vía helénica, que se expandió desde la península de los Balcanes hacia la Itálica y las islas del Mediterráneo central. Fue una particular vía de intercambio y traslado más que una expansión a larga distancia.

No todos los países recibieron la viticultura como una expansión a partir de un centro originario. El Egipto de los primeros faraones fue importador voluntario de viñas y vinicultura. Albert J. Winkler, catedrático de la Universidad de California en Davis, demostró que la *Vitis vinifera sylvestris* nunca creció originariamente en los valles del Nilo. La *vitis* fue importada por los primeros faraones, y a partir de ahí crearon la industria vinícola más moderna de la Edad del Bronce, que desde su inicio fue una industria de los reyes, y contó con avanzadas técnicas. En jeroglíficos y tablillas se observan cultivos en parras de las que cuelgan racimos, así como viticultores arrodillados a los que vemos vendimiando. En el Egipto de la I Dinastía ya se inició la identificación y el etiquetado de los vinos. Antes de eso y debido a la carencia de viticultura, Egipto importaba vino, como se puede comprobar en la tumba real del primer faraón, el rey Horus Escorpión I, donde se encontraron setecientas jarras de vino importado, muy posiblemente a través de lo que los egiptólogos llaman «el camino de Horus», que de oasis a oasis en el Sinaí comunicaba con Canaán y Asiria, o bien por los puertos del delta.

Egipto importó la viticultura y organizó la industria vinícola. Sabemos que en el III milenio a. C., la viticultura ya estaba bien desarrollada en el delta y en algunos valles Nilo arriba. En la ciudad de Tanis y junto al lago Mareotis (Mariout) se elaboraban di-

ferentes tipos de vinos clasificados por tipos, color y origen. Entre
el III y el II milenio a. C., la viticultura estaba en manos de los faraones y la clase sacerdotal funcionarial, y las vides se cultivaban
también junto a las casas, cercadas por un muro. Metén, un alto
funcionario de origen griego de la III Dinastía (hacia el 2600 a.C.),
tenía un gran viñedo de 2.000 *stats* (1 *stat* equivale a 10.000 codos
cuadrados egipcios; es decir, 2.735,29 m²), y en las pinturas de Tebas pertenecientes al II milenio vemos diversos tipos de viñedos y
métodos de elaboración del vino.

Durante el III milenio, Menfis era un centro productor. Ahora
se halla en la punta del límite meridional del cultivo de la vid en el
hemisferio norte. Sin embargo, los estudios de los cambios climáticos de los últimos cinco mil años demuestran que en ese milenio la
región era más lluviosa; en todo caso, al final devino en una zona
cálida y como existía la posibilidad del riego, al igual que en Babilonia, este se utilizaba mucho. Otra muestra de la necesidad de
compensar la calidez del clima es lo extendido que estaba el uso del
emparrado, que aleja los racimos del ardiente suelo; con ello se
conseguía que las uvas fueran de más calidad y permanecieran
frescas y ventiladas. En muchas imágenes del antiguo Egipto aparecen estos emparrados, y el signo jeroglífico de la vid consiste en
una cepa apoyada en dos palos, con unas muescas de las que cuelgan racimos. En la tumba de Jaemuwase en Tebas, del 1450 a. C.,
hay un mural que representa una vendimia. En una de las escenas
se ven unos hombres vendimiando arrodillados y otros junto a una
parra, erguidos, colocando las uvas en unos cestillos que luego llevan a prensar. Es una escena muy parecida a las encontradas en
depósitos funerarios de la I Dinastía. Es muy importante destacar
el método que usaban para prensar, que se encuentra tanto en este
depósito funerario citado como en las pinturas halladas en la tumba de Beni Hasan (2000 a. C.). En ambos casos se ven dos hombres
que utilizan un rudimentario sistema de prensado por torsión basado en una red horizontal que está enganchada a dos postes cla-
vados en la tierra: los hombres giran y retuercen la red, que está
llena de hollejos y restos de uvas, para extraer más vino después de

la pisa inicial. En la de Jaemuwase se observan unas cuerdas a las que se agarran unos hombres que pisan las uvas... Nada nuevo bajo el sol, como dijo Sinuhé el egipcio al inicio de su narración, pues este método se ha utilizado en las casas-bodega de muchos humildes productores de vino hasta no hace más de dos generaciones. No obstante, este sistema, en el que después del prensado se vertía el mosto en las jarras para su fermentación, no da mucho vino.

En el antiguo Egipto, lo mismo que en Babilonia, el brebaje más bebido era sin embargo la cerveza; el vino era para las élites, por las limitaciones de su sistema de vinificación y por su significado mitológico. Era la bebida de Horus, como rezaba una inscripción. En el reinado de Ramsés III (1198-1166 a. C.) se plantaron más de quinientas viñas, según nos cuenta Tim Unwin en *Wine and the Vine*, que toma el dato del Papiro Harris. En la «Historia de Sinuhé»,* que nos muestra la vida del antiguo Egipto en la XII Dinastía y se sitúa en el año 1950 a. C., se habla con admiración de la tierra de Yaa, en Canaán: «Y fue una buena tierra llamada Yaa, que tenía higos y uvas. Tenía más vino que agua. Su miel era abundante y su aceite copioso». En cambio, Heródoto, en el siglo v a. C., dice que los egipcios no tenían cepas en su país.

LAS ÚLTIMAS EXPANSIONES CENTRÍFUGAS, LAS EXPEDICIONES JÓNICAS Y FENICIAS

En la tardía Edad del Bronce, entre los siglos IX y VI a. C., los fenicios crearon en las islas de Sicilia y Baleares y en el occidente del

---

* La historia de Sinuhé se conoce por dos papiros hallados a principios del siglo XIX (actualmente en el Museo de Berlín) y que fueron estudiados en un inicio por el egiptólogo François Chabas. Sinuhé era un alto funcionario de la corte que se exilió a Retenu (Siria) después de haber sido acusado de un complot que acabó con la vida del faraón; también viajó por Fenicia, la Creta minoica, Babilonia y Anatolia. El escritor finés Mika Waltari convirtió este relato en una novela de gran exactitud histórica.

Mediterráneo numerosos establecimientos comerciales. Originarios de Mesopotamia, los fenicios establecieron su reino en el siglo XII a. C. Estaba situado entre el río Orontes al norte y la ciudad de Haifa al sur, prácticamente en lo que hoy es el Líbano. Desde sus ciudades costeras, los fenicios, que lograron su expansión gracias a su cultura naval y comercial, llevaron consigo a todas partes la viticultura y los métodos de fabricación de metales y ánforas. A donde llegaban, intercambiaban estatuillas, metales labrados, peines, joyas y objetos de cristal por minerales, alimentos y aceite. A cambio de la extracción de metales y, sobre todo, de la sal, enseñaban a los habitantes locales sus conocimientos, como el de la domesticación de vides silvestres, las técnicas de viticultura, la plantación de viníferas llevadas de oriente y la elaboración de vinos. Las condiciones climáticas permitieron que Fenicia, especialmente la franja costera, se convirtiera en un país productor de buenos vinos, apreciados en su tiempo. La Biblia cita los vinos de Helbón como excelentes, destaca los de Byblos, y sabemos que los vinos de Khalybon eran exportados a todos los países de la antigüedad. En el Israel del año 1000 a. C., los encargados de la bodega del Tabernáculo del Primer Templo importaban vinos del país de los cedros, es decir, del Líbano. A partir del siglo X a. C., los fenicios, gracias a su empuje emprendedor —no le tenían miedo a nada— y a sus habilidades mercantiles y navales, se lanzaron por todo el Mediterráneo y, en franca competencia con los griegos, fundaron establecimientos y también algunas ciudades cuando el lugar era estratégico y tenía un puerto seguro, cobijado y de calado. Cartago fue su más conseguida colonia y la que llegó a ser más poderosa. Estaba enclavada a unos dieciocho kilómetros de donde se halla hoy Túnez y fue su «ciudad nueva», puesta bajo la protección de la diosa Dido, y fundada por la hija del rey de Tiro, que emigró hacia el oriente del Mediterráneo. En fenicio «ciudad nueva» se dice Qart Hadasht, que los griegos tradujeron y pronunciaron como Karchedon y los romanos como Carthago en latín. Las crónicas difieren. Mientras Apiano data su fundación en 1234 a. C. (coetánea con la guerra de Troya), Virgilio la fecha en el 846 a. C., dato más probable por la intensa actividad de los fenicios en esa época por todo el Mediterráneo occidental. Los historiadores y arqueólogos llaman «fenómeno orientalizante» al proceso histórico que permitió a los pueblos de los países ribereños del Mediterráneo occidental —íberos, celtas y tartesios (Cádiz)— entrar en contacto con la influencia y la relación de los pueblos del oriente mediterráneo, principalmente griegos y fenicios. La arqueóloga Susan M. Frankenstein ha descrito esta interacción en un gran libro.* En el Mediterráneo occidental, los fenicios se establecieron en las islas Baleares y en el litoral este y sur de la Península Ibérica. La más antigua evidencia arqueológica de elaboración vinícola en la Península Ibérica se halla en l'Alt de Benimaquia, en la comarca de La Marina Alta (País Valenciano), que data del siglo VIII a. C. Se trata de un enclave situado en una colonia marítima (canal de Denia-Ibiza) junto al gran Macizo del Montgó. Desde ahí se divisa soberanamente el golfo de Valencia y se ve la isla de Ibiza, donde los fenicios fundaron una colonia, Iboshim (la actual Ibiza), en el 650 a. C. L'Alt de Benimaquia es un asentamiento con una ocupación que abarca desde el siglo VIII hasta mediados del siglo VI a. C., y está delimitado por el norte y el oeste por una muralla que tiene seis torres cuadrangulares; todo el conjunto tiene unos 4.500 m² y en él se han documentado cuatro lagares.

En una casa de Benimaquia se hallaron dos piletas adosadas construidas con tierra y enlucidas con arcilla. La primera estaba sobreelevada y se utilizaba para el prensado de la uva; se comunicaba con la segunda, situada a un nivel inferior, que era de mayor profundidad. En esta última se decantaba el mosto. Finalizada la fermentación, se recogía el vino con un cazo, que lo tomaba de una escotadura formada para tal propósito, y después se vertía en ánforas cuya capacidad era de 25 litros. En otra de las casas había dos cubas cuadrangulares de un metro de lado, de los cuales solo

---

* Susan M. Frankenstein, *The Impact of Phoenician and Greek Expansion on the Early Iron Age Societies of Southern Iberia and Southwestern Germany*, Institute of Archeology, London University, 1977.

se conserva la primera hilada de piedras, y resto del enlucido en el fondo de las mismas. Adosado a ellas existe una cuba de mayor tamaño y de forma trapezoidal, de 3 metros × 1 y 1,60 metros. Tiene una profundidad de 10 centímetros en la parte adosada a la base de la muralla y de 25 centímetros en su orientación sur, con una capacidad estimada de 775 litros. Se conserva su enlucido, formado por varias capas de arcilla blanca, y tiene una ligera pendiente hacia el lado este. En la orientación sudeste, cuenta con una depresión inclinada por donde se extraía el vino.

La interacción de los fenicios con los íberos también produjo la llegada de la viticultura y la vinicultura oriental a la comarca de Requena-Utiel. El territorio es un altiplano situado al occidente del País Valenciano, entre las cuencas de los ríos Turia y Júcar. Los yacimientos de Kelin y las Pilillas en Caudete de las Fuentes datan del siglo VII a. C. En general, los lagares ibéricos estaban formados por una doble estructura de piletas o balsas adosadas, con una capacidad entre los 450 y los 2.000 litros aproximadamente. Solo los de la Rambla de la Alcantarilla y Solana de Pilillas en Kelin son de piedra. Los demás aprovechan como muro la pared de una casa o el contrafuerte de las murallas. El revestimiento, en los que no son de piedra excavada, es de mortero fino de cal hidráulica, o enlucidos de arcilla.

También son vestigios importantísimos los que había en caseríos y casas aisladas en el campo. En la reconstrucción gráfica realizada por Enrique Díez Cusí de la casa n.º 2 de Los Villares, observamos la planta doméstica de una casa, de forma trapezoidal, con una gran estancia que tiene el hogar en el centro, y un gran banco en uno de sus lados; en el ángulo opuesto hay un almacén y, pegado a él, un molino, y conectado a este último, otro almacén (más grande) de ánforas. Se calcula que este almacén tenía una capacidad para setenta ánforas, que por la medida estándar de 25 litros, daría una capacidad de almacenamiento de 1.750 litros, una cantidad muy importante para la demografía de la época y con capacidad para toda la producción vinícola de una cosecha (10 hectolitros, estimados por hectárea).

Dos mil años después de la bodega de Godin Tepe, la evolución de los lagares no había experimentado grandes avances técnicos y estructurales. Habría que esperar a la *cella vinaria*, la *torcularia* de la *villa rustica* romana, para ver una bodega con caracteres de modernidad.

Del 700 a. C. es una importante evidencia hallada en Xera (actualmente, Jerez). Allí se han encontrado evidencias carpológicas de las pepitas y depósitos de lagares que anuncian la mixtura de la población local (en el Alcázar de Jerez se han descubierto evidencias de la población en el Calcolítico, año 5000 a. C.) con los fenicios fundadores de Cádiz en el año 1000 a. C. Del siglo VII a. C. se han datado los yacimientos vinícolas de Aldovesta, junto al Ebro (Tarragona), y en Castillo de Doña Blanca, en la Sierra de San Cristóbal (Cádiz), en el lugar donde más tarde se asentaron los fenicios entre los siglos VII y III a. C. La llegada de los fenicios, por lo tanto, transmitió y enseñó los conocimientos de la viticultura y la vinicultura a los pueblos del Mediterráneo occidental. Pero también hay que recordar que existen evidencias de depósitos carpológicos que demuestran que los pueblos de la Península Ibérica, al igual que los de la región transcaucásica, habían tenido asimismo una relación fuerte con las vides silvestres, tras descubrir de forma accidental su propio vino. Está probada la existencia del grupo de vides vitíferas de una variedad *Occidentalis*, tanto en España como en Alemania y Portugal. Eso significa que se crearon viñedos con cruces entre las variedades de las *Proles Occidentalis* y las *Proles Orientalis* traídas por los fenicios. Los estudios de Martínez de Toda, Ocete, López Lara y Tio avalan los trabajos históricos de Stevenson sobre su hallazgo de pepitas y restos carpológicos de polen del III milenio a. C., así como los estudios de Winkler, Comenge, Rojas Clemente, Martín Bolaños, Comeiro y Caballero, que las ubican en diferentes puntos de Cataluña, Andalucía (incluso en Sierra Morena), Cantabria, La Mancha, Extremadura y, naturalmente, en los antiguos reinos de Murcia y Valencia. Los fenicios se extendieron hacia el interior, y se han encontrado símbolos de la diosa Tanit en lagares situados en zonas como el Saladar, donde desemboca el río Vinalopó, y que remontan sus aguas hasta los actuales pueblos de Novelda (en cuyo museo arqueológico se conserva un busto de la diosa Tanit, datado del siglo III a. C.) y en Villena. Además, los cartagineses fundadores de Cartagena llegaron por el Segura hasta Bullas y hacia el norte. Amílcar Barca fundó en el 231 a. C. la ciudad de Akra Leuka (el actual Alicante); los cartagineses, por su parte, fundaron Mahón en la isla de Menorca aprovechando su magnífica ensenada.

Si los fenicios y los cartagineses expandieron la viticultura y la vinicultura por las islas Baleares, Córcega y Cerdeña y el litoral de la Península Ibérica desde el Ebro hasta la bahía de Cádiz, por su parte los griegos más orientales, los de la Jonia, divulgaron la viticultura al sur de Francia y más tarde, gracias a algunos enclaves del litoral ibérico, tendrían una gran influencia en la mediterraneidad de las variedades más extendidas por el sur de Francia. Su primera colonia, Massalia (actual Marsella), fue fundada hacia el año 600 a. C. por griegos de Focea, en la península de Anatolia, situada entre el Cáucaso y Asiria. Esta península es uno de los primeros puentes de transmisión a partir de estas dos áreas consideradas como el *homeland* del nacimiento de la viticultura. En el antiguo Imperio hitita, el vino era considerado como un elemento sagrado; con él se bendecían los matrimonios, como garantía de fertilidad. Recordemos el magnífico hallazgo de la vasija de Inandik (750 a. C.), en la actual Turquía; se utilizaba en las ceremonias del «matrimonio sagrado» y representa escenas de servicio del vino y de la procreación. Hay evidencias vinícolas anteriores, del 1800 a. C., en la jarra con forma de pájaro hallada en Kultepe (también en Turquía), que se empleaba para las libaciones con vino y para las bebidas ceremoniales. Del 1400 a. C. son las grandes ánforas halladas en el almacén del antiguo palacio de la capital hitita, Hattusa. Las ciudades de la Jonia en Anatolia desarrollaron una poderosa viticultura gracias a que estaban en la encrucijada de Grecia, Asiria, Fenicia y el interior hitita. El desarrollo de la civilización minoica en Creta potenció el comercio en el Mediterráneo occidental hasta la destrucción telúrica que sufrió la isla. Anatolia desarrolló con intensidad las prácticas de las variedades pónticas que, como en el resto de las culturas antiguas, tenían un mandato divino. El dios anatolio de las tormentas, Tahuntas, era una deidad de origen hitita que fue adoptada por los jonios. En un relieve conservado en el Museo Topkapi de Estambul, este dios se ve grande y todopoderoso; lleva unos racimos en la mano y otros colgados al cinto, indicando a los viticultores que las uvas hay que cosecharlas antes de que llegue el otoño tormentoso.

La antigua Focea se hallaba en la costa central de Anatolia. Sobre el golfo de Esmirna hay una ciudad, Fokia, que es la continuadora de este asentamiento, cerca del río Hermos. No muy lejos se encuentra la ciudad más importante de la comarca, Manisa (Magnesia, en griego). El área está dominada por el monte Dumanli Dagi, de 1.098 metros de cota. Al fundar Massalia, los foceos introdujeron la viticultura en el sur de Francia. En la Edad del Bronce, Anatolia era un continente de *Vitis vinifera* tanto silvestres como sativas. De ahí procede la tercera rama de las variedades de *Vitis vinifera*, la *Proles Pontica*, de acuerdo con el gran sabio de la ampelografía A. M. Negrul. Este importante y estratégico grupo de *vitis* tiene su ubicación en Asia Menor, Georgia, Grecia y los países danubianos: Bulgaria, Hungría y Rumanía. Sus brotes son aterciopelados y de color gris ceniza tirando a blanco; las hojas inferiores brotan con una pubescencia mixta; sus hojas son recorvadas; los racimos son de tamaño medio, compactos y raramente sueltos; las bayas son redondas, de tamaño medio y muy jugosas; las variedades están repartidas de manera equivalente entre blancas, rosadas y tintas, y sus semillas son pequeñas. Los foceos de Massalia fundaron otro emporio (establecimiento mercantil) en la costa catalana al sur de los Pirineos: Emporion (Empúries). Con el mismo modelo de mixtura con la población local, el mito de la fundación de Massalia dice que un griego, Protis Euxeno, se casó con una princesa local llamada Petta. Sin embargo, los foceos no fueron los únicos que se establecieron en la costa del actual Empordà; también los rodios (provenientes de la isla de Rodas) fundaron Rhode en la zona (lo que es actualmente la ciudad de Roses). En el año 534, estos mismo foceos, para huir de las guerras con Ciro en la ciudad madre y de los cartagineses en la colonia de Alalia (actual Aleria, en Córcega), se refugiaron en Massalia y Emporion. Desde allí viajaron hacia el litoral sur de la Península Ibérica, donde fundaron un nuevo establecimiento, Hemeroskopeion (la actual Denia, comarca de La Marina Alta). Estas tres zonas de origen griego hoy en día son importantes productoras de moscatel, de la variedad conocida como moscatel de Alejandría, de una de las más importantes de la *Prolis Pontica*. Su nombre originario, que identifica al clan de las moscateles, es *Anatholicon moschaton* (el moscatel de Anatolia). Esta variedad se caracteriza por su valor terpénico, que le aporta aroma y dulzor gracias al gran contenido de azúcar que hay en la pulpa de la uva. Una de las más importantes propiedades del fruto de las variedades pónticas es que contiene un porcentaje de azúcar del 18-20 %, así como su intenso afrutamiento. Los rodios, a su vez, aportaron a las que hoy son las *appellations* vinícolas del sur de Francia otra variedad, la rhodia, que mencionan Plinio, Varrón, Catón y el hispano-romano Columela. El fenómeno orientalizante que mixturó las vides silvestres *Occidentalis* con las *Ponticas* y las *Orientalis*, expandió la viticultura oriental y enseñó el método de hacer vinos al occidente de Europa finalizó con las guerras púnicas. A partir de ese momento la historia vinícola de Europa y de los países del Mediterráneo fue dominada por la nueva potencia hegemónica surgida de la Italia central, la República de Roma, que dominaría las colonias fenicias y griegas después de derrotar a Cartago y organizaría la vitivinicultura europea con la ciencia y la alquimia de la Grecia clásica.

2

LA HERENCIA CLÁSICA

LOS VINOS GRIEGOS Y LA «ENOLOGÍA» ROMANA

Europa es un continente que no se puede entender sin el vino. Como hemos dicho, para la cultura europea el vino es la metáfora perfecta; la viña y el vino han formado parte de su esencia antropológica. Europa es el resultado de las lenguas y los pueblos indoeuropeos y de cómo en el II milenio a. C. los pueblos nórdicos penetraron por el norte en la Península Itálica y se fusionaron con los pueblos locales (ligures y sículos), de los cuales descienden umbros, sabinos y latinos, que dieron lugar al nacimiento de una gran nación: Roma. Asimismo, es el resultado de la migración prehistórica que sale del Mar Negro y se dirige al Mediterráneo occidental. Todo esto es indudable. Pero también lo es que la cultura del vino hizo Europa. Hoy es difícil de comprender, pero lo cierto es que el vino y la viña envolvían la vida, eran ya la *raison d'être* de los habitantes europeos del siglo II a. C. Y sabemos que el vino influyó en la sociedad, la religión, la arquitectura, la filosofía, la política y la música del continente. ¿Cuántas catedrales tienen en sus frontispicios grabados del vino? Recordemos solamente unas muestras: los relieves de la catedral de Jonzac (capital del coñac y de las tonelerías francesas) o los de la gótica y bella Santa María del Mar de Barcelona; en una y otra hay grabados que muestran a toneleros construyendo o transportando una barrica; luego tenemos los relieves y mitrales de viñas de la catedral de Reims, donde eran coronados los reyes francos, o los de los campaniles toscanos, y de todos los monasterios de Europa, desde Lindisfarne hasta Montecasino y desde Rüdesheim hasta Elna. Recordemos también cuántas óperas bufas y serias, grandes como la *Traviata* de Verdi y chicas como *Marina* de Arrieta, cantan al vino. Por no hablar del *Danubio azul*, cuya letra, escrita para acompañar tan maravillosa música, que jamás deberíamos olvidar, contiene una lección político-histórica.

No, Europa no se puede entender sin el vino. Ha influido en el comer, ayudando a crear el concepto de la *gastronomie*, como bien señaló Brillat-Savarin en su *Fisiología del gusto*; hizo posibles las grandes travesías oceánicas, las que dieron a Portugal, Castilla, Inglaterra y Francia la posibilidad de construir sus imperios, y de ellas surgieron accidentalmente grandes vinos como el madeira *de torna viagem* o *da roda* (porque daba la vuelta al mundo); e hizo que se desarrollara el puerto de Burdeos y le dio a la zona su riqueza, su hermosa ciudad y su reino. Definitivamente, Europa no se puede entender sin el vino. Quizá es un hecho más comprensible si observamos el último tercio del siglo XIX, en las vísperas de la llegada de la filoxera (único momento en la historia, hasta ahora), cuando el vino estuvo a punto de desaparecer. Entonces Francia tenía 2.450.000 hectáreas de viñedos para vinificación; España, 1.900.000, e Italia, 1.450.000, y entre las tres superaban en un punto y medio sus actuales superficies de viñedo para el vino; asimismo, el consumo estaba por encima de los 300 litros per cápita. El vino era como el agua; más incluso que el agua, pues se necesitaba para vivir. No en vano Pasteur sentenció con razón: «El vino es la más sana e higiénica de las bebidas». (Entonces, naturalmente, las aguas «potables» no eran seguras, no eran «potables».)

Pues bien, si todo lo dicho es así, si Francia es el mayor y mejor productor de vinos finos, si Italia es el país de mayor concentración de autenticidad y de variedades autóctonas (más de trescientas) y no es posible entender la comida sin vino (en las mesas italianas, la cerveza no tiene cabida cuando uno se sienta a comer), si España y Portugal son los reinos de los vinos antiguos y Alemania es el *headquarter* del proceso enológico (*eiswein* y *sekt*),* si los países del Danubio encierran un *shangri-la* vitivinícola *ancien*, y si en tiempos de los templarios anglo-normandos se introdujo la malvasía en el anticlinal inglés..., lo es únicamente por una razón: porque Europa estuvo ocho siglos bajo el dominio, la influencia y la égida del mayor imperio civilizador que ha conocido la historia, Roma.

Cuando en el siglo III a. C., durante la segunda guerra púnica, Escipión estableció a su gente en Tarraco (Tarragona), se iniciaba un proceso de organización social, política y económica que abarcaría casi todo el continente europeo, más el norte de África y Oriente Próximo. Roma estructuró todas las producciones de los enclaves del occidente de Europa y de las islas situadas más allá del estrecho de Otranto que anteriormente habían sido establecidas por púnicos y griegos. Asimismo, ejerció esa influencia en las zonas donde nacieron, se desarrollaron y expandieron las primeras civilizaciones de Oriente, las herederas de Babilonia, Asiria, Egipto..., que en diversos grados no habían socializado el vino como sí lo hicieron, más tarde, los griegos. Roma organizó el territorio. Diferenció el *ager*, la tierra cultivada, del *saltus*, que no se cultivaba; y estructuró sus centros de producción; creó las *cella vinaria* de las *villae rusticae*; ordenó las vendimias y los censos varietales, de los que Plinio el Viejo llegó a citar noventa y una variedades (algunas de las cuales encontramos todavía en los viñedos actuales); recibió la enología de los vinos griegos y la transformó, y de este modo permitió progresar su técnica.

Roma hizo todo esto y mucho más, a pesar de que se lo debe casi todo a Grecia y a la Magna Grecia (las colonias italianas del sur y de Sicilia). A la civilizada *Hellade* le correspondió convertir en cosmopolitas a los ciudadanos de una república tosca y puritana, como nos recuerdan los versos de Horacio: *Graecia capta ferum victorem cepit* (la Grecia conquistada conquistó al bárbaro conquistador); palabras que contienen mucha verdad en más de un

---

* El *eiswein* es el «vino de hielo», mientras que el *sekt* es un espumoso.

sentido, y concretamente en el mundo vitivinícola, por supuesto. No es de extrañar que el gran arqueólogo catalán Miquel Tarradell dijera: «Si nosotros [los catalanes] somos un pueblo es porque durante siete siglos estuvimos bajo la égida de una gran civilización (la romana), y no porque se nos asignara un ADN desde los tiempos primitivos». Europa es una civilización vitícola gracias a la herencia clásica grecolatina, que incluso el islam supo apreciar y valorar, como lo demuestra el hecho de que hizo la traducción, durante su época conocida como «el Resplandor», de toda la herencia grecolatina, de su enología y también de su alquimia.

Las metáforas históricas encierran verdad, y eso es cierto incluso más allá de lo que pueda indicar el arte de la elocuencia. Si Tucídides sentencia que los pueblos primitivos pasaron a formar parte de la civilización en el momento en que consiguieron transformar la oliva en aceite y la uva en vino, cuando Horacio califica de bárbaros a los romanos de la República está marcando el inicio de una época. La Roma que surgió tras el derrocamiento de los reyes tarquinos fue una república labriega, rural, tosca y bárbara; ciertamente democrática y con una cultura asamblearia de origen miliciano, donde el vino estaba prohibido para los hombres hasta los treinta años, y para las mujeres, de por vida. Contaba también con unas leyes criminales que, por ejemplo, daban derecho al marido a matar a la esposa si bebía vino, y a los hombres les estaba permitido besar a las mujeres de la familia en la boca para, con el ósculo, comprobar si habían bebido. En el 509 a. C., cuando se produjo la expulsión de la dinastía etrusca de los tarquinos, Grecia era una civilización cosmopolita, y llegó a serlo aún más cuando, después de las conquistas de Alejandro Magno, la *Hellade* se expandió por toda Asia Menor y las antiguas civilizaciones que la precedieron: Egipto, Mesopotamia, Babilonia y Persia. A diferencia de estas, en las que el vino tenía un contenido y un significado místico y divino, reservado a las élites, y donde el pueblo bebía cerveza, en Grecia desde el principio, y ya en los tiempos micénicos, el vino fue socializado. Naturalmente, era la bebida de los dioses, un néctar divino. Homero dice al inicio de la *Ilíada* (Canto I): «Hera, la de los brazos de nieve, sonrió al oír las palabras de su hijo tomando la copa que le ofrecía de sus manos. Escanció luego el dios el dulce néctar para todos los dioses, tomándolo de las sagradas crateras».

En esa deliciosa, intrigante y penitente relación de los dioses griegos con los seres humanos, el vino formaba parte de la vida de todos, hasta tal punto que el *symposium* griego, que precisamente significa «beber juntos», es la demostración de hasta qué punto el vino estaba socializado en la Grecia antigua. El *symposium* permitía beber juntos, por grupos o clases, a los hombres que se reunían para, además, hablar sobre la situación de sus ciudades y pueblos, discutir sobre filosofía y política, rememorar guerras y hacer planes. Había algo divino en estos cónclaves terrenales; Homero vio la vivencia paralela entre los seres del Olimpo y los humanos. El vino se cogía de las crateras y el *symposiarca** era el encargado de preparar y mezclar el vino. En la Grecia antigua, el vino era un elemento principal de lo físico —la alimentación— y lo metafísico —la ensoñación—, ya fuera por cómo afectaba a las mentes, o porque era un sustituto hídrico en las tierras secas. Por todo ello, el vino, además de ser el dulce néctar de los dioses, lo era también para el pueblo, pues les saciaba los dos tipos de sed.

En el tiempo en que se establecía la República en Roma (509 a.C.), en Atenas se realizaban las reformas democráticas de Clístenes (508 a.C.), que sustituyeron el poder aristocrático por el ciudadano. La ciudad-estado en Grecia llegaba a su consolidación, aún faltaban dieciséis años para el inicio de las guerras contra los persas y cuarenta y tres para que Pericles fuese nombrado *strategos* de Atenas y se iniciase su edad de oro («el siglo de Pericles», como se le llamó). La economía de las ciudades-estado se basaba en un sector primario directo (agricultura y ganadería) y una importante

---

* Las crateras eran grandes jarras de vino, y en ellas al vino se le echaba agua y a veces otros productos como bayas y resina. El *symposiarca* era el encargado de mezclar y preparar el vino y de servirlo, como hacían los encargados del Tabernáculo en el Primer Templo durante el reinado de Salomón en Israel. En definitiva, fueron los primeros *sommeliers*.

actividad mercantil, si las ciudades tenían puerto o lo tenían en su territorio. El Ática y el Peloponeso, en mayor grado que las ciudades continentales de la Jonia, son tierras de secano donde reinan los cultivos leñosos como el olivo, la almendra, el algarrobo y la viña, que formaban parte esencial de la economía agraria. Hesíodo, en su poema *Los trabajos y los días*, que posiblemente date del siglo VIII a. C., nos deja una extensa descripción de la agricultura griega en su época, que incluye la viticultura y los vinos. *Los trabajos y los días* es, por otra parte, un resumen civilizador de las edades de la humanidad hasta ese momento, donde los mitos recientes y antiguos —pues para Hesíodo ya eran antiguos— crean la esencia antropológica de la cultura antigua... y actual.

«Cuando Orión y Sirio lleguen al centro del cielo, y Aurora de dedos rosados vea a Arturo* —¡oh Perses!—, entonces corta todos los racimos y llévalos a casa. Exponlos al sol diez días y diez noches, y cinco ponlos a la sombra, mas, al sexto, sácalo, y viértelo en cántaros, es el don de Dionisos que tanto deleita. Y una vez que Pléyades, Híades y Fuerza de Orión se oculten, a partir de entonces acuérdate de la labranza en su sazón. ¡Y que el año en la tierra quede preparado!»

La obra de Hesíodo nos muestra cuán extendida estaba la viticultura en Grecia en el siglo VIII a. C. También nos habla del laboreo en la fase de letargia de las plantas: «Cuando el caracol suba de la tierra a las plantas, ya no será tiempo de cavar las viñas».

El Ática y el Peloponeso son tierras de montaña influidas por los mares que las circundan, costas recortadas de cabos, golfos y ensenadas muy similares a muchas otras del Mediterráneo: el Empordà, La Marina, Banyuls, el golfo de Liguria, toda Sicilia... son paisajes similares que cualquier habitante del Mediterráneo identifica como propios y cercanos; lo mismo ocurre con los territorios situados algo más hacia el interior, sean los de l'Alt Palància, la

---

* Arturo es una estrella situada en la cola de la Osa Mayor en la constelación del Boyero. Se levanta o aparece en la primera quincena de septiembre, cuando se inician las labores de recolección de muchos frutos, como la vendimia.

Terra Alta, la Serra d'Artà, Faugères, Corbières, Minervois o la Dalmacia. Quizá sea como dice Maurice Bowra en su capítulo sobre Atenas del libro *Ciudades de destino (de Atenas a Nueva York)*, coordinado por Arnold J. Toynbee: «Las circunstancias especialmente difíciles que la existencia humana encontraba a orillas del Mediterráneo constituían un reto más exigente que el que encontraban los hombres en otros lugares, y provocaron en sus habitantes una reacción más vigorosa. En Grecia, sobre todo, las condiciones naturales no facilitaron la vida. Sus estériles montañas de mármol y su escaso suelo cultivable son un obstáculo para la difusión de la agricultura. El mar, que nunca está muy lejos de ningún punto del país, incita a aventurarse en él y más allá de él. Las extremadas diferencias de temperatura entre verano e invierno constituyen un factor contrario al desarrollo de religiones basadas en la resignación o de filosofías de la inacción. Los constantes vientos del norte y los meses de sol ininterrumpido forman temperamentos vivaces y motivan rápidos cambios de humor. Las siluetas diáfanas de los montes y la costa agudizan el gusto y educan la inteligencia». Es bien comprensible que el intelectual —y pocos son tan lúcidos como Maurice Bowra— se sienta atraído por la dimensión exacta de la creatividad humana sin excesos y en el punto de armonía que da la perfección de la forma. Bowra habla de eso, pero también de otra cosa, tal vez sin darse cuenta. Esas condiciones duras para la vida y la agricultura que, junto con la pura y dura belleza del paisaje de tierra y mar, crearon una civilización aún hoy inigualable, son también las condiciones que cualquier enólogo, viticultor, vinatero o escritor de vinos describirían como los condicionantes perfectos para hacer un gran vino mediterráneo: el salto térmico (básico para la concentración fenólica), el secano (la vid es un cultivo leñoso de secano), el sol ininterrumpido (la clave de su maduración y su fotosíntesis) y los vientos permanentes (evitan las enfermedades criptogámicas). No es de extrañar que en estas condiciones el vino, además de mítico para dioses y élites, lo fuese también para la gente, a diferencia de lo ocurrido en las civilizaciones surgidas en los grandes valles fluviales del Tigris y el Éufrates, el Nilo, el Indo y el Ganges, lugares donde la cerveza fue la bebida de las masas, mientras que en la Grecia antigua el vino lo fue para todos.

Aún hoy podemos admirar esa región, atraídos por la dura y pura belleza del Egeo, y sentir la llamada de una especie de espíritu creativo; no es de extrañar que los griegos antiguos se atrevieran a especular mentalmente, y a ensayar en todo y de todo. Thomas Cahill, licenciado en Clásicas y profesor universitario norteamericano, dice en su libro *Navegando por el mar de vino: por qué los griegos son importantes* que «(...) el mundo griego se mantendrá en una casi constante revolución cultural; desde el tiempo de Homero hasta el día en que Roma someta a Grecia en el siglo II a. C., este período de más de medio milenio de cambio consciente traza la trayectoria más larga de desarrollo incesante en cualquier sociedad históricamente conocida».

Hesíodo habla de los vinos de su época. Recomienda que el vino, cuando se mezcle con agua, sea con agua fresca y mineral. «El agua debe ser de una fuente de manantial y cristalina, verter tres partes de agua en la cratera y añadirla al vino». Como tantas crónicas de su época, cita que el vino de Biblos (o sea, del actual Líbano) era de los más estimados, y habla también de un vino chispeante, es decir, del tipo *pétillant*, de aguja, con la burbuja residual de una fermentación no acabada («además de beber vino chispeante», escribe). La elaboración de esa época era naturalmente primitiva, sin tecnología y basada en los conocimientos de observación del proceso. Así, la adición de bayas y hojas aromáticas era una práctica habitual y servía para fortalecer la estructura del vino y darle un sabor que compensase los gustos indeseables de una fermentación irregular. Los vinos de la Grecia antigua nacieron en una época en la que para hacer bebible el vino era imprescindible mezclarlo con otros elementos. La palabra alemana arcaica *vermouth*, con la que se bautizó este vino en la tardía Edad Media, significa «ajenjo», que es una planta aromática. Esta práctica tiene su origen en la costumbre griega. Otro vino griego por excelencia es el *retsina*, que aún hoy se elabora como en los tiempos de Homero y Hesíodo: se añadían al vino las resinas que exudan las plantas superiores del género *Pinus* después de recogerlas y purificarlas. Las resinas naturales de pino se describen ya en la antigüedad; de ellas hablan la Biblia, el Mahabharata y el Ramayana. Esta sustancia, conocida en estado bruto como «miera», era purificada y producía así una oleorresina que contiene elementos capaces de compensar los defectos del vino picado o de fermentaciones inacabadas, además de corregir los vinos que carecían de cuerpo. Los arqueólogos señalan con acierto que la resina encontrada en las ánforas de la antigüedad era la que se utilizaba para recubrir esas vasijas por dentro y así impedir que entrara oxígeno y garantizase la conservación del vino. Esto no quita que la resina se emplease, además, para hacerlo más fuerte. La resina de pino contiene una mezcla de terpenos, ácidos resinosos y compuestos neutros, formados por una mezcla compleja de alcoholes de alto peso molecular: ésteres, aldehídos y ácidos grasos. Un vino deficiente por un picado acético, debido a su fermentación inacabada, picado láctico o debilidad fenólica es un líquido que se verá fortalecido por la adición de una grasa vegetal oleica, de alto componente terpénico, y que resulta muy aromática y así compensa el mal aroma de los picados y la *amertume*. Si el vino carecía de cuerpo, la resina se lo daba, y si era pobre en alcohol, el metil de sus alcoholes se integraba. Cuando se ha analizado el contenido de las ánforas llenas encontradas en antiguos pecios sumergidos, han mostrado ser vinos del tipo *retsina*. Otra técnica era añadir agua al vino con el objeto de hacerlo más bebible al reducir su graduación; es el origen de una práctica que ha durado siglos, especialmente en las largas travesías oceánicas en la era de los descubrimientos. Los vinos eran apreciados en la Grecia antigua por su dulzura. El vino llamado *dyacithon* se elaboraba con uvas pasas y era, naturalmente, dulce; asimismo, conocemos el vino *pramnio* porque lo describió Dioscórides en su *De materia medica*, que más que una referencia geográfica al vino de una zona concreta, era un «tipo», una forma de elaborarlo. Si el vino no era dulce, el *symposiarca* añadía miel a la cratera.

Si en los tiempos micénicos el vino ya formaba parte de la tríada griega de alimentos, en los de Homero y Hesíodo la viticultura estaba extendida por casi toda Grecia y llegaba hasta Macedonia, Arcadia, Beocia y Tracia. Los vinos de las islas de Cos y Quíos (de gustos ácido y resinoso, respectivamente, según Dioscórides) y los de Tasos eran de los más apreciados, igual que el del campo de la polis de Mende, en la Península Calcídica. Con el tiempo, la viticultura pasó de permitir la subsistencia directa de los campesinos a convertirse en abastecedora de las ciudades-estado. Solón, el gran sabio ateniense, legisló en el siglo VI a. C. una reglamentación en apoyo del cultivo de la vid y el olivo. Apostó por los cultivos leñosos más aptos para la región del Ática ya que los cereales, para su producción en grandes cantidades, necesitaban otras condiciones. En la Grecia clásica, el grano era importado de Oriente y Egipto gracias a la numerosa flota mercante, defendida por la poderosa escuadra ateniense. La demanda de las ciudades-estado cambió la estructura de la producción vitícola, orientando las granjas a la especialización en el incremento de la producción, que no impidió que se siguiera importando vino de la Jonia, las islas griegas desde el Dodecaneso hasta el Egeo y, a partir del siglo IV a. C., también de la Magna Grecia.

Las ciudades griegas del sur de la Península Itálica y Sicilia fundadas a partir del siglo VIII a. C. se constituyeron como *apoikias* y eran colonias que resultaban de la emigración y la búsqueda comercial de las ciudades-estado. La primera, establecida a comienzos del siglo VIII a. C., fue la de los griegos que se asentaron en Isquia, y después fundaron Cumas, en el 750 a. C.; un siglo más tarde los griegos de Cumas se instalaron en Neápolis (*ciudad nueva*; la actual Nápoles). Después del establecimiento de Naxos (736 a. C.) en la isla de Sicilia, nació la colonia de Siracusa en esa misma isla, creada por exiliados de Corinto, y a finales de siglo se fundó también Messina, la ciudad que da nombre al estrecho que la separa de la península. En la Italia meridional, sobre el golfo de Tarento, los aqueos fundaron en el 720 a. C. Sibaris, ciudad que creció rápidamente y se convirtió en la más rica de la Magna Grecia gracias a su comercio con Mileto y los etruscos procedentes de la ciudad-estado de Ripas; otros griegos se establecieron en la mítica Crotona, sobre la costa oriental de Calabria. Todas estas expansiones demográficas y urbanas del mediodía de la Península Itálica y de Sicilia sucedieron en el mismo siglo de la fundación de Roma (753 a.C.).

Dos siglos antes, Heródoto decía de Italia que era Enotria, es decir, la «Tierra de las vides». Aunque en Roma el vino no tuviese la extensión social que tuvo en Grecia, antes de la llegada de la influencia colonizadora griega, tanto en las islas como en la Península Itálica ya se cultivaba extensamente la vid. Y en Córcega y Cerdeña, las posesiones de Cartago, hicieron del vino un producto comercial, donde la vid era un cultivo fundamental. Más adelante, los griegos de la Magna Grecia expandieron la vid de forma organizada. Como bien ha señalado Tim Unwin en su excelente libro *El vino y la viña*, las actividades de los griegos en Calabria y la Campania fueron sumamente importantes para el desarrollo de la viticultura en Italia. Con razón era conocida como Enotria.

Entre la guerra samnita y la primera guerra púnica, los romanos llegaron a Nápoles y la Magna Grecia. Y entonces, como contó Indro Montanelli en su delicioso libro divulgativo *Historia de Roma*, «viendo sus largas murallas helénicas, sus palestras y sus teatros, su comercio y su vivacidad, quedaron encantados». Durante las guerras púnicas, los romanos ocuparon toda la Magna Grecia. A través de este contacto con los colonos griegos, recibieron la más avanzada cultura vitivinícola, que ya se había manifestado mejor en sus colonias itálicas que en sus ciudades-estado de origen. Fue así como empezó una interacción que cambiaría la actitud cultural y social de los romanos con el vino; estos dieron el salto de Dioniso a Baco, lo que resultó finalmente en un gran avance vinícola, el nacimiento de la enología latina, que perduraría hasta la Edad Media. Hoy en día aún se cultiva en la Campania, y da grandes vinos tintos de singular exquisitez, la variedad aglianico, que responde a la antigua variedad *Vitis hellenica* (ἑλληνικός οἶνος), que los griegos cultivaron en la Magna Grecia. Con la aglianico, Luciano Ercolini elabora actualmente tintos como el Nero-

mora, de la Denominazione di Origine Controllata (D. O. C.) Irpinia. Otro aglianico superior es el Santandrea, de la Denominazione
di Origine Controllata e Garantita (D. O. C. G.) Taurasi. El origen
de esta *Vitis hellenica* puede ser una vinífera de las variedades silvestres italianas que tal vez fuera domesticada por los griegos.
Aunque también pudieron llevarla a Italia los griegos de la metrópoli. En todo caso, su antigüedad la certifican los tratados agrícolas de Varrón y Columela.

Resultado de esta relación de Roma y la Magna Grecia a partir
de la segunda guerra púnica en el 201 a. C., cuando el cónsul Fla-
minio declaró libres a las ciudades griegas del dominio macedóni-
co, fue una mixtura vinícola que permitió a los campesinos romanos recibir la herencia cultural de los griegos. Tucídides y Horacio,
pues, tenían razón: si el vino es la civilización, *Graecia capta
ferum...* es una verdad tan histórica como filosófica. Aunque los
grandes avances técnicos se producirán gracias a la ordenación del
cultivo, la producción, la recolección y la transformación de la vid,
el racionalismo abstracto de los romanos mejoró con mucho el em-
pirismo vinícola especulativo de los griegos. El vino de Messina era
tan apreciado que los romanos lo calificaron con el rango de «ho-
norable». Este vino, que los romanos llamaban *mamertino*, por el
nombre de la tribu que lo vendía, era el mejor de Sicilia. Los ma-
mertinos se asentaron en el noroeste de Sicilia. Habían sido guerreros, pero se convirtieron en agricultores. Siglos después, Flaubert
recogería su grito colectivo: «Con mi lanza y espada, aro y cosecho
la tierra, soy el señor de mi casa». Su vino fue el más apreciado por
Julio César y lo cantó el poeta Marco Valerio Marcial en sus *Epi-
gramas*, libro XIII-117:

> Si te ofrecen un ánfora de vino mamertino, vieja como Néstor,
> puedes darle el nombre que quieras.

Los vinos producidos por la «enología» romana tienen un sentido práctico, de gran racionalidad. El *frigidarium* era un vino que
se obtenía vinificando los mostos con una temperatura fría, tal

como hace ahora la enología moderna; para conseguirlo, aquellos romanos bajaban *dolias* de 600 litros a pozos de agua fría. No sabían qué sucedía, ni cómo, pero entendían que aquella temperatura caliente producida en la fermentación era compensada por el frío del agua que envolvía a la *dolia* y que, gracias a este proceso, el vino no solo era mejor, sino también más estable y duradero. La etimología de la palabra *fermentación* está clara: viene del latín *fervere* (hervir), y los romanos se dieron cuenta de que esta era la clave del proceso. No tenían tecnología, pero utilizaban la naturaleza. Continuaron elaborando mayoritariamente vinos dulces, ya que un vino de uvas pasas o sobremaduras produce una fermentación más intensa, sin riesgos de parada. El *passum* se hacía con uvas pasas y permitía conseguir un vino dulce que elaboraban mejor que nadie en la provincia Narbonensis. Una técnica desarrollada por los romanos fue la del *caldum,* un vino obtenido a partir de la calefacción del mosto. Hervir un mosto supone acelerar la fermentación; hervir un vino permite reducir el volumen y concentrar los elementos no evaporables como el agua (el 70 % de la composición del vino es agua pura biológica). Según la reducción deseada, se aplicaba un tiempo de ebullición más o menos prolongado. Llamaban *carenum* al vino obtenido cuando se hervía hasta reducir el mosto a dos terceras partes; para elaborar el *sapa*, se hervía el mosto hasta reducir su volumen a la mitad, mientras que el *defrutum* o *defretum* se conseguía reduciendo el mosto a un tercio de su volumen. Al hervirlo, se evaporaba la parte acuosa del vino y se concentraban los elementos sólidos: polifenoles, tártaro, azúcares, taninos... Así, el vino compensaba sus defectos de aroma, gusto y estabilidad; era una técnica empleada para garantizar la estabilidad del vino y también para salvar aquellos tan malos que no podían beberse. Por otra parte, se evitaba la pérdida económica. Un vino «cocido», como se lo conoció durante siglos, servía para ser mezclado con otros vinos pobres de estructura, a fin de alargar la producción y mejorar su baja calidad. Este vino, que primitivamente también se hizo en Grecia, entonces se llamaba *siraium* (espuma).

Los vinos no se solían filtrar ni aclarar cuando finalizaba la vinificación, pero antes de servirlos, los hacían pasar por un *saccus vinarius*, es decir, que los colaban (*colum*) para así filtrarlos. Otro vino específico era el *fumarium*, un vino ahumado. En la *villa rustica* de la época imperial, a partir del siglo I había servidores que eran los encargados y responsables de la cava donde se guardaban los vinos y de la *cella vinaria*, la bodega, a los que llamaban *procuratores vinorum* y *adjuntores a vinis*.

El vino seguía constituyendo un aporte hídrico alimenticio, y Catón dice que el consumo medio anual de un hombre era de siete ánforas. Dado que las ánforas Dressel 1A y 1B tienen una capacidad de entre 17 y 27 litros, a una media de 22 litros por ánfora nos da un consumo total de 154 litros por año. Para los esclavos encadenados, Catón indica que lo recomendable es dar más vino en proporción al tipo de trabajo que realicen y afirma que dar 10 ánforas anuales a un esclavo no es demasiado.

Hoy en día es difícil imaginar la extraordinaria riqueza paisajística de Sicilia y el sur de Italia (bellas en la actualidad, pero sin aquel aspecto de zona templada, bosques relictos y campos exuberantes) sin la influencia de los larguísimos años de dominios, invasiones, guerras y explotaciones que han transformado ecológicamente aquel vergel. La Magna Grecia era un paraíso, sin la dureza y el secano del Ática. Este contacto y la posterior mixtura civilizadora tuvieron lugar en las ciudades *hellenicas* más que en las griegas, en parte por la citada riqueza de la tierra y la bondad climática del sur italiano, y no solo en la Magna Grecia, pues también se produjo en Alejandría, que se convirtió en un arquetipo. Es interesante ver un ejemplo de cómo la «enología» romana introducía su concepción abstracta en los sencillos métodos griegos. El *mulsum* es un vino dulce (literalmente, significa «vino de miel»). Entre los vinos preparados y los aromáticos, el *mulsum* es una antesala de las mistelas y los *vins doux naturels*. Los vinos *mulsum* o *melitites* están elaborados con miel añadida, que se incorporaba solo cuando eran consumidos para mejorar su sabor. La miel, con su alto contenido en azúcar, hubiera fermentado de nuevo el vino, dando lugar a una bebida imbebible si se mezclaba antes de servirlo. En esta misma época, entre los vinos preparados encontramos el *conditum* o *piperatum*, que estaba hecho de vino, miel y pimienta. Esto de mezclar el vino con otras sustancias es lo específico de los que llamamos «vinos griegos», que en su panoplia de *mélanges* tenían incluso la del agua de mar. Esta última técnica se extendió a partir de la época macedonia y se practicaba en diferentes porcentajes. Los vinos *clazomenes* de Rodas eran muy salados; los de Lesbos tenían hasta un 20 % de agua de mar; los de Myndos de Halicarnaso eran muy salados, y los de Cos, que son los primeros que aparecen mencionados en la historia como elaborados mediante la adición de agua de mar, llevaban un 50 % de agua marina en el vino final. Añadir agua de mar al vino abrirá otro proceso mental relacionado con los vinos de miel, los ya mencionados *mulsum*; me refiero a la destilación, que se desarrollaría en Alejandría y que tendría como primer objetivo estabilizar la adición de miel al vino. Alejandría fue fundada por Alejandro Magno en el invierno del 332 al 331 a. C. Se estableció en el lado occidental del delta del Nilo, entre el lago Mareotis (Mariout) y el mar. Publio Virgilio Marón habla de que hay vides de Tasos y las hay de blancos racimos del lago Mareotis,* «propias estas para tierras fuertes y para un suelo más flojo aquellas». Virgilio parece estar hablando de la uva apiana, la uva que atrae a las abejas, que es como los romanos llamaban a la variedad moscatel.

Los marinos y pescadores griegos llevaron a cabo la destilación (palabra que proviene del latín *destillatio*) y Aristóteles la cita, precisamente, para aplicarla al agua del mar. Los marinos griegos la hervían y recogían sus vapores con esponjas colocadas sobre el perol encima del fuego. Cuando se enfriaban y volvían a su estado líquido, aquellos vapores se convertían en agua desalada, un agua en verdad destilada. La enología romana haría su gran aportación en el siglo II d. C. con la creación de la técnica de la des-

* Este vino se cosechaba en la ciudad de Marea, cerca de Alejandría, junto al lago Mareotis. Se distinguía por su dulzura y sabor perfumado.

tilación. El primer alambique se lo debemos a Zósimo de Panópolis, alquimista que vivió entre esta ciudad, que fue capital egipcia, y Alejandría. El primer alambique era simple, sí, y primitivo, también, pero ya utilizaba el esquema básico de esta técnica, fundamental para la enología, y algunos grandes vinos como el oporto, el málaga, el jerez, el madeira, el tarragona y el marsala le deben su estructura nacida en la antigüedad y desarrollada en la Roma imperial.

UNA VITICULTURA MODERNA

Entre el desembarco de Escipión junto al rio Francolí, donde se fundó Tarraco en la segunda guerra púnica (siglo III a. C.), y el desarrollo de la alquimia de Zósimo en Alejandría (siglo III d. C.) se generó una actividad económica y social que definirá Europa para siempre; fue el origen de la viticultura moderna. Si griegos y fenicios habían expandido el vino de forma centrífuga, excepto en la Magna Grecia, Roma lo hizo de manera centrípeta. Aun antes de existir el imperio conceptual y oficialmente, Roma organizó las tierras conquistadas, más tarde llamadas «provincias», y les otorgó un sentido unívoco, como un todo. De la ordenación del territorio, de su cultivo y sus colonias, ciudades y municipios estipendiarios surgirá una actividad vitícola y la elaboración del vino, toda una economía que ya no era tanto de subsistencia y de trueque, sino más bien un comercio exportador que llenaría de ánforas la romanidad... y el fondo del Mediterráneo.

Cuando los romanos ocupaban un territorio, organizaban enseguida sus funciones. Separaban primero el *saltus*, la zona silvícola, del *ager*, la zona destinada a los cultivos. Desde dos hitos bien localizados trazaban una línea, que a veces no era imaginaria: el *cardo maximus*, y cruzándola con el *decumanus maximus* iban dividiendo el espacio; era la centuriación, que en los catastros de propiedad de muchas partes de Europa todavía existe. La centuriación asignaba lotes de tierras a los legionarios licenciados, a los colonos y los ciudadanos. A partir de esta parcelación se llevó a cabo una práctica de explotación del territorio que supuso una auténtica especialización de los cultivos, y en ella fue capital el cultivo de secano especializado en el arbusto leñoso que es la vid. Esta parcelación se nos presenta como una estructura racional: abstracta, de diseño regular, repetida, de orientación constante, sobre un cruzamiento rectilíneo paralelo a los dos ejes mayores, siempre con idénticos intervalos y con límites territoriales divididos y registrados documentalmente (*cippus terminalis*). A esta ordenación del territorio se la denomina «centuriación» porque las parcelas se dividían entre 100 propietarios. Por lo general, la centuria era un cuadrado de 20 *actus* de lado (1 *actus* = 35,5 metros de lado); es decir, 20 *actus* son 735 metros por cada lado, lo que da una superficie de 504.100 m². A cada propietario se le daban 2 *iugeri* (yugadas). Una yugada tenía 2.523 m² que, multiplicado por dos, dan prácticamente media hectárea. La producción media de vino de un viñedo romano, que solo variaba si se podía realizar o no algún riego y por el tipo de variedad, era de 208 hectolitros por hectárea. Los viñedos de Faventia producían 312 hectolitros, mientras que en Nomentum la cosecha descendía a los 108 por hectárea; unas cifras muy similares a las producciones en vaso y de secano del Mediterráneo occidental en el siglo XX. Esta producción se extendía por todos los territorios romanos. Fue el gran avance de la antigüedad, ya que supuso la organización racional de la elaboración en granjas especializadas para la producción vinícola y en muchos casos también oleícola: las *villae rusticae*. También se originó entonces un modelo arquitectónico que ha perdurado hasta la actualidad. En la *villa rustica* se recibía la cosecha de forma secuencial, organizada por variedades y estados de madurez. A ello ayudaba la vecindad de las bodegas adyacentes. Pues la *villa rustica* tenía su dependencia especializada para la elaboración vinícola, la *cella vinaria*, con su sala *torcularia*, que albergaba la prensa, y sus *dolias* y *lacus*, donde se almacenaba el vino. La relación del *ager* vinícola con la *villa rustica* definirá la calidad y estilo del vino, como ocurrió con el famoso vino de Falerno, con su *vinae characate*, que se convirtió en el más famoso de su época. El *ager falertinus* hizo el más ilustre *cru* de la Campania, enclavado entre el norte del río Volturno y el monte Massicus.

La *villa rustica* era una construcción muy influenciada por la arquitectura helenística y por las magníficas construcciones rústicas de la Magna Grecia, más racionales, espaciosas y bellas que las granjas de la Arcadia, del Ática y del Peloponeso. La disposición de las *villae* tenía muy en cuenta la localización geográfica y climática. En el Mediterráneo contaban siempre con su *peristylum* o patio porticado, tan necesario en el clima meridional. En cambio, en los territorios septentrionales el edificio era un bloque con un corredor en la fachada llamado *ambulacrum*. Columela cita las diversas partes de la villa: la *pars fructuaria* se destinaba a los almacenes y elaboraciones; la *pars urbana* era donde habitaban los propietarios, y el *domus* y la *rustica*, donde vivían los trabajadores.

Conocemos las variedades cultivadas desde el siglo III a. C. gracias a los tratados agrícolas de Catón el Censor (*De agri cultura*), de Varrón (*De re rustica*) y del bético Columela (*De re rustica*). La variedad *apiano* se extendía desde Anatolia hasta la Narbonensis y las provincias orientales; también se desplegaban las viñas de *piquepoul*, llamada así porque atraía a las gallinas, y que aún hoy se cultiva y permite hacer magníficos blancos en las denominaciones-*appellations* de Piquepoul de Pinet, en el Languedoc y en el Pla de Bages, en Cataluña; la *rhodia,* que desde su patria en la isla de Rodas llegó a Rodes en l'Empordà, y la *rhetica*, originaria del norte de Italia procedía de la comarca del mismo nombre. Todas estas variedades existen actualmente y de ellas se hacen grandes vinos. Así ocurre con la *biturica,* censada por Plinio el Viejo, llamada así por los biturgos, pobladores de la Aquitania. *Biturica* es la etimología de *vidure*, nombre con el que se conocía la cabernet sauvignon bordelesa hasta que este nombre se impuso a *petite vidure* y *gros vidure,* hoy sinonimias de la cabernet sauvignon y de la carmenere, dos variedades de clan de las bituricas.

Las cepas se cultivaban de una forma que hoy reconocemos plenamente: en espaldera y pérgola, que no son en absoluto inventos recientes, sino que se han utilizado desde la antigüedad. La pérgola se empleó mucho en la Campania y en las tierras volcánicas, como la zona del Vesubio y en la isla de Santorini. Se utilizaba en el cultivo de la *Vitis compluviata,* como la nombró Plinio el Viejo, que producía grandes vinos y aún hoy se cultiva en los alrededores de Pompeya. La espaldera se usaba en el cultivo de la *Vitis iugata.* A las cepas en vaso se les añadía un gran tutor de madera, un poste, *Vitis pila* o *Stela vitis.* Algunas cepas de porte rastrero había que plantarlas cerca de los árboles para que los sarmientos se apoyaran y enroscaran en él. Esta técnica se llamaba *arbustum.*

La viticultura y el vino en la Roma tanto republicana como imperial se extendió no solo territorialmente, sino también de manera social. La vid se plantaba incluso junto a las *cauponae,* las tabernas cercanas a Pompeya. Entre via di Castricio y la via dell'Abbondanza, los arqueólogos descubrieron el jardín de la taberna de un tal Euxinis, cuyo nombre indica que procedía de la Jonia; junto al establecimiento poseía una parcela de 200 m² con evidencias del antiguo cultivo de un viñedo, y en la taberna guardaba *dolia defossa,* tinajas enterradas en el suelo, para la vinificación. También se organizaban fiestas para el vino; no bacanales, sino eventos que eran en parte ferias mercantiles, así como celebraciones y degustaciones. Eran las *Vinalia* y tenían lugar dos veces al año: la *Vinalia prima* en abril, donde se daban a conocer los vinos nuevos, y la *Vinalia rustica* en agosto, que servía para vaciar de existencias las bodegas, tal como se hizo en París durante siglos en la feria de Saint-Denis.

3

*DE AQUA VITAE SIMPLICI ET COMPOSITA**

LA ALQUIMIA COMO MADRE DE TODAS LAS ENOLOGÍAS

La Alejandría del siglo III d. C. era una ciudad mediterránea. Estaba en Egipto, pero no era una ciudad egipcia, ni recibió mucha influencia egipcia, ni aportó casi nada al antiguo Egipto. Fundada en el 332 a. C., tenía más de quinientos años de historia cuando el primer Ptolomeo trasladó a ella la capitalidad. Bajo el dominio romano que siguió a las guerras entre Octavio y Marco Antonio-Cleopatra, fue una ciudad cosmopolita debido a que su población procedía de los más diversos orígenes. Además de su extraordinaria actividad mercantil portuaria, tenía una excelente industria artesanal y un *hinterland* agrícola en la franja costera entre el mar, el lago Mareotis y su canal, que conectaba con el puerto, los brazos del delta y el desierto. Entre sus cultivos, importantes en calidad y cantidad, destacaban las uvas de mesa y vinificación. El nombre de moscatel de Alejandría no es casual; como hemos visto en el capítulo anterior, Virgilio habla de sus uvas blancas, aromáticas, perfumadas y dulces. Los ciudadanos descendientes de los griegos eran minoría, pero tenían el control político a través del senado municipal. La ciudad y su *hinterland* eran un gran ente cosmopolita, y aunque como griegos practicaban el racismo excluyente, Ale-

---

* En su obra *De aqua vitae simplici et composita*, Arnau de Vilanova, cuyas investigaciones y personalidad veremos al final de este capítulo, explica cómo se obtenían espirituosos del vino y cuál era su correspondiente aplicación médica.

jandría era una gran *politeuma* o comunidad de ciudadanos. En
lo religioso funcionaba un sincretismo singular, ya que no afectó a la
religión egipcia pero sí a la griega. Hermes Trismegisto, símbolo
del sincretismo religioso y deidad alquimista, fusionó el misticismo
egipcio con el griego. La ciudad estaba dividida por barrios étni-
cos, pero los mercenarios macedónicos y judíos confluían en una
misma área.

Sus exportaciones eran más voluminosas que sus importacio-
nes. Desde el siglo III d. C., el siglo de Zósimo de Panópolis, Alejandría exportaba trigo a muchos puertos mediterráneos. Además,
la ciudad aumentaba el valor de las materias primas importadas
con la transformación de estas gracias a las habilidades de sus artesanos e industrias. Las plantas y materias aromáticas se transfor-
maban en perfumes embotellados en vistosas frascas de vidrio; una
industria, la del vidrio, que estaba muy avanzada y tenía un inaca-
bable suministro de silicio obtenido de las arenas del desierto. Las
hierbas medicinales se convertían en drogas y medicamentos, un-
güentos y siropes. Antes de que se estableciera el dominio imperial,
Roma comenzó a favorecer el comercio con Alejandría, ya que su
puerto era el final de una ruta que venía de la India y del golfo Ará-
bico. Las caravanas llevaban a Alejandría especias, hierbas medicinales y, más tarde, cuando el otro extremo de la ruta llegó a China,
obtuvieron también conocimientos que mejoraron la química y la
destilación. Esta ruta, cuyo control pasó de los Ptolomeos a los
Césares, acabó siendo estratégica.

Esta demografía y actividad económica atrajo a la ciudad una
gran comunidad científica formada por sabios, técnicos, filósofos,
muchos de los cuales no habían nacido allí. Por ejemplo, Zenódoto
era de Éfeso, Calímaco y Eratóstenes eran de Cirene, y Holos De-
mócrito y Heterófilo eran de Calcedonia. También historiadores y
geógrafos como Flavio Josefo, Heródoto y Estrabón, gracias a cuyas crónicas conocemos el esplendor de ese mundo. El Egipto griego dio también dos científicos fundamentales en la historia de la
ciencia y para el futuro de la alimentación: María la Judía y Zósimo de Panópolis.

La organización institucionalizada que congregó a esta comunidad fue el museo, fundado en el tiempo de Ptolomeo I, que estructuró la investigación precientífica. En su biblioteca se reunieron durante siglos todos los materiales del saber. Los inspiraban la curiosidad universal de Aristóteles y la capacidad documentalista de Demetrio de Falero. La famosa Biblioteca de Alejandría era la consecuencia de esta estructuración del saber. La extensión del conocimiento fue tan grande que Calímaco organizó 120 volúmenes, conocidos como «las Tablas», en los que se clasificaron todas las ciencias. Uno de estos documentos fue el Papiro de Zósimo, hallado en Egipto. Data del siglo III d. C. e incluye la más antigua receta de cerveza. En su papiro describe el *tribikos*, un alambique primitivo de tres brazos cuya invención atribuye a María la Judía, que es la legendaria fundadora de la alquimia.

Las técnicas de obtención de vapores hervidos, que más tarde se conocerían como destilados y espirituosos, ya que procedían de los espíritus del material hervido, se conocían y practicaban desde hacía siglos con los zumos de frutas y bayas, e incluso con el agua del mar, como he referido en el capítulo 2. (Era un proceso que ya mencionaba Aristóteles, y en Alejandría ya se conocía una técnica que aún hoy se utiliza, el baño maría.) La Alejandría cosmopolita tuvo en su colonia judía una importante actividad científica. Como los alfaquíes musulmanes más tarde, los sabios hebreos estudiosos de la Torá recogieron los conocimientos de los países orientales y los transmitieron hacia el Mediterráneo. Uno de esos sabios fue María la Judía, alquimista alejandrina que inventó la cocción parcial del baño maría y el envasado al vacío. La cocción de mostos y vinos desarrollada por los antiguos griegos es el antecedente técnico de este proceso. María la Judía, conocida también como Miriam la Profetisa, vivió en Alejandría entre los siglos I y II. Zósimo la elogia en su papiro como una de las principales sabias antiguas, y en sus explicaciones del «arte hermético» describe los experimentos e instrumentos, entre ellos el *tribikos*, con los que se obtenían sustancias purificadas. El *tribikos* constaba de una vasija de barro, que contenía el líquido que había que hervir, y una mantera para la recogida y condensación del vapor, de la que salían tres espitas de cobre en cuyos extremos se colocaban unas frascas de vidrio para recoger el líquido mediante un sifón interior por el que pasaba el líquido cuando se enfriaba y lo conducía al grifo-espita. Para llevar a cabo el «baño» que lleva su nombre, diseñó el *kerotakis*, un aparato de reflujo que permite recoger los vapores en un recipiente hermético. De ahí viene el concepto y la palabra de *ciencias herméticas*.

La alquimia, por tanto, nació en esa Alejandría de mixtura científica y civilizadora que aglutinó el saber práctico y empírico de la antigüedad y las civilizaciones orientales. Los alquimistas de la antigüedad extrajeron y destilaron jugos de muchas plantas, entre ellas, naturalmente, de la uva y de su jugo, el vino. Plinio el Viejo, en el siglo I d. C., no habla de ningún alcohol, pero refiriéndose a un vino de Falerno dice que no se le puede acercar al fuego, pues se inflama. Ningún vino, por mucho etanol que tenga, puede inflamarse acercándolo al fuego. Así que fortalecer un vino con alcohol fue una técnica de la antigüedad y las primitivas destilaciones de los griegos se usaron para esta finalidad, incluso para los mostos. El viñedo más extendido en Alejandría era el de moscatel, una uva con la que debían de elaborarse los vinos griegos que han llegado a nuestros días bajo la forma de las mistelas y demás técnicas de *moutages*.

En la Biblioteca Nacional de París se halla un grabado, *Collection des anciens alchimistes grecs n.° 2327*, que muestra un aparato similar al *tribikos* mencionado en el Papiro de Zósimo. El proceso central de la alquimia era la destilación y su instrumento, el alambique. Hasta su descubrimiento, el proceso se comprendía, tal como muestran relieves y tablillas de Nínive, en Mesopotamia, pero se desconocía cómo llevarlo a cabo adecuadamente porque en sus formas primitivas el instrumento utilizado presentaba problemas con respecto a la recogida y la conducción de los vapores y los líquidos resultantes, y sobre todo a la seguridad, pues muchos de ellos estallaban. Al producto final de los alambiques se lo llamó aguardiente, pues era inflamable. La llegada del islam a Egipto y Siria puso en contacto con esta técnica a los musulmanes, que se especializaron en la obtención de siropes y perfumes. La palabra *alquimia* tiene el prefijo «al-» por su arabización, ya que en árabe se le llamó *al-chymia* (la raíz griega *quimia* significa «mezclar líquidos»).

El problema de la destilación en el período del final del Imperio romano y comienzo de la época expansiva del islam fue doble: la condensación de los vapores y el enfriamiento de los gases-líquidos obtenidos. Las técnicas anteriores eran muy inseguras y todavía quedaba por resolver el riesgo de explosión. El alambique de Synesius* (siglos IV-V d. C., fallecido en el 430) era un aparato de ebullición situado sobre una marmita donde se cocía el líquido al baño maría. Los vapores eran recogidos por un capitel que, por un tubo capilar, conducía los vapores que luego iban a una frasca campaniforme. La alquimia musulmana viene en su totalidad de la ciencia grecolatina. Un príncipe de los omeyas, Khalid ibn Yazid (665-704), aprendió de un monje cristiano de Bizancio, Stefano el alquimista, la ciencia que luego transmitiría. Khalid era nieto de Muawiya, el fundador de la dinastía. A los veinte años viajó de Damasco a Alejandría para aprender las ciencias de la alquimia de Stefano el viejo, y de su discípulo Morieno, un eremita de Jerusalén. Ibn al-Nadim cuenta su historia de aprendizaje en su enciclopédico trabajo *Kitab al-Fihrist*, y dice que al final logró conocer incluso la piedra filosofal. En forma de preguntas y respuestas, Khalid le pregunta a su maestro cómo se remata cierto experimento, a lo que el maestro le responde que «para los que se conforman con la brevedad, este es el final. Pero para los que gustan de saber más, deben dejar empapar la sustancia con agua recia previamente preparada, e incrementar la capacidad de tintar hasta el final hasta que absorba todo el líquido que ha quedado... infinitamente». La crónica nos cuenta que al oírlo, Khalid quedó maravillado. Y con razón, pues acababa de conocer los secretos de la doble destilación, una

---

* Sinesio de Cirene fue discípulo de Hipatia de Alejandría, filósofo neoplatónico y obispo. Inventor del hidroscopio, el pesalicor, areómetro o densímetro, que mide la densidad de un líquido o concentración de una solución.

técnica que ha perdurado hasta nuestros días, ya que se trata del proceso con el que se han hecho los grandes espirituosos del mundo. Sin embargo, a pesar de estos avances en los procesos, la clave estructural de un alambique, el serpentín de enfriamiento de gas-líquido, tardaría en aparecer. En el siglo x, el alquimista árabe Abu Bakr Muhammad ibn Zakariya al-Razi describió los aparatos que servían para destilar, y llamó «aguardiente» a las destilaciones de jugo de limón, vinagre, y también a la destilación de vinagre para obtener una concentración de ácido acético. El gran sabio y médico de su era, Avicena, nos dejó su tratado de química *Kitab al-Shifa* (o *Libro de los remedios*), que contiene una descripción de los primitivos alambiques, que no eran muy diferentes de los antiguos grecolatinos. Un cambio importante se produjo en el año 1000 gracias a la actividad de ese centro del saber civilizado que fue la Escuela Médica Salernitana. Fundada en el siglo ix en Salerno, en la región italiana de la Campania, la *Scuola* reunió a cuatro maestros: el griego Pontus, el judío Helinus, el árabe Abdel-Al y el italiano Salernus. La Escuela Salernitana era la síntesis de la civilización grecolatina y las culturas empíricas judía y musulmana. La biblioteca de Montecasino, convento fundado por san Benito y sus monjes irlandeses, albergaba los tratados árabes de la época del Resplandor, los conocimientos talmúdicos judíos y toda la herencia científica de Hipócrates, Galeno y Dioscórides. La Salernitana gozaba de una posición geográfica estratégica y de una condición medioambiental perfecta, pues la Campania, en la época griega y romana, era un edén por su clima favorable y sus tierras (del latín *campus*, «llanura, campo abierto»). La Escuela dictó su cuerpo doctrinal científico y humanista en su *Regimen Sanitatis Salernitanum*, que divulgaba las bases de la salud y la medicina social: normas higiénicas, nutrición y hierbas aromáticas. La destilación para jarabes, siropes y medicina estaba ya muy desarrollada, y es aquí donde por fin encontramos las primeras estructuras seguras de los alambiques, con el tubo refrigerado mediante un serpentín. Una gran parte del avance se debió a las aportaciones de los monjes irlandeses, que, como dice Thomas Cahill, salvaron la civilización occidental. Desde sus celdas y monasterios, copiaron y tradujeron la ciencia clásica antigua. Luego, armados de sus humildes y pobres hábitos y cargando con sus preciosos libros de caligrafía geométrica celta, vinieron al continente en los siglos VI y VII para reintroducir los conocimientos de la cultura clásica. Estos monjes irlandeses dejaron su impronta: Gallus (san Galo) partió a Suiza en el 612; Fiacro (san Fiacro) fundó un monasterio en Meaux (Francia) y se especializó en las hierbas medicinales y su destilación (es patrón de los jardineros franceses); Dunstan (san Donato) fue obispo de Fiesole, en la Toscana. Una red numerosísima de monasterios creció por la Europa central e Italia. Desde Tarento, Nápoles, Roma y Lucca, hasta Verona y Milán, llegando a Berna, San Galo, Rheingau, París, Reims, Lieja, Colonia, Gante..., por mencionar una parte solamente. En esta diáspora civilizadora, además de la transmisión del conocimiento de la cultura clásica renacida, los monjes irlandeses divulgaron las técnicas de la destilación, que llegaron así hasta los grecolatinos de Sicilia y la Campania. El flujo de la corriente del conocimiento en vísperas de la expansión del islam funcionó de forma incesante entre Alejandría y Judea y de allí a Siria y luego a Bizancio, y de este imperio a Italia. La cultura se refugió en monasterios y cenobios, íntimamente ligada a los reyes, papas y nobles, y fue un centro de producción de espirituosos y *aquavitae*. Como señala Michael Jackson en su brillante *Malt Whisky Companion*, «en la Edad Media, gran parte de la producción de bebidas alcohólicas se hizo en las abadías, que eran centros comunales que lo hacían para su consumo y uso propios, pero también fueron centros de aprendizaje y ciencia».

Al regresar a Irlanda, estos monjes y sabios se llevaron de vuelta las artes de la destilación que habían visto y practicado en Italia para hacer elixires, medicamentos y perfumes. Malachy Magee explica en su delicioso e inolvidable libro *Irish Whiskey: A 1000 Year Tradition* que llevaron a Irlanda el *uisge beatha,* una expresión gaélica que es simplemente una pronunciación singular de *aqua vitae*. Esto significa que hace mil años los destilados aguardientes ya eran conocidos con este apelativo que daría nuevas palabras como *whiskey*, *whisky*, *brandewijn* o *brandy*, cuya etimología está en todos los casos en *aqua vitae* o, como también se conoce en francés, *eau-de-vie*, y en inglés, *water life*.

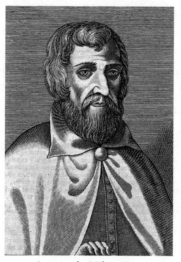

Arnau de Vilanova.

Podemos afirmar que Arnau de Vilanova (nacido en Vilanova de Grau, Valencia, en 1238, y fallecido en el golfo de Liguria en 1311) fue el gran científico, alquimista y médico de su época, así como el gran enólogo. Una gran parte de sus trabajos sobre el vino se encuentra en *Regimen Sanitatis ad Regnem Aragonum directum et ordinatum*, en el que explica sus conocimientos sobre el vino aplicados a la medicina, la nutrición y su utilidad como bebida. De hecho, Arnau menciona 51 recetas en las cuales utiliza el vino como ingrediente principal para combatir diferentes enfermedades. El siglo XIII fue testigo de una expansión meridional de la política talasocrática de la Corona catalano-aragonesa; sus sabios y doctos hombres de ciencia y religión transmitían los conocimientos clásicos. Es muy posible que la Escuela Médica Salernitana fuera uno de los centros en donde Arnau aprendió, pero en él se perciben además las influencias de civilizaciones orientales; él sabía árabe y hebreo, además de latín, y en su biblioteca había numerosos *co-*

dexs en griego, en hebreo y en árabe. Arnau de Vilanova mantenía correspondencia con los monjes del monte Athos. También recibió la influencia de los alfaquíes musulmanes de Valencia, ciudad que en 1240, justo tras la conquista cristiana, era más árabe que cristiana. Arnau vivió su infancia extramuros de la *ciutat vella,* donde pudo conocer técnicas de destilación para medicamentos y siropes. En su tratado *Liber de Divinis*, escrito en tierras africanas y dedicado al rey de Nápoles, clasifica los vinos por su color (blancos, rojos, negros y claretes), por su aroma (inodoros, fétidos y aromáticos; los buenos son los aromáticos y los malos, los fétidos); por su sabor (dulces, ásperos o *mediums*), y por su sustancia y cuerpo. Muchos tienen valor medicinal, y trata también de los vinos artificiales y farmacéuticos, entre ellos el aguardiente, el alcohol o el espíritu del vino. Arnau no inventó la destilación ni el *aqua vitae*, pero sí fue su codificador técnico. La adición de alcohol al mosto o al vino requiere unos conocimientos mínimos, como saben todos los enólogos. Según el momento de la fermentación —antes de su inicio, durante el mismo, o ya como vino—, el alcohol añadido requiere una cantidad específica y cumple una función distinta en cada caso. Arnau de Vilanova no solo fue un enólogo empírico de importancia histórica, sino que además sus técnicas estuvieron vigentes hasta la llegada de la enología moderna, cuando se la llamó por vez primera con ese neologismo inventado en 1803. Es la época de Lavoisier, Chaptal, Ladrey, Gay-Lussac, Pasteur y los ingenieros industriales y químicos de Cataluña: Carbonell, Roura, Justo, Gorría, todos ellos durante el siglo XIX. Hasta la llegada de Gay-Lussac y su famosa fórmula para la descripción de la microbiología y el proceso bioquímico de la fermentación, se desconocía cómo se producía este fenómeno crucial. Gay-Lussac hace la medición de este proceso con su conocida fórmula, memorizada luego por enólogos, vinateros y todos aquellos que han vinificado el mosto de las uvas:

Azúcar 100 g = 51,34 alcohol + 48,16 gas carbónico

Gracias a esta fórmula y a las tablas de densidad y alcohol en potencia podemos calcular la madurez de las uvas y decidir la vendimia en el estado más óptimo, sobre todo cuando las uvas están destinadas a la elaboración de licores. Pero en tiempos de Arnau de Vilanova, el cálculo dependía de la alquimia... Y para medirlo, este científico no contaba más que con el cálculo de los tiempos de ebullición de los vinos cocidos y el pesalicor o areómetro de Sinesio de Cirene.

Sus parámetros para la adición de alcohol vínico al vino fueron oficialmente dictados por Jaime II (rey de Aragón, Mallorca, Valencia y de muchos señoríos más, entre ellos el condado de Barcelona) con el decreto de *les mutages*, como es conocido en Perpiñán. Este es uno de los documentos más importantes de la historia de la protoenología. El decreto real, firmado el 17 de noviembre de 1299 por el monarca, se conserva en el lugar de su signatura, el Palacio de los Reyes de Mallorca, en la actual ciudad francesa de Perpiñán, y es el inicio de la reglamentación de estos vinos. Arnau no inventó tampoco la adición de licor de uvas al vino, pero le debemos su codificación técnica. El decreto real fue rubricado en su ausencia, pues se encontraba en París participando en unas conferencias teológicas (también era clérigo). Era un decreto típico de la época, pero también incluía la reglamentación de los vinos elaborados a partir de licor de uvas. Esta forma de alcohol en potencia se emplea para los vinos dulces naturales (VDN), en los cuales a fin de parametrizar el alcohol que hay que añadir a un mosto una vez se ha iniciado su fermentación, de acuerdo con el alcohol en potencia de su contenido en azúcar. En la fermentación alcohólica, por cada 17 gramos de azúcar (del mosto de la uva) se obtiene un grado de etanol (el alcohol del vino).

La destilación permaneció, desde la época de Arnau hasta el siglo XVII, en manos de los monasterios y de pequeños especialistas, y más para destinos medicinales que para elaborar los vinos de licor, las mistelas, los VDN, encabezados, vinos fortificados o licorizados (jereces, oportos, málagas, sauternes, etcétera). En el siglo XVII se produjo un avance industrial notable, ya que se logró construir alambiques del tipo *pot still*, estancos y de bronce, colocados sobre hornos de ladrillo de cara vista y refractantes, con serpentines grandes y fiables, y dotados de recogedores estancos. Es el siglo del nacimiento o reconversión de muchos grandes vinos encabezados tal como los conocemos ahora, y del nacimiento de la industria alcoholera, que tanta fuerza tuvo en el siglo XVIII. Las holandas (los alcoholes destacados de vino de primera calidad), llamadas así por ser los holandeses los dominadores de este proceso y los que controlaban su comercio (*brandewijn* es una palabra holandesa), se extendieron por muchas zonas vinícolas. También lo hicieron muchos de los grandes espirituosos: coñac, armañac, calvados..., que deben mucho a estos avances de la construcción de alambiques modernos. Hoy el alcohol de vino lo encontramos añadido a mistelas, VDN, botritizados y otros vinos de licor, y en una pequeña parte de los licores de expedición de champanes y cavas.

4

GEOGRAFÍA, CLIMA, VIÑA Y TIERRA

La vid de vinificación (*Vitis vinifera* L. subesp. *sylvestris*) se ha extendido por todas las zonas templadas del planeta entre los paralelos 30° y 50° de latitud N, y en el hemisferio sur, entre los paralelos 30° y 40°. Estas zonas ofrecen suelos y climas adecuados para su plantación, cultivo, desarrollo y vendimia. La vitácea original existía en sus diferentes tipos y formas silvestres en áreas de Eurasia y la costa este de Norteamérica. Las zonas hacia donde se expandió la vid a partir de su origen en la región transcaucásica y en dirección al Mediterráneo oriental se pueden clasificar como áreas de clima frío, áreas templadas, pero también hay otras de clima árido. En ellas se fueron dispersando variedades que en cada lugar son autóctonas y se han ido adaptando a lo largo de siglos de evolución fenotípica que encajaba con el medio. La vid tiene un chip genético poderosísimo y es capaz de adaptarse a condiciones duras, cambiantes y extremas, aunque, dentro de estas zonas, allí donde existan las estaciones y estén mínimamente diferenciadas para desarrollar su ciclo de letargia, brotación, floración, maduración y producción. En estas tres zonas hay áreas de coincidencia y transición que ayudan a que las cepas cultivadas se adapten a otras áreas. Sin embargo, dentro de estos macroclimas y sus variedades, tienen un papel estratégico los mesoclimas y también los microclimas, los suelos y, sobre todo, la orografía; condición esta determinante en la viticultura, que no ha sido debidamente atendida en los estudios sobre geografía vinícola. Solo Harm J. de Blij ha prestado una gran atención y analizado en profundidad estos aspectos que definen el entorno de adaptación de la vid y su transformación de acuerdo con especificidades de clima, suelo y orografía.

Estas condiciones imperantes, unidas a las acciones sociales (viticultores, poblaciones, instituciones), han definido unos paisajes culturales vitícolas muy singulares. Esto es lo que veremos en el presente capítulo. En estos paisajes culturales de la viña han intervenido otros factores y elementos, como señalaron John P. Dickenson y John Salt en su obra «*In Vino Veritas:* An Introduction to the Geography of Wine» (1982), donde dicen: «La geografía del vino puede condicionar y ser el resultado de un sinfín de perspectivas y engloba la influencia del entorno físico, la difusión histórica de la vid y de la práctica vitícola, las economías del cultivo, su comercialización, la influencia política y las percepciones culturales del hombre en la tierra sobre el paisaje, los productos y la gente». Sobre los paisajes culturales de la viña y sus causas y efectos, describiremos aquí unas zonas que son ejemplos muy esenciales de lo que digo: la Campania, La Rioja, la ensenada de Baja California, las Rías Baixas, la viticultura isleña de Córcega, Cerdeña, Sicilia y otros pequeños paraísos insulares italianos, así como la viticultura de la montaña, tan condicionada por lo descrito anteriormente que puede ser la más singular de todas: el muy alto Douro, las montañas del Bages, la región de Bullas y La Marina.

La expansión de la vid la llevó a otros continentes fuera del ámbito euroasiático, pero existen condicionantes limitadores de la viña y su viticultura en su territorio original. La vid no se puede cultivar en todos los terrenos ni en cualquier clima. La geografía de la viña tiene unos «factores operantes permanentes», ciertos factores limitadores que impiden por completo el cultivo de la vid: meteorológicos, climatológicos, orográficos y edafológicos. Son limitaciones permanentes para este cultivo los espacios geográficos de características extremas, aquellos en los que la vid no se puede plantar o no prospera correctamente. Entre los edafológicos están los suelos muy ricos en nutrientes y muy húmedos: tierras bajas, marjales, tierras por debajo del nivel del mar. Entre los factores climatológicos limitadores destacan los espacios en los que no se produce la distinción de estaciones o bien donde esa distinción manifiesta mínimas diferencias, además de los que son excesivamente fríos o excesivamente ardientes y secos (desiertos), así como los de lluvias intensas de tipo monzónico y tropical. Por lo tanto, la vid se cultiva en una franja climática entre fría y árida, con un eje templado en el que la cepa es capaz de desarrollar sus ciclos y organografía, y de vivir y producir uva madura en la fisiología geográfica donde se halle.

La vid está condicionada, pero no limitada, por los mismos factores meteorológicos, climatológicos, orográficos y edafológicos que podemos calificar de factores contingentes operativos, pues condicionan y marcan la viña y sus vinos, pero no les impiden desarrollarse; por ejemplo, ciertas campiñas, valles fluviales, montañas, islas, valles y ensenadas que también sufren estos factores. Ocurre con los vientos, como en l'Empordà y en Las Corbières con la tramontana, y en Alsacia con el Foehn; en las islas mediterráneas, que compensan la sequedad de su clima con la *banyadura* (Menorca, Istria, Capri), del que hablaremos más adelante; en los ricos valles fluviales con sus anticlinales (La Rioja y Rías Baixas); en los valles interiores con su particular *climb* (fenómeno específico de California, que veremos en el capítulo correspondiente), como el del Valle de Guadalupe; en las campiñas costeras con su exposición solar; y en los valles de ríos secos como los del Vinalopó, en Alicante, con sus corredores eólicos. Philip M. Wagner ha trabajado a partir de los espacios climáticos europeos diseñados por el profesor de la Universidad de California en Albert J. Winkler, que dividió la viticultura europea en septentrional y mediterránea —las conocidas «líneas Winkler»—, que muestra claramente por qué Europa continúa siendo el continente donde se cultiva la mayor cantidad de uva. Según los trabajos de Wagner en *Grapes into Wine*, la línea del límite septentrional de la zona de producción europea empieza en la Bretaña, al norte del río Loira. Avanza en dirección este y gira luego rápido al nordeste cerca de Chartres, para proseguir hacia el este, pasar por Reims y el norte de la región

de la Champaña, y luego dobla ligeramente en dirección sudeste
hacia Nancy en la Lorena, para luego proseguir en línea recta hacia el norte siguiendo el curso del Mosela a lo largo de la frontera
luxemburguesa con Alemania, y sigue por ese río hasta Coblenza.
Desde allí la línea se inclina levemente al sudeste, penetra en Che-
coslovaquia, y después, junto al río Óder, tuerce veloz hacia el sur
hasta las proximidades de los Alpes orientales, llegando cerca de
Viena. Poco después se produce otro giro brusco hacia el este y
avanza por el norte de la llanura húngara remontando los Cárpatos, cruzando el Dniéper y el Don, a cierta distancia del Mar Negro
atraviesa Georgia por el norte de la cadena del Cáucaso, salta el
mar Caspio y acaba perdiéndose en Kazajistán.

Esta línea, que marca los límites septentrionales de la *vitis* eura-
siática, tiene dos factores reguladores en sus extremos. En el occidental, se encuentra bajo la influencia oceánica del Atlántico, que
atempera el rigor de sus inviernos por la corriente del golfo; al norte de esta línea, los veranos son frescos y no tan soleados como
para permitir la maduración de la vid, por eso a partir de esta frontera ya no se cultiva. En el extremo oriental, más allá de las influencias positivas del Mar Negro y el Danubio al este de la línea
Óder-Neisse, la viña ya no se cultiva debido a la influencia estepa-
ria, con sus fríos y vientos.

Wagner continúa diciendo: «Fijados estos extremos, vamos a
trazar otra línea que atraviesa Europa de oeste a este. La línea em-
pezaría al sur de Oporto, sigue el valle del Duero, asciende hacia el
este por la parte central de la Península Ibérica y gira hacia el norte
entrando en La Rioja por Haro y dividiendo la región riojana en
dos zonas climáticas, la Alta y la Baja; esta última se encuentra
bajo la influencia del clima mediterráneo, que remonta por el Ebro
y sus afluentes. Sube hacia los Pirineos, entra en Francia encara-
mándose hacia Cahors junto al río Lot, y corta el Garona en el
punto que se junta con el Tarn. A partir de aquí, asciende zigza-
gueando por las montañas centrales hasta las cabeceras del Allier y
el Loira, bordea los montes de Cévennes y, finalmente, llega a Lyon
donde el Saona se junta con el Ródano y de aquí al lago de Gine-

bra, en cuyas riberas se hace buen vino, en línea ascendente. Atraviesa Suiza y los Alpes hacia los lagos glaciales del norte de Italia, avanza hacia la llanura veneciana y penetra en Yugoslavia cortando Eslovaquia en dos por Máribor, para continuar hacia el este a lo largo del Drava. Tras un largo trecho, a su vera por su margen meridional prosigue por la llanura húngara y, remontando los Cárpatos, cruza Moldavia y acaba uniéndose con la otra línea (la del límite septentrional) al norte del Mar Negro».

Esta línea divide la viticultura europea en dos zonas vitícolas, la atlántica y la mediterránea y, desde el punto de vista de la viticultura y su enología, define el límite del espacio de influencia mediterránea de la *vitis*, de su clima biestacional con sus inviernos suaves y lluviosos y sus veranos cálidos y secos. Al norte de esta línea están regiones como Oporto, Vinho Verde, Bierzo, Rioja Alta, Burdeos, Loira, Champaña, Borgoña, Mosela, Rin, Jurançon, Jura, Alsacia, Valais, región danubiana y Moldavia.

Finalmente, al sur de esta línea se encuentran: Jerez, Málaga, Alicante, Tarragona, Baja Rioja, Aragón, Priorat, Terra Alta, Utiel-Requena, Provenza, Languedoc, las islas mediterráneas, Toscana, Campania, Dalmacia, Serbia, Crimea y Georgia.

CAMPANIA, LA MADRE TIERRA

La Campania, que está situada en la costa sudoeste de Italia, entre el Lazio y Calabria, es uno de los paisajes terrestre-marítimos más bellos de la Tierra, y ha sufrido, además de la fuerza telúrica de su dios todopoderoso el Vesubio (1.237 metros sobre el nivel del mar), la conjunción de las fuerzas de la historia, poblada por oscos, camnitas, etruscos, griegos (hay, entre otras, una ciudad llamada Torre del Greco), cartagineses, romanos, aragoneses, catalanes y españoles. Nápoles es una ciudad fundada por los griegos, como anuncia su nombre (*Nea Polis*, «la ciudad nueva»), mientras que Pompeya debe su nombre a la pomposa unción de los bueyes de Hércules; recordemos también que Herculano, junto con Pompeya, fue sumergida en lava, fuego y cenizas por la explosión del Vesubio en el 79 d. C. Estrabón, que tenía delante de sus ojos los rincones del mediterráneo inolvidables, se dejó embaucar por el hechizo de la Campania, igual que les ocurrió a los ingleses románticos del siglo XIX (Byron, Shelley) y a todos los demás, entre los que destaco a Michael Portillo, el inglés de origen español que tan magníficamente ilustra Europa en sus viajes por tren. («*I love Italy*», dice, ¡y con razón! Es bien comprensible.) Nápoles, la ciudad más poblada del sur de Italia, sufridora de la miseria y de la violencia de las organizaciones mafiosas, fue en su día una ciudad magnificente y rica. Cuando los romanos le echaron el ojo encima, con sus largos y bellos muros al igual que el resto de la Magna Grecia, comprendieron que aquella gente tenía una civilización superior a la suya —llena, eso sí, de virtudes rurales—, entre la que el vino y sus mitos eran una maravilla luminosa. Aún hoy en día, la Campania, a pesar de no ser tan reconocida en libros como este e incluso mejores, es una despensa y una herencia clásica griega de variedades: aglianico, Greco di Tufo y falanghina son maravillas de la naturaleza y la historia.

La Campania es un *paese* realmente bello; allí está la *bella* Capua, la ciudad de veraneo de los emperadores de la dinastía Julia-Claudia, y Éboli, donde Carlo Levi hizo la metáfora vital biográfica al descubrir la vida y la cultura de los campesinos del Mezzogiorno italiano, una bella y dura admiración de las culturas ancestrales que conviven con la modernidad: ellos recuerdan lo que nosotros hemos olvidado, y también en viticultura. La costa amalfitana tal vez sea la más bella del mundo, y la Península Sorrentina es ya un atractivo orográfico en sí mismo, para geógrafos, arqueólogos, historiadores o simplemente turistas. El clima de la Campania es mediterráneo, con influencias del subtropical húmedo; los veranos son moderados y los inviernos, dulces, y como en todo país marítimo, su interior —más montañoso— es de inviernos dulces, pero fríos. Dos ríos, el Volturno y su afluente, el Calore, que desemboca al norte del golfo de Nápoles, y el Sele, que lo hace en el de Salerno, cruzan el país transversalmente en busca del Mediterráneo. Sus gentes son sin duda amables y sociables, y a pesar de las desgracias económicas, políticas y sociales que sufre, tienen, como los irlandeses del XIX, la firme idea de que eso no es para siempre, ¡benditos sean! Quizá les ayuden sus maravillosos y singulares vinos, blancos inéditos que sorprenden al mayor especialista, como el que se hace de la asprinio d'Aversa, una de las mejores variedades blancas del mundo y muy ignorada hasta ahora por los citados librotes que antes he mencionado; se trata de una uva blanca propia del país que da unos blancos afrutados, ligeros, elegantes, pero de una intensidad tan aromática como fina. (¡Ah, esa sensación fresca y moderadamente ácida pero con estructura y sin empalago.) Un vino único que, cuando me lo enseñó el restaurador napolitano afincado en Valencia Enzo d'Anna (que, junto con María Amodeo, regenta La Cantinella, uno de los mejores restaurantes de España), me sorprendió como enólogo y, al mismo tiempo, me cautivó como bebedor vinícola. Hablar del suelo de la Campania es hablar de un terreno cambiante en la historia; como todo país volcánico, su suelo está enriquecido por las erupciones, sus tradicionales y fértiles tierras negras (la Campania, como su propio nombre indica, es un país de campos agrícolas; de hecho, una ciudad en la comarca de Salerno se llama, nada más y nada menos, que Agropoli) fueron sumergidas, al igual que Pompeya y Herculano, en la gran erupción del Vesubio. Las cenizas y las lavas, al enfriarse (lo mismo que en las Canarias), dejan tierras fértiles y con nutrientes minerales y orgánicos muy poderosos; además, sus gravas filtran el agua a capas inferiores donde quedan retenidas por rocas madre más pesadas, pero arrojadas también por la erupción. En estas tierras se cultivan variedades históricas; me han gustado sus vinos actuales, como los que se obtienen a partir de las uvas *aglianico, il Fiano, il Greco, la falanghina, l'asprinio, la biancolella, la coda di Volpe,* y *la forastera,* todas ellas con orígenes remotos en los antiguos viñedos de *Vitis hellenica, Aminea gemina, Vitis apiana, Amminea lanata* o *Minuscola.*

La Campania tiene una buena estructura de Denominazione di Origine Controllata. En sus bellas comarcas de nombres aún más

embriagadores encontramos las siguientes D. O. C.: Casavecchia di
Pontelatone, Galluccio, Falerno del Massico, Asprinio d'Aversa
(en Caserta), Campi Flegrei, Lacryma Christi del Vesuvio, Penisola
Sorrentina, Castel San Lorenzo (zona de Nápoles) y Cilento (en
Salerno). En el interior más silvestre y menos poblado, en el Avelli-
no, encontramos: Irpinia, Taurasi, Fiano di Avellino y Greco di
Tufo; estas tres últimas con la calificación superior del origen en
Italia, la Denominazione di Origine Controllata e Garantita
(D. O. C. G.), lo que equivale a la Appellation d'Origine Contrôlée
(A. O. C.) francesa o a las dos únicas españolas (Priorat y Rioja).
En el Benevento hay otra D. O. C. G. de inolvidables vinos, la de
Aglianico del Taburno, ahí es nada, una vinífera que lleva dando
vinos en esta tierra desde hace casi tres mil años, y las D. O. C. Sa-
nnia y la Falanghina del Sannio, esta última también censada por
los arqueólogos de la actualidad y los naturalistas de la antigüedad
como uvas griegas plantadas por ellos en lo que llamaron Enotria
(la tierra del vino). El vino Falernus, cultivado entre las riberas del
Volturno y el monte Massicus, fue el más famoso de la antigüedad,
así como el Trebellicum de Nápoles. La Campania se convirtió en
un país «madre de todos los vinos» en la reserva de clasicismo vinícola mediterráneo, la unión de las fuerzas culturales de los pueblos
ítalos, de Grecia y de Roma; su naturaleza y la fisiocracia de su
agricultura crecieron durante siglos y, como ya se ha explicado,
allí se creó en el siglo x la Escuela Médica Salernitana. Con todo,
su más famoso vino en la historia es el Lacryma Christi, mil veces
imitado, copiado su marca hasta la saciedad y nunca alcanzado y
mucho menos superado. El *lacryma christi del Vesuvio* dispone de
dos tipos: blanco y rojo con D. O. C., producidos en los viñedos
de Coda di Volpe Bianca y Piedirosso. Los vinos antiguos han sido
estudiados por Piero Mastroberardino en colaboración con la So-
printendenza Archeologica di Pompei. Este estudioso de los vinos
de la Campania además elabora excelentes vinos, como su Mastroberardino Novaserra Greco di Tufo en el Avellino (Atripalda) y su
Naturalis Historia, un tinto superior que demuestra la excelencia
nueva de los vinos de la Campania. El Asprinio d'Aversa de Mas-

seria Campito es sin duda uno de los mejores blancos que he probado como enólogo, así como el Fontanavecchia Taburno Falanghina del Sannio 2015.

CON VIENTO EN LAS VIÑAS

El paisaje vitícola de l'Empordà, esas «*Vinyes verdes vora mar*» que tan magníficamente canta el poeta y bardo catalán Lluís Llach, fue descrito por la erudita viajera Rose Macaulay en su obra *Fabled Shore* (1949), una descripción que combina paisaje y situación geográfica estratégica. «La carretera, la antigua vía romana de las Galias a la Tarraconensis, avanza a partir de Port Bou trazando salvajes y nobles curvas, descansando como una serpiente enroscada a lo largo de las áridas laderas montañosas de l'Alt Empordà, trepando vertiginosamente, precipitándose luego en gargantas y barrancos, arribando a profundas y rocosas calas, donde las aguas azules empujan las olas al interior de cuevas rocosas y pequeñas bahías de arena, donde susurran y canturrean en su incesante murmullo». Esta zona vinícola se asienta sobre dos subcomarcas: Alt y Baix Empordà. Sus suelos manifiestan acumulaciones aluviales, suelos pizarrosos y graníticos, que son la causa de la frescura y la acidez de sus vinos tintos. En La Albera, las suaves y abiertas parcelas convierten los vinos en longevos, frescos y equilibrados. Pero es el clima de l'Empordà su característica más definitiva, y de todos los elementos imperantes en ese clima el principal es el viento, la tramontana. Una vez le pregunté a un viticultor y vinatero, mientras catábamos sus vinos *vora mar*: «¿Aquí sopla mucho el viento?», y me contestó: «*Sempre!*». La tramontana tiene una hegemonía sobre los ciclos vitícolas, seca mucho las viñas y, si la pluviometría es baja, afecta también al desarrollo vegetal. El clima de una zona situada en el nordeste de la Península Ibérica, entre los Pirineos y el Mediterráneo, es un condicionante para una tierra de viñas y una de sus características más definidas de sus vinos. Típicas de esta contracción de cadena montañosa y mar son la

alta insolación, las pocas lluvias y la acción de la tramontana. Este
es un viento de orientación norte-nordeste, turbulento y frío, y sus
embates pueden durar muchos días con rachas de 200 kilómetros
por hora. Se acelera desde el macizo francés por el paso a través de
los Pirineos, y suele soplar muy seguido, desplaza las nubes gene-
radas por el calentamiento del zócalo marino próximo a la costa, y produce sequías preocupantes para los viticultores ampurda-
neses.

Pero todo junto forma un elemento de la ecuación cualitativa
de los vinos de l'Empordà, que sobre todo se manifiesta en los vinos dulces (licorosos y *solejats*). Ha sido —y es aún— l'Empordà
tierra de cultivo y solar de los vinos *solejats*, como los llamamos
los enólogos de antes, o de *sol i serena*, como hace excelentemente
la bodega Vinyes dels Aspres. Pero, aun así, la precipitación pluvial alcanza los 600 milímetros anuales, lo cual, comparando con
otras zonas, no es tampoco una limitación definitiva. Las lluvias,
además, se concentran estacionalmente —debido a los vientos y a
la gran evaporación del poco profundo zócalo continental— en
primavera, a principios, y en octubre, y no interrumpe mucho la
vendimia, al menos de las variedades autóctonas.

La D. O. Empordà tiene unas 2.000 hectáreas y sus vinos son
de diversos tipos. Se hacen muy buenos cavas, ya que desde hace
mucho esta zona esta acogida por la D. O. Cava. Destacables son
los blancos producidos por las uvas macabeu y xarel·lo, que son iri-
sados, fragantes..., y también hay garnatxa y carinyena blancas, en
la montaña interior. Y una siempre interesante producción de moscatel. La mayor parte de la superficie vitícola ampurdanesa es de
variedades tintas (1.540 hectáreas) y está aún liderada por la carinyena o la samsó y la garnatxa (980 hectáreas). Hay una notable
presencia de variedades alóctonas plantadas en diferentes épocas,
pero que se incrementó en las dos últimas décadas con la llegada
de la cabernet sauvignon y la merlot (350 hectáreas). Como en
otras zonas, estas variedades se plantaron por atender al mercado.
Hay también una notable e interesante presencia de la syrah, que
ha expresado aquí toda su fuerza vegetal y produce una exquisita

calidad. Pero l'Empordà es la tierra de la garnatxa roja, la de sus vinos dulces, licorosos y rancios; un elixir. Esta variedad, que da blancos aun teniendo la piel roja, produce unos vinos ricos y generosos para el postre y la larga sobremesa y tertulia. Estos vinos dulces naturales (VDN), criados por el sistema de soleras, da unos vinos de postre dulces, singulares y exquisitos. Los garnatxas de l'Empordà, como vinos generosos que son, se sitúan entre los vinos dulces naturales blancos, como los moscateles o malvasías, y los tintos dulces como los monastrelles del Vinalopó (como, por ejemplo, el Sol de Alicante de Bocopa y el Dulces Sueños de la Cooperativa del Mañán). Los soleras de la garnatxa roja, como Mas Estela y Mas Llunes, son de una finura y elegancia que jamás olvidará quien los saboree en una larga tertulia.

La colonia griega de Empúries, fundada por los focenses, fue desde su nacimiento una tierra de vinos; primero, un municipio romano y, más tarde, una ciudad que iba diluyendo las separaciones físicas entre los barrios de romanos, griegos, íberos y celtas, mientras fortalecía las murallas exteriores. Es el triunfo de la romanización en la viticultura, en el sistema de tenencia y transmisión de la tierra y en los vinos, pues aún se hacen los ancestrales *caldum* (vinos cocidos, hervidos) como en la bodega familiar Can Torres. El valor polisémico de esta cultura enológica ampurdanesa está basado en su clasicismo vinícola.

PALATINADO, EL SOL DEL NORTE

El Pfalz o Palatinado, situado al oeste de Alemania, Westerwald, y al nordeste de los montes Taunus, es la segunda región vinícola de Alemania y se extiende a lo largo de 80 kilómetros por 7 kilómetros de ancho, en la región del Rin (Renania Palatinado). Bosques y ríos al norte de la sierra del Rin confieren un paisaje bello y amable. Su capital es la mítica Maguncia, ciudad donde Gutenberg inventó la imprenta y que está hermanada con Valencia, la primera ciudad en España donde se imprimió un libro, *Obres e trobes en*

lahors de la Verge Maria, en 1474. El Palatinado tiene una ancestral y larga tradición vinícola, como lo demuestran las antiguas
bodegas subterráneas descubiertas y acondicionadas para la vinificación. Es, después de Baden, la región vinícola más cálida y soleada de Alemania, y en esta parte de la Europa vinícola es de suma
importancia. El Palatinado dispone de 138 horas de sol al año más
que su vecina Mosela, y también su temperatura media anual es de
medio grado más, lo cual es ya de por sí una definición. Debido a
esta condición cálida, los romanos la eligieron para plantar sus viñedos más norteños, ya que la limitación climática de frío y lluvia
de otras áreas de Germania no existía. Es asimismo una región más
llana y menos montañosa que otras regiones vinícolas. En el Mittelhaardt se hallan los mejores viñedos del Palatinado y las variedades predominantes son, en blancas, la riesling y, en tintas, la spät-
burgunder y la dornfelder, especialmente en el municipio de Bad
Dürkheim (el de mayor superficie vitícola de Alemania), que con
sus 800 hectáreas hace unos tintos excelentes cálidos, aromáticos y
de un sabor como los dulces de natillas con vainilla. El microclima
cálido en el Palatinado se debe a la exposición solar de sus viñedos
y a la protección de los montes Haardt. Según la leyenda, estos son
el escenario del cuento de los hermanos Grimm *Hansel y Gretel*,
con la malvada madrastra y la bruja del monte negro. En el área de
la Südliche Weinstrasse, los viñedos están en llano en suaves laderas, la mayoría orientadas al este de los Haardt. En el Mittelhaardt,
las laderas son suaves pero más empinadas y de composición are-
nosa, aunque el suelo predominante es de basalto negro de origen
volcánico rico en potasio, lo que aumenta la acidez de los vinos;
además, este suelo mantiene cálida la tierra. Los vinos buenos del
Palatinado tienen el sello V. D. P. (Verband Deutscher Prädikats-
weingüter), asociación alemana de Q. m. P. (Qualitätswein mit Prä-
dika, o «vinos de calidad protegida») con su típica águila negra germana.

LA RIOJA, EL LARGO Y FÉRTIL VALLE

La Rioja hace el vino más famoso de España, y el más vendido de los tintos, poco más de 63.000 hectáreas que en el serpenteante río Ebro hacen y venden más de 360 millones de botellas. La Denominación de Origen Calificada (D. O. Ca.) Rioja (una de las dos existentes en España con esta máxima calificación) se asienta sobre la parte alta del valle del Ebro, desde Cuzcurrita de Río Tirón junto al río Oja —su afluente, del que toma nombre esta zona vinícola— hasta Aldeanueva de Ebro, en la zona baja de La Rioja. Este largo valle fluvial se asienta en ricas tierras agrícolas de primera elección. La Rioja produce, además de vinos, hortalizas y frutas, también excelentes y famosas. Quizá quien mejor significa esta cultura del *coupage* general riojano sea la moderna línea y bodega de Campo Viejo. Esta antigua vinería riojana, famosa en la década de 1970 por ser muy popular en restauración, tuvo un cambio «tsunámico» con la nueva propiedad (el grupo vinícola Pernod Ricard), que además de hacer una moderna bodega, continuó con la tradición consistente en «coupagear» uvas de la Rioja Alta con las de la Baja, comprando río arriba y río abajo, pero manteniendo un criterio de excelencia en el aprovisionamiento de uvas, mostos y vinos; su equipo técnico es de alto nivel y mejora *in situ* las producciones de los viticultores y cooperativas con su asesoramiento *prêt-à-porter*.

El vino fue cultivado desde épocas remotas, y ya a finales del siglo XVIII una sociedad de cosecheros de La Rioja, siguiendo el movimiento de la Ilustración, intentó mejorar las producciones. Pero el rioja, tal como lo conocemos, nació a mitad del siglo XIX por el valor de unos ilustrados liberales (marqués de Murrieta y marqués de Riscal)* y por la iniciativa de los bordeleses, que bus-

* Luciano Francisco Ramón de Murrieta (marqués de este título) volvió a España con el general Espartero en 1844, tras vivir en Londres, y encontró en Logroño unos vinos muy inferiores a los *clarets* que acostumbraba beber en los clubes londinenses.

caron una zona para producir vino fuera de sus críticas producciones. El rioja es un hijo del burdeos, un hijo muy aventajado que encontró en el XIX para este valle escondido su destino manifiesto. La Rioja tiene tres zonas, pero el Ebro marca siempre las características. La Rioja Alta, llamada así por estar río arriba, concentra un clima septentrional y tierras fértiles para la viña. La Rioja Alavesa es la más interesante geográficamente hablando por ser una franja alta de cota y de mayor inclinación situada entre el río y la sierra de Cantabria, alineación montañosa paralela al Ebro que la protege de los fríos vientos del norte y templa la atmósfera. Aquí está una expresión altísima de la nueva y moderna Rioja, las Bodegas Ysios, que con uvas de Laguardia hace un tinto de 14° bueno, estructurado, fino y elegante que supera los cánones tradicionales de la Rioja Alavesa. Solar Viejo es otra bodega de criterio moderno, que en la crianza significa un equilibrio entre localismo y cosmopolitismo o, como dicen los etnólogos de la Universidad del País Vasco, entre modernidad y tradición. Finalmente, La Rioja Baja es más abierta, seca y propia de cultivos leñosos mediterráneos. Por Haro, recordémoslo, pasa la línea Winkler, que separa la climatología septentrional de la mediterránea en este valle. El río lo condiciona todo; un vino súper y quizá el mejor de La Rioja es el Contino, llamado así porque se obtenía de unos viñedos de la Corona que tenía una real guardia que los protegía «de contino». Estas viñas están en una mota (tierra situada en un gran meandro fluvial que la rodea casi por completo, convirtiendo la viña en una ínsula). Las variedades cultivadas son la famosa tempranillo, la reina tinta española, pero también unas elegidas por su excelente capacidad para el envejecimiento y la buena crianza, la graciano y la mazuelo (cariñena), que forman parte del *coupage* de los grandes reservas y reservas, y de los rioja top. La garnacha es otra uva española muy extendida y que, plantada en La Rioja Baja, da unos tintos excelentes, sobre todo en el *coupage* del estilo definición riojano. Como rezan muchos de los antiguos carteles «vinos finos de Rioja» de cerámica de las bodegas riojanas antiguas, como López Heredia o Muga, los tintos de La Rioja son finos suaves aterciopelados de tanto en tanto reducidos pero limpios y bien aireables en la decantación.

Para comprender la hegemonía de estos vinos y su posicionamiento en el paladar español actual, hay que entender que en el último tercio del siglo XIX, cuando finalmente fueron reconocidos, significaron una elegante novedad para la España de la Restauración, es decir, poder beber grandes y finos tintos alejados del modelo rústico local y carpetovetónico imperante. Pero también La Rioja conquistó mercados exteriores en 2015: el mercado del Reino Unido importó 36 millones de litros, más del doble del segundo mercado (Alemania) de exportación para el rioja. Fueron, y aún lo siguen siendo, vinos de la burguesía. Si los tintos riojanos son así es precisamente por la condición edafológica y climática, que no es extrema, como en otras áreas, sino modulada y moderada; de ahí surgió el estilo vinificador y de crianza que los bordeleses enseñaron para el mejor aprovechamiento de las variedades propias y de las traídas de comarcas vecinas (garnacha y mazuelo; la viña del majuelo, «cariñena»). La gracia del rioja es conseguir esos tintos producidos en buenas tierras con una crianza que los hace perdurables. Esa tanicidad tan delicada, ese color que va del rojo bermellón de los jóvenes al rojo teja o ladrillo de los grandes reservas, pasando por el rojo rubí de los crianzas largos. El sistema para segmentar la producción y clasificar los tipos de rioja fue por el tiempo de crianza en barrica. Esta ha sido clave en la ecuación riojana del éxito. Viniendo de sus padres peregrinos bordeleses, se comprende que el *know-how* de aquellos buscaran y encontraran la geografía adecuada para hacer tintos finos y criarlos. La cultura de la barrica para envejecer tintos en Burdeos era la más avanzada del mundo ya en esa época; asimismo, además del método de vinificación, trajeron el de crianza y la comprensión de lo que había detrás, la silvicultura. Hoy lo vemos en esos afamados enólogos-vinateros de DD. OO. consolidadas que buscan zonas nuevas para desarrollar vinos que atraigan la fama mediática. En el caso de Burdeos-Rioja no fue esto, sino el desarrollar una alternativa a las amenazas criptogámicas producidas por el clima favorable al desarrollo del mildiu y el oídio, primero, y la mortal filoxera, después. Los tintos criados de rioja tienen la siguiente tipificación:

- *Crianza* es la nominación del tipo que podrán utilizar los tintos con un período mínimo de envejecimiento de 24 meses, de los que al menos seis habrán permanecido en barricas de madera de roble de capacidad máxima de 330 litros.
- *Reserva* es la que podrán utilizar los tintos con un período mínimo de envejecimiento de 36 meses, de los que habrán permanecido al menos 12 en barricas de madera de roble de capacidad máxima de 330 litros, y en botella, el resto de dicho período.
- *Gran reserva* es un nombre que solo podrán utilizar los tintos con un período mínimo de envejecimiento de 60 meses, de los que habrán permanecido al menos 18 en barricas de madera de roble de capacidad máxima de 330 litros, y en botella, el resto de dicho período. (Un ejemplo de este tipo riojano es el Ardanza 890 Gran Reserva de la bodega La Rioja Alta de Haro, que además de ser dificilísimo de encontrar su cosecha 2004, la revista *The Wine Spectator* —posiblemente la mejor revista de vinos por su clasicismo y divulgación empática y con clase— lo ha escogido como el mejor tinto de España en 2015.)

Estas clasificaciones, junto con el añadido del nivel de denominaciones de origen existentes en la Unión Europea (la D. O. Ca.), supusieron una evolución muy positiva para la calidad y el negocio de los vinos de La Rioja y, por supuesto, para su prestigio. Después, sus tintos fueron más buenos. Este proceso se debió a un trabajo de liderazgo, talante y talento para consensuar y conciliar del vinatero Enrique Forner,* que cuando creó las bodegas Unión Vi-

---

* Enrique Forner y su hermano Eliseo son vinateros originarios del Camp de Morvedre, miembros de una familia valenciana de gran prestigio que tenía bodegas en Burdeos (destacan el Château de Camensac, un *grand cru classe* en

tivinícola Marqués de Cáceres en Cenicero (La Rioja Alta) en 1969, aportó no solo la mejor asociación de cada roble (de los bosques Alliers y Nevers, que fueron sus preferidos) a cada tipo y variedad (sus grandes Marqués de Cáceres sorprendieron por su finura y elegancia por esta razón), sino que también se eliminó aquel sistema de clasificación de 3.º y 5.º año para los vinos supuestamente criados, que no definían ni el tipo ni el proceso con la claridad de los crianza, reserva y gran reserva. Nadie echa en falta este obsoleto sistema, pero en su día hubo su resistencia por aquello de que todo cambio despierta cierto miedo, como le ocurrió a aquel reaccionario inglés que tenía tanto miedo a los cambios que, si hubiese podido hablar con Dios en el momento de la creación, le hubiese pedido que no cambiara el caos por el orden universal de la creación. Todo aquel proceso cambió el destino de La Rioja al elevar las exigencias. Santiago Coello, presidente del Consejo Regulador de La Rioja por entonces, y posiblemente el mejor presidente que jamás haya tenido esta institución, me contaba que fueron tiempos complejos, cuando los propios vinateros se exigían más disciplina y se autoimponían más regulación y control, limitando las actividades más libres y especuladoras (en una D.O.C., los vinos de esa denominación de origen deben ser embotellados, sí o sí, en la propia zona de producción y jamás se pueden vender a granel fuera de la D.O.C.), y que en las reuniones del pleno del Consejo Regulador las bodegas acudían con sus asesores legales, que esperaban a la puerta de la reunión adonde acudían los vinateros para consultarles. Finalmente, el reglamento de la D.O.C. fue un éxito de proporciones históricas. A ello ayudó el grupo Arbor (Agrupación de Artesanos y Bodegueros de Rioja), una selecta hermandad riojana formada por excelentes e históricas bodegas: Montecillo, Castillo de Cuzcurrita, Brigadier Miranda, Muga, Corral, Beronia, CVNE, Contino, Remelluri y Marqués de Cáceres.

Haut-Médoc, y el Château Larose-Trintaudon, un *cru bourgeois* en la misma *appellation*). Su creación, el Marqués de Cáceres, supuso la llegada de la modernidad a La Rioja.

El clasicismo sigue representado —y bien representado— por López Heredia, que continúa fiel a la tradición del tinto fino de Rioja, y por Bodegas Bilbaínas, que con su Viña Pomal es siempre un valor seguro.

Las uvas principales con las que se elaboran estos vinos son la tempranillo y la graciano. El nombre de la primera indica una característica, quizá la principal, y es que madura pronto (de ahí su nombre). Se ha extendido desde el valle del Ebro por toda España y es la uva tinta española más plantada en la Península. Se la conoce también con diversas sinonimias: tinto fino, tinto del país (Castilla y León), cencibel (La Mancha) y *ull de llebre* (Cataluña). La tempranillo tiene una hoja grande de forma pentagonal, con senos laterales muy marcados; su porte es erguido y se cultiva especialmente bien en vaso. Su racimo es mediano, compacto y con alas en su forma cilíndrica. Su uva es muy característica: tiene una forma por completo esférica y de color negro azulete. Su ciclo es medio, teniendo en cuenta que su maduración es temprana y su brotación, medio-tardía. Por su parte, la graciano es la variedad más fina de La Rioja. A pesar de su no muy notable plantación en cuanto a hectáreas, aporta un valor mucho mayor que su volumen gracias a su elegancia, frescura y finura. Tiene un aroma glamuroso, intenso y muy atractivo, y da vinos muy longevos. Esta variedad aporta al *coupage* riojano lo que la guinda al pastel. Aunque su origen no se puede datar con seguridad, es claramente una variedad autóctona de esta tierra. Todos los autores de libros sobre el vino de La Rioja (Llano Gorostiza, J. Peñín) y de viticultura (E. Albela, M. Comenge, L. Hidalgo, P. Galet) la explican como una variedad espacial y local de Navarra y Castilla la Vieja (Pierre Galet y Luis Hidalgo, *Cuaderno de ampelografía*). María José López de Heredia, de la bodega del mismo nombre, excelente investigadora además de enóloga y agrónoma, hizo un estudio en la Estación Enológica de Haro donde mostró la interacción de la graciano con la tempranillo; la primera es más productiva, da menos grados pero más acidez, y parece que la naturaleza la inventara para acompañar a la tempranillo. Su porte es erguido, con tronco de vigor medio. Sus pámpanos son pentagonales, de tamaño medio, pentalobulados, y senos laterales marcados pero estrechos, al igual que el seno peciolar, que es cerrado. El color del haz de la hoja es verde intenso, pero mate. Sus racimos son grandes y compactos, y las uvas, de tamaño medio y color azul, esféricas y con buena pruina. Su jugo es de sabor neutro e incoloro y su pulpa es blanda. Es de ciclo medio, ya que su brotación es tardía y su maduración, medio-tardía (a finales de septiembre). Aunque esta rica uva ha sido plantada también en Aragón, y un poco en el Levante peninsular, el 68 % de su plantación se halla en La Rioja y Navarra.

EL VINO DEL FIN DEL MUNDO

Al sur del Finisterre gallego (hay otro Finisterre en Bretaña y otro más al sudoeste de Irlanda), el mar entra en el continente europeo por las Rías Baixas. Decir que el mar se encuentra con la tierra aquí, en Galicia, sería poco decir; el mar lo es todo aquí. Sus costas recortadas, sus olas de roca y mares de piedra se encuentran con bravura y estruendo; más allá de las Rías Baixas está el gran océano atlante, y más allá aún, Norteamérica. En el Finisterre, el clima septentrional y el océano han configurado una condición climática única: el clima es atlántico puro, de alta pluviometría (1.600 milímetros de precipitación anual), con una gran humedad ambiental. Los suelos son roca pura, en su mayoría granito, excepto en la franja de Sanxenxo, O Rosal y Tomiño, donde, como son buenos valles costeros, encontramos una acumulación aluvial —suelos arenosos y pedregosos también— que enriquece las tierras aún más. Las viñas se cultivan en las típicas parras, sostenidas por altas espalderas buscando la exposición foliar al sol (la insolación es de 2.200 horas/año), tan necesario para la vid en estos climas. Las temperaturas son moderadas, con 14 °C de media anual, aunque a mediados y finales del invierno hay mínimas muy duras, en torno a los 0 °C. Las viñas buscan las *ladeiras* más soleadas, las expuestas al sol, como en el Rin, de ahí el refrán gallego «*se queres colher bom vinho, planta a vinha cara a solinho*».

Las variedades cultivadas en las poco más de 4.000 hectáreas son la reina alvarinho y, además, la loureira, treixadura y caíño blanco, aparte de las autorizadas torrontes y godello. Y aunque también están autorizadas las tintas, las Rías Baixas son zona de blancos. La D. O. Rías Baixas fue creada en 1988 como ampliación y continuación de la antigua D. O. Específica Alvarinho. Su ámbito geográfico es el espacio de los valles y rías que conforman los ríos Ulla y Miño y la ría de Vigo. Tiene las siguientes subzonas, situadas alrededor de estas rías y ríos costeros: Condado de Tea, ubicada al margen derecho del río Miño y una parte más montañosa hacia el interior del valle; Ribeira de Ulla, situada sobre los márgenes del río que conforma la ría; Val del Salnes, en el área de Cambados, en la parte baja del río Umia; Soutomaior, emplazada al fondo de la ría de Vigo, y O Rosal. La ampliación de la D. O. Específica Alvarinho fue reconociendo e incorporando las diversas partidas y concejos donde se elaboraba alvarinho solo o con vino de loureira y treixadura. La incorporación de la zona D. O. Rosal fue definitiva y ha empujado a estos vinos hasta la cima de los mejores blancos del mundo.

La zona que va desde O Rosal hasta San Miguel de Tabagón y Tui es uno de los paisajes más bellos de la Tierra, como si un trozo de cielo se hubiese caído sobre el mundo. Allí surge el que es para mí el mejor vino blanco de España. Antes de ampliarse y crearse la nueva D. O., el vino O Rosal estaba excluido, pero los grandes chefs gallegos siempre señalaban O Rosal como una grandeza única, y especialmente esos excelentes restaurantes gallegos que trabajan fuera de su tierra. Santiago Ruiz, con su vino O Rosal, fue quien lo puso en el cenit del aprecio general por su elegante aroma, su frescura y su singular frutosidad, y desde la ampliación de la D. O., el vino de Rosal no ha parado de conseguir éxitos. Además de Santiago Ruiz, otras bodegas, como Terras Gauda, La Val, Lagar de Fornelos..., muestran también la maravilla del vino de O Rosal. Otros excelentes blancos de las Rías Baixas son: Vionta, Pazo das Bruxas, Tempus Vivendi (de Bodegas Nanclares), Martín Códax, Marqués de Vizhoja, Pazo de Señorans, de Fefiñanes, Fillaboa, Mar de Frades, Lagar de Cervera, Dionisos (de Adegas Galegas) y Valdamor. Todo el mundo admite ya que los blancos de esta zona gozan de gran calidad.

El Rías Baixas es un vino celta, hijo del pueblo de la niebla, como bellamente lo llamara Suso de Toro, hijo del muérdago, los bosques, las nieblas y los totémicos artilugios y señales de las viñas... Un vino que nos habla de un gran pueblo que ama la tierra y bendice su espiritualidad además de su fecundidad. El poeta Celso Emilio Ferreiro, en su «Breve discurso del vino», califica a los pueblos por su específico carácter como bebedores; pues bien, los gallegos están entre los más poéticamente devotos, son una nación de sabios bebedores. Y en su vino, la gran «dama del lago» es la alvarinho. Aunque el origen se pierde en la niebla de la historia, se dice que en el siglo XII llegaron los esquejes a Galicia desde el Rin, traídas por monjes del Císter, como ha señalado el buen escritor gallego de vinos y aguardientes Xose Posada. Fuera autóctona o importada, la alvarinho es la uva del Atlántico y de su clima específico; no puedo pensar en otra uva mejor para dar su renombre a los grandes vinos de las Rías Baixas. Es una cepa de porte postrado, pero como se conduce en alta espaldera, esta no es una cuestión clave. Sus hojas son orbiculares de tamaño medio, y el seno peciolar está muy marcado y abierto en «V». El racimo es pequeño y abierto y el pedúnculo, bien visible. Las uvas son de tamaño medio, color verde amarillo y forma ovoide. Su pulpa es jugosa y da un zumo incoloro de sabor neutro. Tiene un ciclo largo de brotación temprana y maduración tardía o casi tardía, pues se vendimia en la primera semana de octubre.

GUADALUPE, EL VALLE ESCONDIDO

Situado en el estado mexicano de Baja California, 60 kilómetros al sur de la frontera con Estados Unidos (San Diego-Tijuana) y en el tercio norte de la península, entre el golfo de California y la costa del Pacífico, el Valle de Guadalupe se sitúa a una distancia inferior a los 30 kilómetros en línea recta de Ensenada, la bella ciudad costera. El nombre del valle le viene de la misión franciscana fundada con el nombre de Nuestra Señora de Guadalupe del Norte; es un valle interior rodeado por montes y la mayor región vitivinícola de México, pues allí se produce el 90 % del vino mexicano de calidad. En extensión, equivale a dos tercios del valle de Napa, y las condiciones climáticas son muy similares a las del sudoeste francés (Côtes du Frontonnais, Cahors, Côtes de Millau, Gaillac, Tursan, Le Béarn). Tiene más de 10.000 hectáreas de viñedos y se ha convertido en la punta de lanza cualitativa y moderna del vino mexicano; es su gran esperanza blanca, ¡y tinta!

El lugar es realmente bello, entre el golfo y el Pacífico, y recibe una doble influencia marina (la península tiene una anchura tan solo de 55 kilómetros en su parte más estrecha, entre el golfo o mar de Cortés y el Pacífico). Además de la vid, en el valle se cultiva el olivo y otros arbustos leñosos típicamente mediterráneos; su fauna es pintoresca: conejos, liebres, lagartijas y zorrillos de la pradera que emiten un curioso canto nocturno, también abundan el gato montés, los venados, los coyotes y el famoso correcaminos. Recibe multitud de visitantes: durante la vendimia, casi 160.000 personas visitan la Ruta del Vino, y solo en la Fiesta de la Vendimia el valle recibe 30.000 visitantes. De obligada visita son los museos de la viña y el vino, así como la herencia rusa, ya que en tiempos de la guerra de Estados Unidos-México, el gobierno del general Santa Anna cedió una parte del valle a una migración rusa que se asentó allí y que ha dejado su impronta en el *heritage* del valle.

El Valle de Guadalupe es una extensión de terreno rocoso-montañoso de 66.353 hectáreas, a los márgenes del arroyo Guadalupe, con cotas para los viñedos de 330-400 metros sobre el nivel del mar. Según el Instituto Nacional de Estadística y Geografía (INEGI) mexicano, tiene un clima templado seco de tipo mediterráneo, aunque con influencias oceánicas por la corriente del Pacífico, que es ideal para la viticultura. Sufre unas pocas veces al año la «condición Santana», que hace que el viento avance desde el continente hacia el mar, lo cual hace que aumente notablemente la temperatura ambiental, aunque este fenómeno solo dura, por fortuna, de dos a cuatro días. Pero lo habitual es que del océano reciba las frescas brisas nocturnas que son ideales para la calidad de sus uvas; de ahí la frescura y acidez tan rica y elegante de sus vinos.

Por su clima templado seco (tiene una precipitación anual de 300 milímetros), necesita de la irrigación. Su viticultura está representada por las variedades cabernet sauvignon, petit verdot, sangiovese, merlot, syrah, petite syrah, pinot noir, cabernet franc, grenache y malbec, entre las tintas, y en blancas: chardonnay, sauvignon blanc, chenin blanc y french colombard. Los viñedos ofrecen una visión de verde entrelazado con el marrón de la tierra. Los suelos del valle son calcáreos, gravosos y algo arenosos también, y con cierta presencia de antigua emulsión volcánica. En las proximidades encontramos volcanes como el de la Virgen y Cerro Prieto, aunque actualmente no están muy activos. Su encepamiento, con una buena combinación de viníferas francesas atlánticas y continentales con las mediterráneas sangiovese y grenache, y gracias a la especial condición climática del valle, favorece este estilo definición que está consiguiendo gracias a su orografía, clima y prácticas vinícolas avanzadas, como las de la bodega Monte Xanic. *Xanic* es una palabra originaria de la etnia Cora que significa «la primera flor que brota después de la primera lluvia». A ello hay que agregarle otra leyenda, pues con un poco de libre albedrío, tesón y empuje, Monte Xanic ha logrado en sus primeros veinticinco años realzar el prestigio del vino mexicano a nivel nacional y también internacional.

El Valle de Guadalupe tiene excelentes bodegas que hacen buenos vinos, modernos, que se pueden visitar en su bien organizada ruta del vino. Es de destacar su valiosa arquitectura vinícola, singular, bella y enraizada en el paisaje; todas tienen su propio valor diferenciado: Vinos Fuentes, Pedro Domecq, Castillo Ferrer, Adobe Guadalupe, Pernord Ricard, L. A. Cetto, Viña Liceaga, Casa de

Piedra, Château Camou, Vinos Bibayoff, La Casa de Doña Lupe, Vinos Xecue, Vinos Barón Balché, Cava Maciel, Torres Alegre y Familia, Hacienda Guadalupe, Diosa Vid, Bodegas y Viñedos Las Nubes, Hacienda la Lomita, Emeve, Vinisterra, Roganto, y la mencionada Monte Xanic, el gran símbolo y líder de este valle.

Se puede considerar que el vinicultor de Ensenada Hans Backhoff, con su equipo, fue el creador del vino mexicano. El doctor Backhoff, junto a sus socios, logró reinyectar vida a una industria vinícola nacional afectada en 1988 por el «extranjerismo». Con la entrada en vigor del Acuerdo General sobre Aranceles Aduaneros y Comercio (GATT) en 1996 y la llegada de varios vinos extranjeros al mercado nacional, la vinicultura mexicana estaba bajo mínimos, y seguía una tendencia colonialista de mimetismo y destilación. Backhoff y sus socios decidieron crear Monte Xanic para así posicionarse como elaboradores de vinos de calidad; de este modo, fue la primera «bodega *boutique*» de México, tal como la calificó Tom Stevenson en *The Sotheby's Wine Encyclopedia*, viendo el cambio del consumo público mexicano hacia los vinos de calidad y expresivos de la mejor viticultura. Es asimismo evidente que la viticultura y la pujante evolución de las vinerías ensenadenses se benefició de la evolución y el éxito de la California vinícola estadounidense, pero finalmente no ha sido más que una compensación histórica, pues fue a partir del territorio de la Baja California que los jesuitas llevaron el primer intento de difusión de la viña hacia el norte; su labor sería luego continuada por los franciscanos, después de que el rey español Carlos III expulsara a los jesuitas de España y su imperio. Fue el jesuita tirolés Eusebio Francisco Kino quien plantó la variedad hoy conocida como misión (*mission*) en la Baja California, en la misión de Nuestra Señora de los Dolores, emparejando esta nueva variedad importada con parras silvestres. Su tarea fue continuada por el padre jesuita Juan Ugarte, en 1697, que la cultivó en la misión de San Francisco Javier, aún hoy existente. México fue el primer país americano donde se plantó la viña vinificable en 1541, pero la metrópoli limitó a finales del siglo XVII la plantación de vides para que se consumiesen solamente los vinos de Castilla. Desde la independencia, la industria vinícola mexicana fue un tanto por detrás del desarrollo económico del país. Su vinicultura no destacaba en el concierto mundial de vinos con estilo definición.

En muchos libros que tratan temas del vino, como este mismo, nunca hay un capítulo para México y sus vinos. Todo cambió con Backhoff. Titulado en Bioquímica por el Instituto Universitario de Tecnología de Monterrey, luego hizo un doctorado en Europa, que le introdujo en la cultura y la ciencia del vino. Fue también profesor de elaboración de vinos, quesos y cerveza en el Tecnológico de Monterrey, donde tomó la vital decisión de plantar una viña y crear una vinería; de esta manera inició un viaje de importancia enorme tanto para él como para la viticultura mexicana. Backhoff convocó a unas cuantas personas notables de Ciudad de México, creó una sociedad vinícola y así se puso en marcha. Como todos los principios, aquel fue durísimo. Hoy Monte Xanic es la bodega mejor dotada tecnológicamente de todo el país, y entre sus tres sistemas de vinificación en tintos incluye uno que es un desarrollo inteligente de la cultura y la tecnología enológicas, el sistema «tanques de inmersión», que por así decirlo consiste en que, después de separar mosto y hollejo, se hace un prensado en el mismo depósito, al que luego se inoculan bacterias malolácticas, para finalmente criar el vino en barricas. Monte Xanic practica una excelente viticultura. Saben bien, como ellos mismos dicen, que hay que cuidar mucho la viña para conseguir calidad en las uvas y en el vino; las vendimias son manuales y nocturnas en los blancos. Tienen sondas endométricas para controlar el desarrollo de las cepas, teniendo en cuenta que su suelo sérico tiene un alto cambio de absorción-evaporación según muestra el índice Radcliffe, que es una herramienta avanzada y de gran eficacia. Monte Xanic cuenta con 290 hectáreas de viñedo y su suelo presenta algunas particularidades, ya que es de granito; por tanto, esta edafología tan singular aporta una frescura y una mineralidad muy beneficiosas para sus tintos. Este dominio vinícola está situado a 20 kilómetros del océano y recibe de él las frescas brisas que se levantan en la corriente al ascender

desde las profundidades pelásgicas por la acción de la misma corriente y el movimiento circular terrestre. Su tinto Ricardo es uno
de los grandes del mundo. La suavidad de su *bouquet,* su intenso
afrutamiento, su impresionante crianza de 18 meses de roble francés (madera y frescura de la uva perfectamente integradas), su mineralidad..., todas estas especificidades lo hacen soberbio; en la
cata resultó aterciopelado, cremoso y elegante. Hecho con cabernet sauvignon, merlot y petit verdot, es uno de los mejores tintos
de estilo francés del mundo.

El Valle de Guadalupe está llamado a ser una de las zonas vinícolas más interesantes en un futuro cercano. El esfuerzo histórico
acumulado de sus vinateros está llegando a su punto culminante.
No obstante, tiene retos que afrontar y problemas sin resolver,
pues el valle está sometido a un crecimiento sin ordenación del territorio, y es un desarrollo económico que necesita ser institucio-
nalizado mediante la planificación económica. El mejor y más probado sistema regulador es sin duda la filosofía del origen: una
Denominación de Origen Calificada para el valle es ya necesaria.
Reglamentar, delimitar el territorio y certificar su producción es garantizar de cara al futuro este magnífico impulso. Asimismo, es necesario que salga de sus vinateros y viticultores el empuje que sea capaz
de lograr que el magnífico progreso actual continúe y que el posicionamiento en los mejores segmentos del mercado les consiga la
fidelización de sus marcas, tanto las propias de cada bodega como
la marca corporativa del Valle de Guadalupe.

DE MONTES E ISLAS

La viticultura de montaña y la isleña son, por su contundencia orográfica, las más singulares de todas. Para el estudioso, estas viticulturas suponen una clave para estudiar la evolución vinícola y la
adaptación cambiante de la vid y de la singularidad de sus vinos.
Pero para el que lo cultiva es distinto; en el caso del viticultor *mon-
tagnard*, para él es lo más duro, pues la práctica y el laboreo debe

hacerlos lejos de casa; hay que ir a la montaña, ascender sus laderas —a veces escarpadas— cargado con aperos y herramientas, ya que ni siquiera el tractor o el vehículo automóvil han cambiado apenas gran cosa esta dificultad. Una vez arriba, hay que trabajar en pendientes imposibles, como en las estrechas terrazas del Alto Douro, o bajo el volcán, como en el Etna siciliano, o en crestas solitarias, como las de las altas cumbres de los macizos de La Marina, o las sierras de Cuenca, adonde solo el maquis llegaba.

Para los viticultores isleños, la condición es la soledad, el aislamiento; si hacen vino, tienen que venderlo fuera porque el consumo local no basta, lo cual es difícil y dependen de los que controlan los puertos de la isla. La desconfianza isleña se basa en la cultura ancestral talayótica mediterránea, por ejemplo, pues, hasta la llegada del turismo, todos los foráneos que alcanzaron sus puertos lo hicieron con la sola intención de llevarse cosas. Así ha sido para las islas expuestas a las invasiones de cartagineses, árabes, vikingos, cruzados, corsarios, berberiscos o piratas transeúntes que pasaban por allí. Pero las islas, sobre todo las mediterráneas, ofrecen el mejor *terroir* de todos por su singularidad: Córcega, Formentera, Cerdeña, Creta, Menorca, Capri, Isquia. Porque son los *terroirs* más singulares. En parte es por la evolución aislada de sus variedades. *Cépages* que forman parte de un clan vitícola (las garnachas, por ejemplo) evolucionan en las islas de otra manera, y así terminan separándose de la cepa madre originaria. La ingeniera agrónoma y científica Belinda Stummer, del Departamento de Viticultura y Enología de la Universidad de Adelaida, ha estudiado estos procesos de *vine isolation*. La constitución tectónica de los suelos de muchas de estas islas es también causa de la diferenciación de los *terroirs* isleños, por no hablar de su constitución telúrica, ya que la presencia de actividad volcánica actual acumulada sobre la del pasado se deja notar en la composición de los suelos. Con todo, la condición climática es determinante y aquí, en las islas, lo es de una forma más acusada que en las áreas secas continentales. Se dice acertadamente que muchas zonas continentales reciben en su interior la influencia de brisas marinas, como ocurre en Alicante con el *llebeig* y el levante, y en el Priorat con la *marinada*. Pero es que esta influencia en una isla, al estar rodeada por mar, se convierte en algo total y absoluto. Es una obviedad. Por las noches, la humedad marina reinante se posa sobre las plantas, los suelos, las casas, las personas..., provocando lo que en Baleares se llama la *banyadura*, gracias a la cual los pámpanos se mojan y absorben el agua; la tierra se empapa y el agua se filtra a las capas más próximas de la estructura radicular. Las islas vinícolas son muy numerosas en el Mediterráneo y están en la condición natural del crecimiento y la expansión de la vid gracias a su condición climática, similar a su antiguo *homeland*, el de la región caucasiana: el Mar Negro. En la clasificación Winkler, pertenecen a la viticultura mediterránea, con sus microclimas (y aquí, más que en ninguna otra zona, se puede aplicar este término) que, unidos a su *etnos*, dan viñas y vinos singulares y excelentes, sápidos y aromáticos, intensos.

Córcega-Cerdeña

Decía Josep Pla en su crónica viajera por las islas mediterráneas que no hay dos islas más próximas y menos parecidas, a pesar de lo mucho que su demografía y etnología las une. Córcega y Cerdeña están separadas por el angosto estrecho de Bonifacio, que ofrece a los turistas que navegan por él en cruceros, barcos y yates una maravilla marítimo-terrestre. Córcega está llena de bosques, árboles bajos y grandes matorrales, la maquia (*maquis*, en francés). El gran Corso decía que el olor de Córcega era poderoso y llegaba lejos, y que él lo percibía. El paisaje de Córcega es bello y salvaje. El verde y el marrón se entremezclan, pero es una tierra pura y dura, como sus habitantes, duros y resistentes, cuya vida es laboriosa, frugal y austera, y por ello también su cocina es rica y sus vinos son expresivos. Córcega está dividida en dos partes, tanto orográfica como edafológicamente. En la occidental predomina el granito, y en el norte, la pizarra; pero con tiza y arcilla al sur y arenas y aluviones al este. También en el clima es diferente el norte del sur; la insolación es de 2.750 horas anuales, pero la temperatura media de la mitad norte es superior a la de la mitad sur. Los mesoclimas se explican por la insularidad, naturalmente, y por la orografía montañosa. El mar circundante absorbe el calor diurno y restituye la humedad ambiental por la noche, pese a la alta insolación; este salto térmico es ideal para la buena viticultura y por eso se dan grandes vinos. Córcega es una isla montañosa llena de barrancos y espesa vegetación de matorral mediterráneo. Su macizo central, que divide la isla de norte a sur, tiene más de 2.000 metros de cota y posee muchos montes que superan los 1.000 metros sobre el nivel del mar. La vegetación está compuesta por el castaño, que es el árbol nacional corso, y el alcornoque, y tiene abundancia de hierbas aromáticas, aliagas, higos chumbos, oliveras y viñas, además del inextricable *maquis*, que con razón dio nombre a los guerrilleros y resistentes, y es su arbusto nacional. El paisaje es mediterráneo puro, pintoresco, singular, romántico y de brutal belleza. La autovía diagonal Bastia-Ajaccio, de 157 kilómetros, une la isla en más de un sentido, pues conecta los clanes y el comercio, además del turismo que tiene la suerte y la felicidad de visitar la isla. Córcega ha tenido quien le escriba, empezando por los naturalistas que la visitaron en la antigüedad (los griegos la llamaron Cyrnos): Prosper Mérimée, Niccolò Tommaseo, el historiador alemán Gregorovius y el escritor inglés Benson; otro escritor que habló de Córcega fue el dietarista James Boswell, famoso como escritor por su biografía de Samuel Johnson, y también por su afición al buen vino y su capacidad de interpretación cultural del mundo vinícola. Él destacó la singularidad de los vinos corsos en su *An account of Corsica* (1768). Y, naturalmente, debemos acordarnos de Josep Pla en su colección *Illes Mediterrànies*.

Córcega estuvo bajo el dominio de la república de Génova durante más de dos siglos, un control que dejó un horror de desastres en su población y economía. Duró desde el siglo XVI hasta el XVIII, cuando en 1796 pasó a manos francesas, lo cual fue una gran suerte, pues Francia ha sido mejor metrópoli que Génova. Napoleón —al igual que sir Benjamin Keene en Menorca— liberalizó la exportación de vino y tabaco; las islas necesitan la libertad de poder exportar sus productos, y en ellas fácilmente se pasa del autoconsumo autárquico al excedente. Por eso estos dos fervientes republicanos (de la cosa pública, *res publica*) crearon el «estanco del vino y aguardiente» en las dos mencionadas islas. Napoleón era corso y su liberalización de la isla fue incluida en la Constitución, su famoso Código Civil. La viticultura llegó a Córcega con los fenicios y griegos, en el caso de esta isla a partir del siglo VI a. C. Su desarrollo en el siglo XX tuvo dos épocas determinantes. En la década de 1960, muchos *pieds-noirs* exiliados de Argelia se asentaron en Córcega, donde había un clima muy parecido y las gentes eran difíciles de diferenciar en su aspecto mediterráneo. Naturalmente, plantaron las viníferas a las que estaban habituados, y así creció la producción, pero no la calidad. Los *vins de table* aumentaron en volumen de producción, pero no lo hicieron las *appellations*. Afortunadamente, la Unión Europea fue en su ayuda, aunque fuera como un ladrón por la noche, y los arranques de viñedos en la década de 1980 tuvieron aquí un efecto beneficioso, pues se eliminaron algunas variedades muy productivas y otras que eran de otras áreas vitícola-climáticas, muy buenas en su *homeland* pero de inadecuado cultivo aquí, como, por ejemplo, todas las septentrionales: pinot noir, chardonnay, etcétera. Sin embargo, una revolución secreta estaba ya en marcha, pues Córcega tiene en sus variedades autóctonas algunas joyas: variedades maravillosas como la sciacarello y la nielluccio, uvas tintas que han dado (y siguen dando) el gran éxito y calidad de los vinos corsos y que significaron la creación de los nuevos tintos de alta expresión o macero-aromáticos, como yo los llamo, ya que potencian la calidad vitícola para que haya una mayor extracción en el proceso de maceración del mosto con el hollejo durante el proceso fermentativo en el depósito. Esto comenzó hace casi treinta años y permitió la creación del nuevo tipo de tintos modernos, que se sitúan al otro extremo del espectro en relación con los de Burdeos. Fue la iniciativa de algunos viticultores y bodegueros muy apegados al terruño y la acción institucional agronómica (Francia siempre ha sido ejemplar en esto), agrupados en el Centre d'Information et de vulgarisation pour l'Agriculture et le Milieu Rural de la Région Corse, que estudió, recuperó y mejoró el cultivo de las variedades corsas. Así es ahora, aunque en 1985 ya habíamos catado algunos tintos espectaculares y sorprendentes por su calidad y singularidad. Como el Comte de Peraldi tinto, cuya añada de 1985 causó una impresión perdurable y un auténtico revuelo en la Vinexpo de ese mismo año. Ante la vinería mundial allí congregada, Córcega presentaba sus valores. Este tinto hecho con sciacarello es aromático y limpio, de una frescura y naturalidad en el aroma y la boca impactantes, pero además es especiado, intenso y sabe a frutas silvestres de los matorrales mediterráneos que tanto abundan en Córcega. Este Comte de Peraldi es de Ajaccio, pero Córcega tiene en sus más de 2.500 hectáreas de viñedos cinco A. O. C.: una regional para toda la isla, dos *appellations* comunales (Ajaccio y Patrimonio) y una de *Vin Doux Naturel*, el rico Muscat du Cap Corse.

Como decíamos antes, Josep Pla afirmó que no hay dos islas más próximas y pobladas de gente parecida que sean más distintas entre sí. De lo cual la historia es la responsable. Cerdeña es más del doble en superficie (24.090 kilómetros cuadrados si sumamos sus pequeñas islas) que Córcega, y tiene también más población (1.695.000 habitantes). Es la segunda isla más grande del Mediterráneo (después de Sicilia) y su superficie es casi igual que la de Israel o el País Valenciano; geográficamente, se halla situada en el Mediterráneo occidental, en el mar Tirreno, al este de Baleares, al norte de Túnez y al sur de Cerdeña, y la Península Itálica queda al este de la isla. Cerdeña es muy montañosa; tiene picos como La Marmora (1.834 metros), el Limbara (1.362 metros), el Rasu (1.269 metros) y el Linas (1.236 metros), y al sur de la isla Punta Pedra está el pico de Sa Mesa (1.236 metros). Sumando las áreas montañosas y las colinas, ocupan el 82 % de la superficie de la isla, y para las llanuras queda apenas el 18 %. Hay también en la costa algunas zonas salobres de poca profundidad que han jugado un papel grave y trágico en la historia isleña. El clima es totalmente mediterráneo. La media de pluviometría anual es de 381 milímetros, pero hay puntas de más de 800 milímetros en otoño, de ahí que sus ríos sean típicamente mediterráneos, o sea, torrenciales. Cerdeña tiene también un interesante paisaje hídrico en su interior, pues cuenta con 54 presas artificiales que dan agua y electricidad al territorio. Los ríos Tirso (de 151 kilómetros), el Coghinas (de 115) y el Flumendosa (de 127) atraviesan la isla en todas direcciones, y junto con su símbolo geológico nacional, el lago Baratz, de agua dulce, crean una naturaleza que, siendo mediterránea, ora bella, ora dura, posee ese aspecto de paraíso en la Tierra que define la isla. El suelo es de los más interesantes para la viticultura, un valor más que se añade al de la insularidad. En las tierras altas hay granito, pizarra y basalto. Estas altas colinas rocosas llevan siglos de erosión que ha modulado el paisaje. Entre los 300 y los 1.000 metros hay suelos de arenisca y caliza. Sobre ellos hay 30.000 hectáreas de viñedos que responden a una viticultura de origen ancestral. Cerdeña es, además, muy interesante por sus excelentes vinos de la variedad cannonau, vinífera perteneciente al clan de las garnachas (como la variedad giró), pero autóctona de la isla.

Cerdeña estuvo en el pasado dominada siempre por potencias extranjeras; de todas ellas, Roma fue la que peor la trató. Bizancio y Pisa dejaron un sistema de magistrados y un excelente arte religioso, y el Piamonte, que la recibió en el siglo XVII, la trató con muchos vaivenes. Lo peor fue cuando, tras la unificación italiana, Cavour construyó la red ferroviaria de la península y, como el carbón era caro, Cerdeña fue desforestada para alimentar las calderas de las locomotoras. Todo cambió para bien con la Italia moderna de la posguerra y la concesión de la autonomía.

Hoy Cerdeña es un país bello que ha recuperado la foresta y tiene en la vid uno de sus mayores activos y esperanzas económicas, ecológicas, culturales y sociales. Una señal de cambio fue la gran obra de la Fundación Rockefeller. Los sardos ayudaron en gran manera durante la Segunda Guerra Mundial a que los Aliados liberaran la isla sin costes humanos, y los norteamericanos, agradecidos, eliminaron la gran lacra histórica de la isla: la malaria. La Fundación Rockefeller pagó un ingente programa y esta enfermedad endémica, que exterminó familias enteras, desapareció de la isla.

La belleza de Cerdeña se une a la hospitalidad y sencillez de los sardos, que son gentes (como Ulises, otro isleño) inteligentes y prudentes que saben ver más allá del horizonte de los demás. La identidad vinícola de la isla se manifiesta en la ya citada variedad cannonau, que aunque la identifican con la garnacha, no parece que sea esa misma variedad. Se han hallado restos carpológicos de pepitas procedentes de la Edad del Bronce, identificadas por los expertos como la cannonau, una variedad cultivada en Cerdeña desde el siglo VI a. C. Existe una denominación de origen Cannonau di Sardegna de la que Sella y Mosca, la excelente vinería centenaria, hace un tinto superior. Otro tinto exquisito es el Elisabetta Geppetti de la Fattoria Le Pupille, que lo elabora en la D. O. C. Morellino di Scansano. Otra D. O. interesante es la Carignano del Sulcis, con la carignano (cariñena), uva proveniente de España (de Aragón); al igual que la giró, ya que los catalanes se asentaron en la isla y llevaron esta variedad desde Mallorca. En el Alguer aún se habla el catalán, que se implantó allí durante la presencia de la Corona de Aragón en Cerdeña. De ahí viene la plantación de la giró y la bobal (llamada aquí *bovale di Sardegna*). Hoy la giró apenas se cultiva en Mallorca, aunque en el siglo XVIII era la mayoritaria entre las tintas mallorquinas, de donde se exportó en 1610 a la comarca de La Marina (País Valenciano). Esta comarca y Cerdeña se han convertido en los reductos de esta excelente tinta, de la que Joan de la Casa (en Benissa), Gutiérrez de la Vega (en Parcent), y Josep M.ª Bolufer (en Teulada) hacen unos excelentes vinos. No es casualidad que uno de los cabos de Cerdeña se llame Cabo Teulada. La Cantina (cooperativa) Sociale di Santadi hace otro vino exquisito y propio de Cerdeña, el Monica di Cagliari, un vino tinto dulce (también se elabora seco) muy apreciado por los que visitan la isla. Cerdeña es, como Córcega, un depósito de variedades únicas: carigcagiola, caddiu, vernaccia (aunque esta se confunde con otras vernaccias cultivadas en la Península Itálica), carenisca, retagliadu, pascale, gregu nieddu y nieddu mandu. Algunas coinciden con sus hermanas cultivadas en Córcega y otras tienen parentesco con cultivos toscanos, pero no las encontramos en ningún otro sitio. Otra variedad que da vinos excelentes es la vermentino, procedente del Languedoc, que tiene una D.O.C. propia, la Vermentino di Gallura. Ahí se producen unos blancos expresivos e incluso exóticos (por la influencia de las frutas tropicales). Hay tres bodegas que lo bordan: la Cantina Sociale Gallura, la Cantina Vermentino Monti y la Tenute di Capichera. La vernaccia, que, como decimos, es distinta de las de la península, tiene una D.O. propia, la Vernaccia di Oristano, que da un blanco seco y algo amargo de la que Attilio Contini hace un vino soberbio.

Montes, el vino de las nubes

España es un país montañoso, bien es sabido, y los historiadores británicos dicen que *guerrilla* es la guerra «pequeñilla» y que nació en España por ser un país muy montañoso. Y así ha sido desde Viriato hasta los maquis antifranquistas. Todos los años celebran en Santa Cruz de Moya (provincia de Cuenca) la Jornada de Maquis en memoria de los bravos que cayeron. Cerca de allí, en Landete, a 1.050 metros de altitud, se elabora uno de los mejores vinos del mundo, el Altolandon, con sus cepas de bobal, garnacha, cabernet sauvignon, merlot y syrah, principalmente en la zona de la serranía de Cuenca que limita con la de Teruel, de la que salen unos vinos tintos estructurados (grado, azúcar residual, taninos), pero también finos, frescos y elegantes: es la montaña la que habla. No muy lejos de ese eje Cuenca-Teruel se halla La Torre de Utiel, frente al pueblo conquense de Aliaguilla. Aquí, en esta tierra fronteriza como en el no lejano Landete, surge un exquisito bobal de cepas viejas, del viñedo de la familia La Torre. Su producción es pequeña (1.000 botellas numeradas, con el número en la etiqueta), pero también porque es la unión de los sentidos gracias a su magnífica expresión del biotopo vinícola. La bobal y el viñedo de La Torre, en la preciosa comarca de Requena-Utiel, situada en el corredor que va al antiguo señorío de Sinarcas, nos da otra muestra de grandeza. El Pelio es un tinto de elaboración única: la magnífica uva que le da la parcela de bobal situada en una ladera rodeada de bosque y orientada al corredor que lleva a la vertiente del Turia y a la vecina y hermana comarca de La Serranía. Allí, cepas viejas de bobal cultivadas en vaso, de las más antiguas de la zona, producen unos granos de uva de alta concentración fenólica que, vendimiados en el *just in time* de su coincidencia con la maduración azucarada, dan un vino natural, fresco, intenso y franco. Después de más de un año de barrica en roble francés *Centre de France* (Alliers + Nevers), el vino salió concentrado, armónico, sin aristas, redondo. Su equilibrio, su concentrado *bouquet* que sabía a especias y matorral fresco, a canela y a regaliz, a ciruela y a casis, resultó ser un gran vino perfectamente estructurado.

Con viñedos de tintorera antigua situados a 1.020 metros sobre el nivel del mar en la D. O. Almansa se hacen unos vinos soberbios. Si esta variedad, que tiene la pulpa roja (a diferencia de las otras tintas), ya da en el piedemonte un tinto de mucha expresión gustativa, poderoso color y alta graduación, ni que decir tiene lo que puede llegar a hacer cultivada en la alta montaña (para la viticultura, 1.000 metros de cota es una montaña muy alta). Y así ocurre con los vinos de Higueruelas que hace la cooperativa Santa Quiteria. Son de altísima calidad, buenos y francos, ricos en el paladar y de buen posgusto. La viticultura de montaña tiene su ley: su vendimia es la más tardía, y como el despertar de la letargia no se adelanta tanto como en principio podría suponerse, y sucede después que se produzca en la uva del llano, su ciclo vitícola es un poco más largo de lo que se podría prever en el parámetro varietal. Esto permite una conducción más cuidadosa, un trabajo vitícola más preciso y detallado con las cepas, un trabajo de jardinería inglesa, podría decirse, donde la relación del viticultor con la cepa es muy estrecha.

Bullas, la montaña mágica

La D. O. Bullas es un territorio mediterráneo de montaña, un lugar clásico para el cultivo de la monastrell. Bullas está situada en el sudeste de la Península Ibérica, ya en el Reino de Murcia y en una tierra de riquísima gastronomía y de grandes vinos. Bullas es la punta meridional de la monastrell, y sus coordenadas de 37° 59' 2" N y 1° 42' 43" W son precisamente su límite meridional. Está a menos de 100 kilómetros en línea recta del mar, y como la monastrell es una uva mediterránea, necesita el mar, su influencia. En Bullas, su condición climática la crean el golfo de Mazarrón y el Mar Menor. Bullas está al norte de la hermosa y dominante sierra de Espuña, lugar de excelente queso, jamón y embutido, y protegida por esta sierra se sitúa a caballo del curso superior del río Segura. Bullas es un enclave por su historia vinícola (tiene un excelente museo del vino), por sus prácticas culturales y por su orografía. Pero, sobre todo, es también el Olimpo de la uva monastrell, y lo es en más de un sentido, pues los viñedos de los montes que cierran el valle del Aceniche están a más 900 metros de altitud. De ahí y de su suelo tan especial (calizo-pedregoso, muy permeable) sale la exquisita mineralidad y frescura de este gran vino que gracias a esas cualidades se convierte en un *cru* superior. Son vinos de 15° elaborados por gente que ama la monastrell, que la conocen, la han comprendido y la respetan, como José Jiménez y Sebastien Boudon, que no son de allí pero que hacen sus mejores vinos en Bodegas Monastrell y Bodegas Lavia. Son tintos criados en barricas de roble francés nuevas durante 12 meses y que dan gustos afrutados, especiados y a mora silvestre, y tienen un final en boca agradable y algo abocado. Pruébenlo y jamás olvidarán esta recomendación.

El anfiteatro del mar

Enclavados en una hoya entre montañas, los viñedos de Mas de Sella son un anfiteatro encarado al litoral de La Marina (Alicante) y situado a la sombra de Aitana (900 metros sobre el nivel del mar) y son como el *rerepaís* del embalse de Amadorio, pantano que está a tiro de piedra del mar y es el más marino de la Península. Esta conformación territorial de la zona de Mas de Sella le confiere sin duda la gran personalidad (hay humedad ambiental); además, el valle está protegido de vientos e inclemencias por la sierra de Aitana y tiene una altitud de más de 900 metros, lo que le confiere la categoría del viñedo de altura.

Esto obliga a los viticultores de Mas de Sella a un «curro» perpetuo, aunque para ellos no llega a ser el trabajo una maldición sisífica, porque a gusto las cosas no pesan. Las tareas vitícolas son aquí impresionantes y permanentes. Se les puede aplicar mejor que a nadie la frase acertadísima de Miguel Torres i Carbó, cuando decía que «el buen vino en la viña empieza». Aquí es así, sin dudarlo. Este viñedo está encajado en las dos vertientes de la sierra, en donde forma una herradura como si fuese un anfiteatro; en cada grada hay una variedad y actúan en la insolación como receptoras de un reloj de sol, ya que el bancal, que así se llama, es como una herradura. Sus hileras de cepas están bien soleadas y el suelo es ideal para estas variedades tintas, porque es franco (o sea, que hay de todo); el boscaje está cercano, casi invadiendo las parcelas, y la conexión radicular está asegurada, lo que da lugar a una de las características más notables de su *bouquet*, la pureza de esencia y la naturaleza de los aromas de las frutas del bosque: regaliz, *pinada*, matorral mediterráneo e incluso madroño, pues la cota es alta y húmeda. Sus tintos Mas de Sella y Mas de Sella Carreró son criados alrededor de un año y medio, variando en más o en menos según cuál sea la concentración fenólica y la estructura gustativa, como ocurre en todos los grandes vinos del mundo. Son vinos también de guarda, que durarán mucho e irán incrementando su valor. Su crianza y la elección de los robles y el tostado de las barricas demuestra una gran cultura enológica y una gran capacidad técnica por parte de sus elaboradores, que además tienen un gusto exquisito como bebedores de vino, pues parece que los de Mas de Sella hubieran querido hacer el vino que a ellos les hubiese gustado beber con las uvas del solar de sus ancestros: la montaña de La Marina engarzada en este salvaje y puro *terroir* de montaña del litoral mediterráneo.

Otro vino de esta comarca de La Marina es el Solsida de Bodegas Balaguer, situadas en Benimantell, o sea, a más de 800 metros de cota. Es un tinto con 14 meses de barrica, hecho mitad y mitad: mitad con las variedades mediterráneas bobal, tintorera, monastrell, y mitad con las foráneas merlot y tempranillo. Surge como su nombre anuncia (*solsida* en valenciano quiere decir «desprendimiento de piedras de la cima de una montaña») y así es este vino: fuerte (15°), vigoroso, especiado intensamente a frutos del bosque y matorral de montaña como el romero y el tomillo; pero, a la vez, elegante, amable y fino. Un grandísimo vino.

La viña del bosque

La comarca del Pla de Bages está situada en la Cataluña central, y si menciono el nombre de su capital, la reconocerán enseguida: Manresa. Esta ciudad se convirtió en capital de la Revolución industrial de Cataluña en el siglo xix, el equivalente local de Manchester, pero es una tierra vitivinícola desde tiempos ancestrales; así lo anuncia su nombre, pues Bages viene del latín Bacchus, el dios del vino romano. Ptolomeo habla de la ciudad de Bacassi en sus anales, y ahí comienza la historia de la comarca, que tiene un origen eminentemente latino. Los romanos tuvieron allí una de sus grandes riquezas: las minas de sal de Cardona. Es una región muy montañosa, cuyas altas sierras rodean el llano, así que lo de *pla* (llano) es una contradicción, pero qué sería de nuestra vida sin contradicciones. La D. O. Pla de Bages es una de las mejores zonas vinícolas europeas, por su calidad y su singularidad. Aunque la industria textil se aloja en la llanura, y también están ahí algunas de las bodegas, las viñas se encuentran en la montaña, y en cotas que van de los 700 metros (Talamanca) a los 1.000 metros (Mura). Esta viticultura de montaña ha dejado un patrimonio único y de gran valor histórico. Cuando no existían los tractores, había que bajar en carros la uva vendimiada al llano, pero sus viticultores idearon una tecnología muy avanzada que demuestra una gran inteligencia práctica. Construyeron depósitos de fermentación junto a las viñas, *les tines del bosc,* unos *cups* de piedra seca que recubrieron por dentro con un material cerámico vitrificado, parecido al zirconio. Allí, con el frío de la montaña y el recubrimiento cerámico, los mostos vinificaban durante el invierno con una temperatura controlada. Con la llegada del transporte mecanizado, esas tinas cayeron en desuso y fueron abandonadas, pues ya se podía llevar con rapidez las uvas a las bodegas. La comarca cambió con la crisis filoxérica y la Revolución industrial, hasta que Valentí Roqueta —cuya devoción vinícola y cultural habrá que valorar algún día— impulsó la salvación y la reconstrucción de este patrimonio. Bages tiene también otro patrimonio, la uva picapoll, citada ya por Plinio en el siglo I. Con esta uva Roqueta hace el Abadal, un blanco extraordinario; además, cada año elabora vino en las viejas tinas del bosque que ha ido recuperando. Él ha sido uno de los que más han empujado este movimiento de renacimiento del territorio vitícola del Bages, cuyo resultado podemos ver ahora en los blancos y tintos de la Cooperativa d'Artés y de las Bodegas Abadal.

Abandonado, el vino mesías

Como un Moisés abandonado y luego encontrado, el tinto de nombre Abandonado y producido en el Alto Douro, en unos viñedos de auténtica alta montaña, es un vino de viñas viejas (90 años en 2016), cultivado a una altitud y una situación afectadas por la dureza del clima, la escasa precipitación y lo poco que producía, que al final condujo a sus elaboradores a olvidarse de la parcela. Era tan poco lo que daba cada cepa y tan pequeña la parcela, que se llegó a abandonar la viña. Y de ahí su nombre, era la viña «del abandonado», título propio de una novela de Walter Scott. Pero el joven vinatero de la Quinta da Gaivosa, Tiago Alves de Sousa, se interesó por ella, vinificó la escasa producción y entonces surgió este vino, que está considerado por todos los que lo prueban como uno de los grandes vinos del mundo. Los que puntúan estas cosas le dan puntuaciones de 96 (Decanter), de 95 sobre 100 (Parker) o de 19,85 puntos sobre 20 (Robinson). Bueno, son cosas de los catadores que, como todo maestrillo, tienen sus librillos, pues un poco sí que pecamos de eso, pero la verdadera calidad siempre se abre paso, y así ha ocurrido con este tinto Abandonado. Está hecho con muchas variedades; además de las famosas touriga nacional, touriga francesa, amarela y sousao, intervienen otras veinte variedades autóctonas, lo que indica la vejez de la parcela. Antes de la modernidad de la espaldera (modernidad ahora, porque los romanos ya la practicaban), los viticultores tenían diferentes variedades en una misma parcela. Aquí lo que surge como denominador común es la montaña. Decía Hugh Johnson en la edición de 1986 de su magnífico libro *Atlas mundial del vino*, que la dureza de la vida en el Alto Douro es tan aplastante que «la vendimia se convierte en dionisíaca experiencia». A veces en la terraza estrecha y exigua, que requiere habilidad de alpinista para subir hasta ella, se recogen 600 litros de vino por hectárea. ¡Ahí es nada!, y nunca mejor dicho. Pero en esta tierra nada es mucho y en vino lo es todo. La Serra do Marão, de 1.400 metros de cota máxima, impide la llegada de los vientos frescos y húmedos del Atlántico, y la crudeza estival genera una sequedad que solo se ve atemperada por la pureza del aire; es una atmósfera impactante y la vista del atesorado país es de grata experiencia e inolvidable recuerdo.

Este tinto tiene 14,5° y una acidez total moderada, su frescura viene, por tanto, no de la acidez sino de la mineralidad que producen las secas tierras de las altas sierras. Ha sido criado 18 meses en barricas de roble francés y portugués, que es una madera muy aromática y de poro denso, por lo que el vino envejece lentamente debido a la lentitud con la que el oxígeno entra en la bota. Tiene un gusto de pureza de fruta, de mineralidad, de esencia de bayas silvestres, de especias, canela, y su tanino maduro (cómo no va a ser maduro, con lo asoleadas que están las uvas allá arriba) es delicado, agradable y goloso. Es un vino para beber ya si le echamos el guante a la cosecha de 2013, pero también para guardar, pues irá evolucionando de forma muy fina, concentrando aromas y sabores. Si en este libro hablamos de los grandes vinos del mundo, el Abandonado lo es hasta la eternidad.

Bajo el volcán

Aunque los griegos la llamaron Trinacria por su forma triangular, mitológicamente Sicilia debe su nombre a Scilly (escollo), pues en la mitología antigua era la isla cuya costa atraía a los marinos y de este modo los conducía a su perdición, debido a que en los escollos de su recortada costa habitaban las sirenas, que con sus cánticos seducían a los navegantes en su ansia de hallar calor y refugio. Pero el proceloso mar descrito por Virgilio en la *Eneida* no es otra cosa que los estrechos que separan a Sicilia de dos continentes: el de Mesina, que la separa de la Europa continental, y el de Otranto, que lo hace de su vecina y hermana África. Eneas dice en la *Eneida*: «(...) en la azulada Escila. En medio del mar, a lo lejos, frente a la espumosa costa hay una roca que recubierta a veces por las aguas es golpeada por las hinchadas olas cuando los Cauros invernales ocultan los astros; (...) El venerable Eneas coloco aquí, a manera de hito, una verde encina de frondoso ramaje para que señalase dónde debían dar la vuelta y bordear el islote». Josep Pla, al escribir sobre su llegada a Sicilia procedente de Córcega, dice que lo hace por una entrada no tan famosa como Mesina o Palermo, sino por el puerto de Trapani, una zona más plana y accesible y de aguas domadas. Una entrada nada mítica pero más familiar.

A pesar de su enorme tamaño, que le confiere casi carácter continental (es la isla más grande de Europa, y con sus 25.711 kilómetros cuadrados está encajada entre los dos continentes), Sicilia es una tierra muy sufrida que antaño fue la más rica del mundo, y ha acogido en su seno a todos, todos los pueblos mediterráneos: fenicios, griegos, cartagineses, romanos, vándalos, bizantinos, árabes, normandos, franceses, gentes de la Corona de Aragón (catalanes-aragoneses-valencianos-mallorquines), españoles y piamonteses. Para el rey Roger II de Sicilia, el normado criptomusulmán (culturalmente hablando), escribió Arnau de Vilanova el más importante tratado de enología (*De vinis*) hasta la publicación de la obra de los químicos franceses: Chaptal, Cadet de Vaux, Ladrey, Gay-Lussac y Pasteur. Pero Sicilia es también la isla de los grandes escritores: Giuseppe Tomassi di Lampedusa; mi admirada Simonetta Agnello Hornby, de gran obra literaria; mi amigo y jamás olvidado Vincenzo Consolo, que en su novela *Il sorriso dell'ignoto marinaio* muestra que, como buen siciliano, conocía la estrecha relación que hubo entre los reinos de Sicilia y Valencia en tiempos de la Corona de Aragón («*en nome de la simpatía del vino valenciano e siciliano...*»).

En Sicilia está el volcán Etna, donde, según la mitología griega, se hallaban las fraguas de Hefestos. Es una isla que vive «bajo el volcán», como diría Malcolm Lowry. Pero en sus laderas, que es lo que aquí nos atañe, pegado a sus crecientes faldas (que en los últimos años ha ampliado en 57 metros debido a las erupciones) y, por lo tanto, sobre tierra volcánica, están los viñedos de Scilio, un vino que además es biológico. Las viñas se cultivan ahí sobre suelos volcánicos, como las de Santorini. El geólogo y vulcanólogo Fritz Daniel Frech explica que una de las causas de la fertilidad de las tierras del Etna es que las lavas eruptivas viajan a una gran velocidad (500 metros por hora) y alcanzan rápidamente los 1.350 °C de temperatura, pero que se enfrían más rápidamente aún. Así, en el blanco valle Galfina se produce un vino blanco elaborado con la uva autóctona carricante, que da un vino fresco y cálido a la vez, mineral con todas las de la ley y de fragante perfume. De la misma procedencia, el tinto Alta Quota indica ya que los viñedos en las laderas del Etna están a gran altitud, nada menos que a 900 metros sobre el nivel del mar, y es un *rosso* (tinto) singular, uno de los grandes vinos del mundo. Elaborado con la variedad autóctona y cultivada desde la antigüedad, la nerello mascalese, es un tinto ampuloso, fragante, bien criado y mineral, además de tener aroma de especias como el clavo, y cuyo gusto recuerda también al fruto de la encina, la bellota; también posee ese posgusto seco y vegetal sobre el que se expresa una frutosidad de moras silvestres rojas. Los viñedos de Scilio reinan sobre Catania con una visión de belleza y pureza que solo en Sicilia es posible ofrecer. Bodegas Scilio, con su exquisita elaboración llena de clasicismo, autenticidad etnológica y enológica y su naturaleza, hace también el tinto Orpheus con la uva mascalese y la nerello cappuccio, así como el Scilio 1815, un tinto con mucha estructura. Todos ellos con la D. O. C. Etna.

5

BORDEAUX, THE CLARET COUNTRY

El burdeos es el vino tinto más famoso del mundo, el más imitado, el de más elevado estatus social y el más glamuroso. En el mundo hay grandísimos vinos, de eso trata este libro. En Borgoña hay incluso tintos tan cotizados que se tienen que subastar debido no solo a su limitada producción, sino también al ansia de poseerlos de una minoría bastante numerosa. Lo maravilloso del vino radica en la gran cantidad de vinos magníficos que se encuentran en sus diferentes estilos. Pero el burdeos es algo más. ¿Por qué esa grandeza? No solamente notamos que algo ocurre con los burdeos en su huella literaria, como cuando Gustave Flaubert escribe: «El burdeos es el mejor, lo recetan los médicos»; sino que se hace merecedor incluso de escenas memorables del mejor cine. Alfred Hitchcock, en *Atrapa a un ladrón*, utiliza el prestigio y el valor elevadísimo de un burdeos para que John Robie (papel interpretado por Cary Grant) pueda librarse de la gente de la cocina de un restaurante de lujo que se han enemistado con él; uno de ellos quiere incluso matarlo, agarra un plato, lo parte para hacer aristas más dañinas y avanza hacia John (ladrón de joyas retirado, al que llamaban el Gato, que durante la ocupación alemana terminó participando en la Resistencia precisamente junto a los cocineros, pinches, camareros e incluso el *maître* y el dueño del restaurante, en plena Costa Azul), pues están convencidos de que les ha traicionado y ha vuelto a las andadas como ladrón. Ante el avance amenazador de un tipo de más de cien kilos y pocas luces, que va armado con ese plato roto, John agarra una botella de Château Langoa-Barton y la lanza contra el gigante. Y qué gran sorpresa nos llevamos los espectadores de uno de los clásicos de Hitchcock: aquel tipo, que había sido su camarada en la Resistencia y ahora lo quiere matar, se olvida de todo y suelta el plato para coger al vuelo la botella. Su impulso asesino queda derrotado por la pasión y el respeto que le inspira un vino supremo. Si un *grand cru classe* como ese se hubiera hecho añicos, aquello no habría sido una tragedia, sino ¡una derrota! En la mítica *Goldfinger*, James Bond (interpretado por Sean Connery) aparece elegantemente sentado ante Pussy Galore (Honor Blackman), la hermosa y elegante rubia. Mientras bebe en exquisita cristalería una copa de *claret* bordelés, dice: «Además, hay tantas cosas bellas alrededor del señor Goldfinger que ni en sueños me negaría a rechazar su hospitalidad».

¿Qué es este vino? ¿Por qué consigue esa elegante admiración? ¿Por qué es una de las más felices cosas que puede disfrutar el ser humano? ¿Por qué Zino Davidoff, el *magister* de los puros y uno de los pensadores de la socialización burguesa más importantes del siglo xx, bautizó su más exquisita gama de puros con nombres de *châteaux* bordeleses (Château Haut-Brion para el n.º 2; Château Lafitte para el n.º 3; Château Mouton Rothschild para el n.º 4, y... ¡ah!, esa maravilla del n.º 5 bautizado como Château Margaux, y el nombre del gran Château Latour para el n.º 6). Esta colección asociada de *grands crus* y grandes puros consiguió incluso la bendición de los barbudos revolucionarios cubanos, cuya cultura política ha sido pocas veces superada desde entonces. «Me saben tan bien los nombres de estos vinos franceses —dijo Davidoff a su amigo Fernando Palicios— que sería ideal ponérselos a los mejores puros habanos.» ¡Y acertó! Todos los placeres de la distinción hedonista se relacionan entre sí por el gusto del que los aprecia, pues un hedonista, a diferencia de los epicúreos y lúdicos, conoce, ama y respeta aquello que le da placer, porque le aporta, además, conocimiento.

Pero ¿qué es el burdeos? ¿Por qué su estilo y mérito consiguen el reconocimiento universal? ¿Por qué tiene esa admiración que solo consigue lo auténticamente glamuroso? ¿Por qué sus variedades se han extendido a todos los rincones vinícolas del mundo?

¿Por qué poner el nombre de la uva cabernet sauvignon o merlot o cabernet franc en la etiqueta de un vino de otra D. O. da la esperanza de que así puede aspirar a conseguir más estatus? ¿Por qué la barrica bordelesa de 225 litros ha sido universalmente aceptada y adoptada, es la más vendida del mundo y la que se encuentra en más zonas vinícolas como base de la crianza?

Nos preguntaremos en este capítulo: ¿cómo son estos vinos? y ¿por qué son lo que son? Y, sobre todo, ¿a qué saben? John Keats, el escritor romántico inglés, escribió: «¡Cómo me gusta el *claret*! Es lo único que me hace sensual el paladar. Se derrama con frescura en nuestra boca, es fragante, sube sutilmente hacia el cerebro cual Aladino que buscara su palacio encantado. Con tanta suavidad que llega sin notarse. Otros vinos transforman al hombre en un Sileno, este lo transforma en Hermes, y ofrece a la mujer el alma e inmortalidad de Ariadna. Es la única pasión de mi paladar». Bueno, he aquí una completa y definida explicación de este vino, tan buena que ningún *sommelier* podría igualarla. Así es este vino, el burdeos o *claret*.

DE BURDIGALA A BURDEOS

La región *bordelaise* es la zona de vinos tintos finos más importante del mundo. *Bordeaux, the claret country*, como se le conoció durante siglos, es un país vinícola por excelencia, con más de 600 millones de botellas (que pueden aumentar, según cosechas y condiciones climáticas, hasta casi los 800 millones) producidos por 13.000 viticultores sobre poco más de 100.000 hectáreas. El número de hectáreas registradas asciende a 113.000, aunque no todas están siempre en producción, pero sí se registran todas las parcelas que solo sirven para viticultura y nada más. Sus 57 A. O. C. (denominaciones de origen calificadas) manifiestan este *écran*, esta realidad. Burdeos, el nombre de la ciudad y de su puerto, quiere decir «al borde de las aguas» y su etimología deriva del nombre que los romanos le dieron a esta región: Burdigala (el límite de las Galias).

Burdeos produce una media interanual de más 5.500.000 hectolitros, de los cuales un 80 % son tintos, un 3 % rosados y un 17 % blancos, en sus excelentes tipos de secos y dulces. Es la región vinícola francesa con mayor producción bajo la condición de denominación de origen. Las variedades cultivadas allí son famosas en el mundo entero, y a partir de Burdeos se expandieron por el nuevo mundo vinícola, así como por algunos países del viejo. Son las *superstars*; en tintas: merlot, cabernet sauvignon, cabernet franc, malbec y petit verdot, y también restos de la gran carménère; y en blancas: sémillon, sauvignon blanc, muscadelle y, en menor medida, la colombard (o french colombard, según se la conoce en Estados Unidos), y además merlot blanc y ugni blanc.

La región bordelesa se halla dividida en diversas comarcas situadas alrededor del curso del Garona y a ambas orillas de la gran ría creada por la confluencia de los ríos Dordoña, proveniente del

Zona	Hectáreas	A.O.C.
Médoc	15.000	Saint-Estèphe, Pauillac, Saint-Julien, Listrac-Médoc, Margaux, Moulis-en-Médoc, Haut-Médoc, Médoc
Graves	3.000	Pessac-Leógnan, Graves Superieur
Sauternes y Barsac	2.200	Sauternes, Barsac, Cadillac, Cérons, Loupiac, Sainte-Croix-du-Mont
Entre-deux-Meurs	2.400	Entre-Deux-Meurs
Le Libournais	12.300	Saint-Émilion, Pomerol, Fronsac
Vignobles de Côtes	15.000	Premières-Côtes-de-Bordeaux, Côtes-de-Bordeaux-Saint-Macaire, Graves-de-Vayres, Côtes-de-Bourg, Côtes-de-Blaye, Premières-Côtes-de-Blaye, Côtes-de-Castillon, Bordeaux-Côtes-de-Franc
Bordeaux y Bordeaux Supérieur	48.000	Bordeaux y Bordeaux Supérieur

Macizo Central Francés al nordeste, y del Garona, que nace en los Pirineos catalanes, al sudeste.

Situada en el paralelo 45° N, la región vinícola de Burdeos forma parte de la Gironda, una gran llanura litoral de la Francia atlántica que termina al oeste en un valle fluvial litoral formado por una gran ría que permitió que a lo largo de sus orillas se creara un puerto estratégico. Esa ría se forma debido a la confluencia de dos grandes ríos a pocos kilómetros de su desembocadura en el Atlántico. Todo este país vinícola es un jardín de viñas, como alguien lo llamó, y su belleza deja siempre un recuerdo inolvidable en el visitante y un legítimo orgullo en sus protagonistas. Las carreteras que surcan este paisaje entre colinas de humilde altitud, pequeñas landas, ocultas rieras y viñedos, producen en el viajero un estado de ánimo de admiración y felicidad, que naturalmente es mayor en la primavera y el verano, las mejores estaciones para visitar Burdeos. La mayor parte del terreno es de baja cota; solo en los márgenes más altos de las riberas septentrionales y en Saint-Émilion, que funciona como anclaje en la gran curva del río, hay cotas de más de 100 metros. Esta ciudad monástica, que es de origen medieval y santa, tiene una base rocosa, y no es de extrañar que un grandísimo vino de esta *appellation* se llame Petrus (*piedra*, en castellano). Todo es una consecuencia identitaria, pues el resto son plateas como Pomerol o zonas planas con colinas de altitudes moderadísimas, que más parecen vértices geodésicos de señalización que estribaciones prelitorales. Así, el Médoc, situado en el margen izquierdo de la ría y justo después de la unión de los dos ríos, con una longitud de 85 kilómetros, tiene una altitud que se sitúa entre los 10 y los 42 metros de cota. En Courbian estamos a solo 6 metros sobre el nivel del mar. La Crussade alcanza los 12 metros, y Meric, situada al noroeste, los 13. La A.O.C. Margaux tiene unas cotas parecidas, Cantenac llega a los 21 metros y Margaux, cuyos viñedos dan uno de los más grandes vinos del mundo, están a una altitud de 17 metros sobre el nivel del mar. Entre esta *appellation* y la A.O.C. Haut-Médoc se encuentra L'Estey (estanque) de Tayac, a 3 metros sobre el nivel del mar. En la A.O.C.

Haut-Médoc, Lamarque y Cussac están a una cota de 20 metros, y Camensac, el viñedo maravilloso del *grand cru classe*, que se llama Château-Camensac, a 25 metros. Entre esta A. O. C y la de Pauillac discurre el canal du Milieu, y la comuna de Pauillac, con sus excelsos y maravillosos viñedos, tiene solo una cota de 4 metros. Y aunque Loubeyres de la A. O. C Pauillac está a 27 metros de cota, lo que permite tener desde allí una visión panorámica de todo el Médoc, las cotas siguen siendo bajísimas, algo que acentúa su valor orográfico por estar cerca del océano. En la A. O. C Saint-Julien, Beychevelle está a 16 metros de cota. (Beychevelle, que es uno de los tintos más hermosos, finos y elegantes que uno puede beber en la vida, tiene sus viñas a solo ¡16 metros de cota!; véase el mapa de Burdeos en la siguiente página.)

Los grandes vinos del mundo son consecuencia estructural del clima, el suelo, la variedad y las prácticas culturales, y a menudo se encuentran en las llanuras litorales, aunque también se pueden dar en cualquier otro sitio que tenga una buena tierra de viñas. Alicante (l'Horta d'Alacant), que sería el otro extremo de este panel (y de Europa), era un caso similar; los grandes tintos de monastrell surgieron en pedanías como Palamós, Mutxamel, Sant Joan, Fabraquer, La Condomina..., todos situados entre 8 y 28 metros de cota. Y aunque no fue por esta razón, ambos vinos se encontraron «coupageados» en las barricas enviadas por los bordeleses a Inglaterra en el famoso *Bordeaux a l'anglaise*; este vino estaba hecho con un proceso vinícola que se llamó *travail a l'anglaise*, y combinaba el burdeos con el alikant, y ambos provenían de condiciones orográficas y climáticas distintas, pero asomadas al mar.

En Saint-Émilion, al otro lado del Garona, las cotas son algo más altas: la media es de 23 metros sobre el nivel del mar, y la altitud máxima es de 127 metros; la cosa cambia. La propia roca de esta *appellation* es un elemento diferenciador de los vinos de Burdeos y de la historia vinícola de la zona. En el siglo VIII, un monje excavó una ermita en la roca y allí guardó vino; las *chais* (bodegas excavadas en las rocas) y también las ruinas y hermosas iglesias románicas forman parte de la identidad, junto con la merlot, de

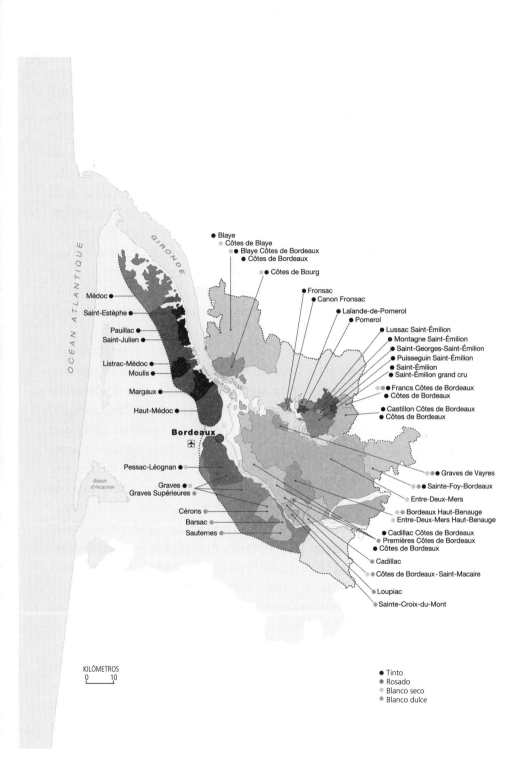

Mapa de las zonas vitivinícolas de Burdeos. Imagen cedida por el CIVB.

esta zona. En Saint-Émilion, la iglesia es una bodega. Esta villa, cuyo patronímico se debe a la devoción por el monje bretón Émilion, que evangelizó la zona y se asentó en ella, dio origen a la población, cuya famosa iglesia, de torre monolítica y estilo románico construida desde el siglo XIII, se divisa en lontananza, los días claros, desde Graves. Las *appellations* llamadas *côtes* indican con su nombre la configuración geográfica de sus tierras, pues esas bajas colinas dominan el estuario de la ría y encajonan el valle fluvial. Castillon, una de las zonas integradas en la A. O. C. Côtes-de-Bordeaux, situada a 45 kilómetros al este de Burdeos, es una muestra de estas colinas; sus laderas son de mayor altitud que el Médoc. *Les côtes* (laderas) tiene en Castillon diferencias de nivel de más de 100 metros.

A 50 kilómetros al sur de Burdeos, en la *rive gauche de la Garonne*, se halla la zona de Graves, llamada así por su suelo gravoso. *Le Graves supérieur* es una zona más alejada y en declinación hacia el valle. Es una tierra de muy buenos vinos blancos, aunque, gracias a su característico suelo, es el área de Burdeos en la que destacan por su excelencia tanto los vinos blancos como los tintos. Este suelo gravoso de la zona que rodea Burdeos es bien diferente del Médoc estricto; sus piedras asoleadas retienen el calor, que calienta las plantas y modera el salto térmico día-noche, lo cual beneficia la producción vitícola y permite que se consigan tintos finos. Este suelo también drena muy bien las lluvias; las raíces de las viñas son aquí profundas (algunas llegan hasta los 50 metros), pero su orografía es modulada y sus cotas de nivel son, en promedio, más altas que las del Médoc estricto. Langon, situada en uno de los extremos de Graves, alcanza los 22 metros de cota, y Pessac, en el otro extremo, tiene en promedio una cota de 33 metros. Sus depósitos glaciales de cuarzo blanco son la causa de la estructura vitícola y de las calidades que dieron origen a la creación del vino que los británicos bautizaron con el nombre de *claret* (derivado de *clairet*, el nombre francés de un rosado muy oscuro que ya no se encuentra apenas en el mercado).

El clima bordelés es atlántico. La influencia oceánica se deja sentir no solo en el medio ambiente, sino en todo el ciclo vitícola. La misma ubicación, en la fachada marina situada en el amplio arco del golfo de Vizcaya, acentúa esta condición. La corriente del golfo y los bosques de las Landas (el mayor bosque oceánico a este lado del Atlántico) compensa el frío de su latitud, y es justamente su temperatura un factor determinante para la condición climática de Burdeos y sus vinos. La sutileza de los burdeos y su estructura, que no es generosa pero está bien balanceada, se deben a este delicado equilibrio. Este clima es temperado por la influencia de las masas hídricas continentales: los ríos, canales, *estays* y lagos. Gracias a todo ello, los inviernos son suaves y los veranos son cálidos, aunque húmedos; sin embargo, en el mes de la vendimia (septiembre) la pluviometría es baja (70 milímetros por metro cuadrado). En julio, cuando la uva está en plena maduración, la temperatura media es de 20,3 °C. Estas humedades y lluvias son críticas en junio, mes de la floración, que viene acompañada de lluvias frías y fuertes vientos. Julio, en cambio, es el mes más seco y cálido. El Médoc tiene una precipitación media de 950 milímetros anuales, aunque esta pluviometría varía de una zona a otra, dado que Burdeos es una gran región de más de 100.000 hectáreas que se extiende sobre dos grandes ríos. Es una zona bien soleada (2.000 horas por año) que contribuye, entre otras causas, a su relación equilibrada clima-variedad-vino. En este clima oceánico del golfo, los bosques y las aguas continentales protegen las viñas de las fuertes heladas invernales; una protección suave y modulada que se extiende por las viñas gracias a la tierra baja del estuario del Garona, aunque en algún invierno muy frío —que llega a darse, pero en ciclos climáticos muy largos— las temperaturas de las viñas bajan hasta los 0 °C. Además de la «dulce» influencia oceánica, las grandes masas forestales de las largas extensiones llanas y arenosas al sur (las Landas) configuran un marco climático moderado y modulado que permite que se produzcan temperaturas medias de 26 °C entre el final de la primavera y el verano. Cíclicamente, hay veranos en los que se alcanzan en junio altas temperaturas, como ocurrió en 1989.

La viticultura ya era practicada en esta región en el siglo I d. C.

Plinio el Viejo dice que los bitures (habitantes de esa zona) cultivaban la viña, e identifica una de sus uvas, la variedad biturica, que equivaldría a la actual carménère (también llamada grosse vidure). En el año 379, el poeta romano Ausonio (310-385), originario de Aquitania, habla en su poema *De herediolo* (Mi pequeña heredad) del cultivo de la vid en la región. Su dominio tenía 100 yugadas (es decir, 25 hectáreas). El poeta dejó un documento, el *Ordo Urbium Nobilium* (más interesante incluso que su poema para el estudio de la viticultura y la arquitectura vinícola), donde relaciona las ciudades de las provincias romanas, pero también hace un listado cualitativo de las mejores *villae rusticae* y de sus dominios vinícolas. Desde la llegada de los romanos en el 56 a. C. y del empático proceso de su romanización, los bitures se identificaron rápidamente con la viña y el vino, y Ausonio menciona tres siglos más tarde lo extendido que estaba el viñedo por las dos riberas del Garona. El Médoc era (y siguió siendo durante siglos) una extensa marisma. Durante las invasiones bárbaras y el dominio visigótico, la producción se limitó a los terrenos de la Iglesia cristiana. Pero a partir del siglo XI, con el desarrollo demográfico de Europa y las comunicaciones marinas, la viña volvió a expandirse. En el siglo XII, los caballeros del Hospital elaboraron vino en lo que hoy es el Château La Commanderie, y Saint-Émilion y sus pétreas grutas alojaron los primeros lagares de aquel retorno de la vinicultura.

CUANDO AQUITANIA FUE INGLESA

De todos los hitos que jalonan la historia de Burdeos y sus vinos, el matrimonio entre la duquesa Leonor de Aquitania y Enrique II de Inglaterra, en 1152, es el más importante. El gran ducado de Aquitania era ya un país vinícola de gran valor y atractivo. Mediante este enlace, los ingleses se hacían con un país situado en el continente que tenía las condiciones más adecuadas para el cultivo de la vid. Aquitania era también la puerta de salida de los vinos del Alto Dordoña y de la Gascuña, que pronto tuvieron éxito en la corte

inglesa de Londres y que se comercializaban desde el puerto bordelés. Por eso la duquesa de Aquitania y reina inglesa, mediante el
edicto de *Le privilège des vins à Bordeaux*, prohibió en 1241 la
comercialización de los vinos del Haut Pays, que incluían prácticamente todos los vinos del sudoeste: los de Dordoña, Gaillac, Cahors
y Bergerac. El decreto ordenaba que en el puerto de Burdeos no se
vendieran vinos del Haut Pays hasta que previamente se hubiese
vendido toda la cosecha local. Se cerraba incluso la vía fluvial a
todos los comerciantes que tratasen de ir río arriba a comprar vinos. Este proteccionismo estaba muy extendido en la Edad Media
por casi todas las zonas vinícolas europeas.

Durante esa época, los vinos de Burdeos (las de Graves y Saint-
Émilion eran las zonas vitícolas principales) tuvieron gran predicamento por estar bien estructurados y permanecer estables en su
evolución. Las buenas condiciones de su magnífico puerto fluvial,
con largos muelles y buenos accesos y suministros, así como el hecho de que en la ciudad hubiese muchos toneleros, herreros, carpinteros de ribera, y también un buen calado y tranquilas aguas,
permitieron la exportación de los vinos locales a los países del canal de la Mancha: Normandía, Bretaña, Inglaterra y, desde allí, a
los países «bárbaros» de Escocia y Germania. Entre los grandes
aficionados a este vino se encontraba Juan sin Tierra, rey de Inglaterra y gran duque de Aquitania, el menor de los hijos de Leonor de
Aquitania. También lo fue su hermano mayor, Ricardo Corazón
de León. La presencia inglesa en la región fue duradera. Los ingleses fueron los que fundaron Libourne y crearon su puerto en el
Dordoña, antes de su confluencia con el Garona. La ubicación de
Libourne era ideal para construir un puerto comercial, que sería
muy importante en el comercio del vino. No hay más que repasar el
distrito vinícola de Le Libournais, con sus grandes vinos, para com-
prenderlo: las zonas de Pomerol, Fronsac, Saint-Émilion y sus *appellations* vecinas producen algunos de los mejores y más caros de
vinos del mundo sobre las 13.000 hectáreas que rodean la ciudad.

Actualmente, muchos de los grandes vinos llevan nombre de
origen monacal. Tanto los hospitalarios como los cistercienses, los

cartujos y los templarios tenían no solo una devoción mística y humana por el vino, sino también una gran ciencia. Los hospitalarios la heredaron de los templarios, pero en Saint-Émilion dejaron una encomienda con una abadía de románicas ventanas, el Château de la Commanderie, con la cruz de Malta grabada en piedra, y también el Clos de la Commanderie en Pomerol. Los monjes cartujos de Vauclair, en la Dordoña, establecieron sus dominios cerca de los muelles y en 1383 fundaron una cartuja que daría lugar y nombre al Quai des Chartrons (es decir, «el muelle de los cartujos»), uno de los más famosos, prestigiosos y visitados centros de los comerciantes vinícolas bordeleses. En el Quai des Chartrons se ha gestado gran parte del éxito de los vinos del Médoc, Graves, Le Libournais, Entre-deux-Mers y las Côtes. Hoy es visitado por escritores, compradores, importadores, historiadores y programas de televisión de viajes, documentales y cortometrajes, tal es su legendaria fama y antiguo prestigio.

El puerto de Burdeos forma también parte de la ecuación del éxito del vino de la región *bordelaise*, una parte muy importante. Lo es por sus condiciones naturales únicas, por su *hinterland* y por ser la mayor ciudad de la vertiente oceánica francesa. A mediados del siglo XIII, cuando se firmó el edicto de Aquitania, Burdeos ya era un suministrador de vinos fundamental para Inglaterra (hay que recordar que en esta época los vinos del Mediterráneo todavía no llegaban con regularidad a las islas británicas).

Aquitania era un dominio de la Corona inglesa normando-angevina, al igual que Normandía, Anjou y el Poitou, la Guyenne y la Gascogne, algunos de los cuales Leonor también aportó a la dinastía anglo-normanda. Aunque la región bordelesa no tenía mucho que ver entonces, ni en extensión ni en tipo de vinos, con lo que llegó a ser la zona en el siglo XIX, en los siglos XIII y XIV se inició una relación estructural, humana, social, comercial, económica y política con Inglaterra que ha durado hasta ahora. Durante el reinado de Enrique III (1216-1276), los comerciantes bordeleses habían conseguido, además de los privilegios proteccionistas, unos impuestos reducidos y el derecho a vender sus vinos en Inglaterra.

También Irlanda se aficionó pronto al burdeos medieval, que importaba a través del puerto de Cork.

Uno de los fenómenos cruciales en la historia de la región bordelesa fue la guerra de los Cien Años (1337-1453). A pesar de los vaivenes de la guerra y la ocupación de la estratégica provincia de Guyanne, los bordeleses se las ingeniaron para mantener las líneas de comunicación con Inglaterra y su comercio. Los hacendados de la zona desarrollaron un modelo de producción vitícola muy diferente de la que se conocía en Borgoña, que se basaba en la organización vitícola monacal. Abandonando otros cultivos, los bordeleses concentraron su producción agrícola en la viña y, aprovechando su puerto, crearon redes comerciales. Cuando al final de la guerra Burdeos pasó a formar parte del reino de Francia, el cambio político no perjudicó el comercio vinícola con Inglaterra; de hecho, las cifras hablan de lo contrario: Burdeos exportó 9.919 barricas en la campaña 1452-1453, el año después de la rendición de Burdeos a los franceses. Aquitania no fue el único territorio en salir beneficiado. André Maurois señala en su *Historia de Inglaterra* que los burgueses de Londres, los comerciantes de los cinco puertos y los *franklins* de la Inglaterra rural se dieron cuenta de que el fin del dominio continental de los Plantagenets-Angevinos los ayudó a enriquecerse. A los comerciantes ingleses y gascones que no quisieron quedarse bajo el nuevo dominio francés se les dio un plazo de seis meses para marcharse. Vendieron sus haciendas y casas y emigraron con sus mercancías y barcos. Pero, una vez exiliados, continuaron con la actividad comercial vinícola importadora. El cambio principal en este sentido ocurrió mucho más tarde, cuando los Países Bajos se independizaron de la Corona española (1579); los holandeses se hicieron entonces con el control del comercio internacional vinícola atlántico. Sus redes llegaban a los países escandinavos y la Liga Hanseática era un cliente preferente y, en muchas ocasiones, *partner* de acciones comerciales conjuntas. Los productores y comerciantes bordeleses lucharon contra el dominio comercial de los holandeses. Además de invadir su sector, los navegantes de los Países Bajos accedieron, aunque minoritariamente, a las zonas vinícolas mediterráneas.

Como antes he mencionado, el Médoc siguió siendo una marisma que llegaba hasta el extremo occidental inferior de Graves. Un terreno salvaje, habitado por aves zancudas, reptiles y plantas acuáticas. Aunque casi al final de la guerra de los Cien Años se intentó la desecación en algunos *lieux dits* próximos a las tierras bajas de Burdeos, apenas se consiguió ampliar el terreno cultivable para las viñas. Sin embargo, los holandeses, además de navegantes y comerciantes, sabían mucho acerca de cómo ganarle la batalla al mar y recuperar tierras bajas. Cuando el rey Enrique IV de Francia llamó a los ingenieros holandeses, la posición comercial de los neerlandeses se hizo hegemónica. Gracias a su experiencia de los *polders*, lograron finalmente desecar las marismas del Médoc. La margen izquierda del Garona no solo dejó de ser una gran marisma (Médoc proviene del latín *Medio Aquae*). Porque, además, una vez desecada, los ingenieros del norte reforzaron y sujetaron con troncos los terrenos recuperados y, a continuación, comenzaron a rellenarlos de tierra, grava y más grava. La marisma quedó transformada en lo que ahora llamaríamos un suelo de «diseño», tan bien organizado y estratificado, y construido específicamente para el cultivo de la viña, que de ahí han acabado saliendo muchos de los grandes tintos finos del mundo. (Hoy en día, las A. O. C. *médocaines* abarcan 10.000 hectáreas.)

Esta desecación y conversión de las marismas en ricas tierras de labranza para el cultivo de la vid dio una nueva dimensión a los vinos de Burdeos. El nuevo suelo del Médoc, y también de una parte de Graves, era una construcción artificial del mejor suelo posible para hacer tintos capaces de afinarse con el tiempo y de durar más de lo normal. Los anteriores tintos de Burdeos, en los años de mal clima, apenas duraban unos días durante la travesía marítima hacia el norte. Pero la nueva síntesis de suelo, clima y variedad dio un potencial nuevo al tinto que a partir de entonces comenzó a ser conocido comercialmente por el nombre inglés de *claret*. Este tipo de tintos, cuya elaboración se basa en la separación del hollejo del mosto, era ya conocido en la época romana imperial. A diferencia de la vinificación del tinto greco-latino, que resultaba de prensar las uvas al máximo para obtener más rendimiento y que luego pasaba a una fermentación junto con su mosto (el *vinum clarum* o *bin clar* de las lenguas protorromances), era una práctica usada en la Edad Media. Sin embargo, este *claret*, un tipo y nombre de vino frecuente en la Edad Media, no daría paso inmediato al *new French claret* que conocemos actualmente, el tinto de Burdeos, con su exquisita capacidad de evolución *à long temps*. Solo entrado el siglo XVII, tras la desecación y transformación de los marjales del Médoc y su conversión en *vignobles*, comenzaron a dar estas tierras sus primeros *grands et vins fins*. A partir del siglo XVI, la palabra francesa *claret* empieza a emplearse en Inglaterra para referirse a los tintos de Burdeos. Otro nombre de vino tinto aparece en los brillantes *Journals* de Samuel Pepys, quien afirma haber bebido un tipo de vino francés llamado Ho Bryen, del que dice que tenía un gusto agradable y muy particular. Es posible que el nombre, según cuenta una leyenda que acrecienta el mito del Haut-Brion, se debiera a un irlandés apellidado O'Brien. De hecho, en el siglo XVII Irlanda se convirtió en el primer cliente del vino de Burdeos, y la gran afición de sus habitantes por el vino hizo que fuese su principal actividad importadora. Thomas, el hijo del alcalde de Galway, Thomas Lynch Fitz-Ambrose, se asentó en Burdeos para dedicarse a elaborar vinos. Ya en el siglo XIX, dos miembros de su familia, los hermanos Jean Baptiste y Michel Lynch, fundaron el conocido y prestigioso Château Lynch-Bages. Prueba de esta relación mercantil, vinícola y naviera que unió Burdeos e Irlanda fue la extensa nómina de irlandeses, muchos de ellos de origen anglo-normando, que hicieron negocios como *wine merchants*, para lo cual se establecieron como *négociants*, comerciantes exportadores, en el Quai des Chartrons. Desde los puertos irlandeses de Galway, Limerick, Cork... había docenas de importadores irlandeses fletando mercantes con destino al puerto francés.

NACE EL *NEW FRENCH CLARET*

Al nuevo estilo de vinos aparecido en el siglo XVIII, los británicos lo llamaron *new French claret*. Eran tintos más oscuros y cubiertos que el *claret* medieval, pero eran asimismo tintos finos, algo reducidos y de color rojo rubí; muy rojos, a diferencia de los vinos «negros» de los romanos. Su completísima estructura era el resultado de las características tanto de los nuevos suelos del Médoc, arenosos y pedregosos, como de los más gravosos de Graves, zona situada río arriba, también en la orilla izquierda del Garona. Asimismo influyeron en su mejora el tratamiento más cuidadoso de la vendimia y las uvas, las innovaciones en los métodos de vinificación y la utilización de barricas de robles nuevos. El de Haut-Brion fue el *new French claret* primigenio y el más famoso de la historia. Este *château*, situado en las comunas de Pessac, Talence y Mérignac, surgió en el dominio creado por Jean de Pontac en 1512, y fue el origen de este nuevo tipo de vinos. Arnaud III de Pontac fue el creador y uno de los promotores del concepto *cru* para el *new French claret*. Y el padre del Haut-Brion. Este vino, que ya aparece citado como *premier vin claret* en 1663 por el mencionado diarista Samuel Pepys, permitió a Arnaud de Pontac identificar y personalizar su producción. A sus vinos, de gran aceptación en Irlanda, países nórdicos e Inglaterra, los acompañaron enseguida los producidos por los hacendados vitícolas del transformado Médoc.

Este nuevo tipo de vinos tuvo grandes *brand ambassadors*. Uno de ellos fue Charles-Maurice de Talleyrand-Périgord, fundamental para la historia política y gastronómica de Francia y de Europa, así como otros muchos notables de la iglesia, el ejército y la política, a lo largo de un período muy extenso que abarca los últimos años de Luis XVI, la Revolución y el Imperio napoleónico. Muy pronto se les unieron también extranjeros como Thomas Jefferson, que residió en Francia como embajador de la república norteamericana, de cuya Declaración de Independencia fue el principal autor.

Es la diversidad de suelos de la Gironda lo que constituye la clave de su factor de calidad, como nos explica Hugh Johnson en su

Atlas mundial del vino. La Gironda vinícola presenta una gran variedad de terrenos cultivables. A los primeros viñedos de los *terroirs des côteaux*, las leves colinas, se añadieron los de los llanos gravosos de Graves y los humildes altiplanos de Pomerol; es decir, que hay unas características muy variables y, como escribe Johnson, en Burdeos «los vinos cambian conforme vas caminando de un distrito a otro». Además, como se ha dicho, «el suelo de la Gironda es devoto de las cepas». Ciento cincuenta años después de la desecación de 30.000 hectáreas de *marais*, en 1846 Charles Cocks escribió el primer gran directorio del burdeos: *Bordeaux and Its Wines*, de cuyas siguientes ediciones se hizo cargo su colaborador francés, Michel-Édouard Féret, el gran editor de vitivinicultura que consolidó en ediciones escritas en francés la Biblia del burdeos: *Bordeaux et ses vins*, que se ha seguido publicando. En sus páginas se describen las características de estos suelos de tan diferente edafología pero de igual relación suelo-viña, y factor determinante de calidad.

Los diferentes suelos descritos por Cocks están clasificados también por su vínculo con el tipo-origen del vino de cada distrito: Graves, Le Libournais, Médoc, así como por su taxonomía orográfica. Son los siguientes:

1. *Terres d'alluvion ou de palus*. Ocupan el fondo de los valles y son el resultado de sucesivos depósitos fluviales. Son los humedales de las tierras bajas desecadas y los fondos de los valles al abrigo de inundaciones. Los suelos de marismas desecados son ricos en humus, mezcla de arena y de moléculas orgánicas, de origen animal o vegetal. *Les palus* no son otra cosa que marismas o tierras de aluvión desecadas, preparadas y mejoradas para el cultivo.

2. *Terres fortes*, donde predomina la arcilla. Son difíciles de trabajar. Necesitan ser abonadas de cuando en cuando, y también que se les aporte tierra y laboreos frecuentes. Estas tierras se encuentran habitualmente en los *côteaux* y sus pendientes. Tienen un subsuelo calcáreo y pedregoso y son adecuadas para la viña.

3. *Terres marneuses, crayeuses ou calcaires.* Estas tierras convienen a la viña cuando la arena fina, la arcilla o la grava se encuentran en una proporción notable.

4. *Terres graveleuses.* Son las más propicias para el cultivo de la viña desde el punto de vista de la calidad. Se pueden dividir en tres categorías:

   a. Tierras *graveleuses* ligeras: compuestas de gravas, cuarzos rodados y arenas gruesas, cuando alcanzan un metro de profundidad y continúan con un subsuelo de arcilla. Los mejores *crus* del Médoc y de Graves vienen en gran parte de terrenos de esta naturaleza.

   b. Tierras *graveleuses* sustanciales: ofrecen una mezcla de grava de arena fina y de tierra fuerte.

   c. Tierras arenosas *graveleuses*: ofrecen una mezcla de arena y de grava, sobre una arena muerta, sobre *l'alios* a poca profundidad. Esta última categoría es poco propicia para la viña debido a la humedad del subsuelo.

5. *Terres sablonneuses* (cubren la mitad del departamento). Solo convienen a la viña cuando su arena está mezclada con arcilla y elementos calcáreos, y a condición de que sean bien *amendées* (mejoradas por el cultivo y el abono).

6. *Terres bâtardes.* Son tierras formadas por arcilla blanca, mezclada con una gran cantidad de arena fina. Son tierras poco fértiles.

En medio de toda esta diversidad edafológica surge el Médoc como la tierra «de diseño» para el nuevo vino. Esta obra faraónica realizada por los holandeses y única en el mundo hay que situarla en su contexto temporal, a mediados del siglo XVII. ¿Cómo lo hicieron? Es cuestión de ingeniería, claro; pero en esa época, hace cuatrocientos años y con los medios disponibles, y a pesar de que estos ingenieros de los *polders* eran especialistas en ganar espacio al mar y desecarlo, debió de ser un proyecto de titanes. Estamos hablando de preparar más de 10.000 hectáreas para viñedos, además de las superficies destinadas a poblaciones, infraestructuras y demás espacios comunes (canales, ordenación de las aguas circulantes, *estays*) y crear los montículos y cotas ligeramente elevadas sobre las que se asientan muchos dominios vinícolas. Un movimiento de tierras para preparar y rehacer más de 25.000 hectáreas. Este subsuelo artificialmente creado es una de las tres causas de la gran calidad, finura y capacidad de envejecimiento de los *crus* medocianos, que pueden llegar a envejecer varias décadas si los vinos han sido bien conservados y tratados. Las sucesivas capas de este suelo aportan a las raíces de la vid profundidad y humedad, pero sin sobrealimentarlas, ya que el suelo drena bien las lluvias recibidas y las raíces de la cepa no sufren de una humedad excesiva.

La primera capa de este suelo está constituida por guijarros que no aportan ningún nutriente, pero mantienen la cepa cálida. La segunda capa es la más delgada, para permitir un buen drenaje, y está compuesta por arcilla caliza y marga, y es la que dispone de más nutrientes; además, retiene la humedad. La tercera capa está compuesta por arena compacta (la famosa *sablon*), lo que permite que solo la atraviesen las raíces más grandes y que queden en la superficie las más finas y pequeñas. La cuarta capa es de arena gravosa mezclada con materia orgánica, que retiene el agua y los nutrientes y permite que las raíces y sus folículos pilosos absorban estas ricas sustancias; en esta capa, la cepa obtiene la mayoría de sus nutrientes. En la quinta capa volvemos a encontrar arena compacta, que solo atraviesan las raíces más poderosas. La sexta capa no puede retener la humedad, pues está compuesta por arenas rojas y amarillas. La séptima y última capa retiene una buena cantidad de humedad, que es aprovechada por las raíces gracias a su composición de pequeñas bolsas de arena gris.

Las zanjas de drenaje fueron una estructura decisiva para la desecación de aquella marisma, que antiguamente se inundaba con frecuencia. Aún hoy, los grandes canales artificiales que atraviesan el Médoc enmarcan las zonas de tierra seca y sus elevaciones, las zonas que acumulan más grava y producen islas térmicas de mayor calidez. Son muy necesarias ya que el Médoc no es un lugar muy cálido. Todo esto beneficia a la cabernet sauvignon, que en esta zona triunfa ya que necesita tiempo entre el envero y la vendimia. La dimensión volumétrica de esta obra, en la que todos esos tipos de tierra han quedado ordenados en capas sucesivas y que tiene muchos metros de profundidad (las raíces pueden llegar a 30 metros), no solo indica que sus ingenieros tenían unos notabilísimos conocimientos de geología, topografía e ingeniería, sino que, además, trabajaron con un propósito, una dirección, una intención. A los holandeses los impulsaba un objetivo económico directo. Poseían un indiscutible *know-how*. Ganaron mucho dinero e influencia, y sabían lo que hacían: desecar unas marismas para hacer vinos y, además, un nuevo tipo de vino, el *new French claret*. Para monopolizar este negocio necesitaban poseer un conocimiento y un dominio de los mercados vinícolas. Durante el siglo XVII, cuando se expandió el consumo de vino exponencialmente, como ha señalado Tim Unwin en su obra magna *El vino y la viña*, los holandeses no solo pasaron a dominar el comercio en el norte de Europa y el Atlántico, sino que además demostraron ser los dueños de los más avanzados conocimientos enológicos. Su creación de aguardientes de vino *brandewijn* (que daría lugar al brandy español) y especialmente su asentamiento comercial en la Charente Maritime y en su maravilloso puerto de La Rochelle, los llevó a elaborar aguardientes. En 1625, un comerciante holandés de este puerto ya exportaba él solo 124 barricas de *vin de cognac* y 61 toneles de *eaux-de-vie* de Tonnay-Charente, otra de las comarcas de la región, que luego tomaría para su totalidad el nombre de Cognac.

Por lo tanto, responder a la pregunta de por qué lo hicieron es tan importante como averiguar de qué manera lo hicieron. Tras años de difícil y duro trabajo, lograron poner 10.000 hectáreas de viñedos en producción, lo que les permitió dominar el mercado del vino, una señal evidente de que tenían muy claro dónde colocar esa producción o, al menos, que no se encontrarían con una significativa competencia. Pretendían controlar la producción del burdeos nuevo, en dura competencia con quienes les habían encargado y pagado la desecación de las marismas y la construcción de la nueva zona productora. Un hecho histórico muestra su preeminencia en las técnicas de vinificación y en la creación del nuevo vino, porque el *new French claret* sería *nuevo* (claro está), sería *French* (evidentemente), pero tenía que ser *claret* y diferente del *claret* medieval. Esto lo consiguieron aplicando nuevas técnicas de vinificación y crianza que, como es natural, se acabaron llamando *à la manière hollandaise*. ¿En qué consistía esa nueva enología?

LA NUEVA ENOLOGÍA BORDELESA

Se basó en la clarificación, la separación del mosto y el hollejo, y en el uso sistemático del azufre como antiséptico e higienizante, así como en la separación de las lías, todo lo cual sentó las bases de los nuevos vinos y la base también de lo que fueron los verdaderos comienzos de la enología propiamente dicha. Fue este dominio técnico lo que permitió crear el nuevo *claret* francés. Ahora comprendemos que esta nueva tecnología fue lo que los llevó a aceptar el gran desafío de la desecación de las marismas girondinas. Vinificar *à la manière hollandaise* implicaba, asimismo, el uso de nuevos productos que los flamencos patentaron, como la vela y la mecha de azufre, que hicieron más ricos aún los vinos de Burdeos. Además fueron también ellos los que comprendieron que encadenar los ciclos de la producción y la comercialización era la clave del éxito.

Y no solo eso. Para elaborar y garantizar este nuevo tipo de vinos, nacidos y desarrollados en el XVII, los holandeses ordenaron todo el proceso, empezando por el cultivo, con técnicas que hoy reconocemos como modernas en cuanto a la disposición de la plantación, los laboreos, las podas y las conducciones de las cepas según la edad, que iba haciendo más densa y grande la madera de las ramas, hasta la propia vendimia. Esta se organizaba siguiendo un orden predeterminado según las variedades y *terroirs*. Y ya en ese momento impusieron la separación de las uvas blancas de las tintas. En efecto, Burdeos conservaba una antigua técnica heredada del tiempo romano: *les vins de mélange* con los que se hacían rosados de mezcla, con uvas blancas y tintas. Por eso las ordenanzas holandesas eran bien claras y determinaban que con las uvas blancas no se podía hacer el nuevo tipo *claret*, cuyo color rojo debía obtenerse vinificando buenas y sanas tintas. Las variedades tintas debían vendimiarse, además, de forma que se evitaran los efectos perniciosos de la escarcha matutina, típica de estas latitudes. De este modo, se exigía vendimiar cuando el sol estuviera alto, para darle tiempo a secar la humedad nocturna depositada en la uva. La norma también exigía separar las uvas de mayor calidad, destinadas a hacer *les vins fins*, de las que solo servían para hacer los vinos comunes.

Sus avances técnicos en las vinificaciones lograron crear finalmente el tipo, el *new claret*. Para ello empleaban las velas de azufre, los clarificantes (*geleé* de talco con vino batido), las tinas de descube y los trasiegos después de separar el mosto de los hollejos. La clave de este nuevo tipo de vinos era la separación y clarificación de las masas vinícolas, y su trabajo con lías. (Como decía Sinuhé el egipcio, «no hay nada nuevo bajo el sol».) En el libro *La nouvelle maison rustique et la nouvelle économie rurale*, de Jean-François Bastien, que recoge las técnicas bordelesas del *new claret*, hay un capítulo titulado «Manière dont les hollandais et les anglois débarrassent promptement leurs vins des lies violentes»* en que se indica cómo trabajar las lías y se habla de lo que hoy conocemos con el término francés *battonage* de los *tonneaux*, que consiste en agitar un bastón dentro de la barrica a fin de remover las lías sueltas. Todo este proceso (prácticas vitícolas científicas, selección de uvas, trabajo de bodega, separación de masas y clarificación...) logró que los vinos fuesen, además de finos, estables, y se convirtieron en extraordinariamente apreciados. Todo formó parte de un plan predeterminado por aquellos comerciantes-ingenieros-vinateros llegados de Holanda, como bien ha señalado Charles

* Es decir: «De qué modo holandeses e ingleses libran sus vinos de las lías violentas».

Frankel en su excelente trabajo *Land and Wine. The French Terroir*. Los holandeses eran algo más que unos sabios de la desecación de marismas; como dice Frankel: «Eran gente que sentía un auténtico interés por las viñas, y compraron, con frecuencia a buen precio y a cambio de su trabajo, tierras para plantar viñedos. Querían abastecer el mercado de Ámsterdam y tenían una clientela internacional, que no les pedía el *claret* francés, sino un vino tinto con cuerpo, además de vinos dulces. Por eso proyectaron la elaboración de vinos en Burdeos en dos direcciones que terminarían dando su fama mundial a los viñedos del sudoeste francés».

El desarrollo del Haut-Brion de la familia Pontac supuso una aportación estratégica adicional para los *new clarets*, y para otros vinos de otras localidades que también fueron creando grandes caldos. Me refiero al envasado regular en botellas. Anteriormente, y todavía durante mucho tiempo después de esas fechas, los vinos se comercializaban en barricas, toneles y botas. Las botellas, *demijohns*, jarras y damajuanas se empleaban únicamente para servir el vino en la mesa. Pero el vino se guardaba en las botas, de las que solo lo sacaban en el momento de servirlo. El embotellado regular y su comercialización en esta forma permitió descubrir otro factor que permitía aumentar más incluso la calidad de su contenido: la evolución del vino en botella, gracias al proceso de reducción, que actualmente conocen muy bien los enólogos, *tastavins*, *sommeliers* y *connaisseurs*, así como muchos aficionados: un vino sometido a crianza se oxida (es decir, envejece) por estar en contacto con el oxígeno que entra por los poros de la madera; este proceso de oxidación se ve compensado y mejorado en su *bouquet* por el proceso posterior de reducción en la botella, denominado así porque reduce la oxidación del vino, ya que al estar embotellado, el líquido ya no está en contacto con el oxígeno, lo cual produce su afinamiento y mejora el equilibrio del *bouquet*. El vidrio es inerte y estanco, y el vino embotellado solo respira a través de los diminutos poros del tapón, que es pequeñísimo en comparación con el volumen de líquido que contiene. Por esta razón, donde mejor evoluciona el vino es en la botella magnum, la de un litro y medio. En esta botella su cuello y su tapón son del mismo tamaño y condición que los de la botella de ¾, pero el contenido es muy superior en volumen. La mejora industrial del vidrio hueco que se usa para guardar el vino se vio acompañada por la utilización del tapón de corcho, procedente de las principales zonas productoras de alcornoque en Europa: Portugal, Extremadura, Cataluña y Córcega. Estas zonas hacían desde muchos siglos atrás tapones de *suro* (*corcho*, en castellano) procedente de las sacas del alcorno-que. De estas planchas, cortaban trozos para sus usos agrícolas y alimentarios. Los jornaleros de las comarcas gerundenses del Empordà y la Selva que marchaban al Languedoc *perchée* y al alto Garona para realizar trabajos forestales, dieron a conocer este cie-rre elástico y seguro que es el tapón de corcho, que ellos utilizaban en sus utensilios personales para guardar el sustento y los aperos. Una relación que crecería mucho más desde principios del siglo XIX, cuando se convirtieron en los proveedores casi exclusivos del tapón de corcho para el champán. Por su parte, la mejora y racio-nalización de los procesos de fabricación del vidrio hueco para las botellas de vino se debe a la llegada a Francia de algunos maestros vidrieros venecianos, ocurrida entre 1640 y 1650. Ellos aportaron la técnica de cocción mediante carbón y las nuevas aleaciones que permitían obtener un vidrio de mayor calidad. Su influencia fue grande y en 1665 se fundó en Francia la Manufacture Royale des Glaces, cuya factoría se estableció el año 1693 en Saint-Gobain, que actualmente es todavía el sitio y además la marca de la más importante compañía vidriera europea, especialmente para el vino.

El crecimiento de la producción de los *new clarets,* además de justificar que más adelante se bautizara a la región de Burdeos con el nombre «*the claret country*» (lo hizo Charles Cocks en su libro de ese título, en 1846), atrajo a nuevos inversores. Irlanda había sido ya, en tiempos del antiguo clarete medieval, un destino prefe-rente de los vinos de Burdeos, pero el último cuarto del siglo XVII fue la edad dorada del vino en ese bello país. Ted Murphy, en su inolvidable libro *A Kingdom of Wine,* señala que durante ese período Irlanda, aun siendo una sociedad clasista, permitió que el vino permaneciera desclasado y que casi todos lo disfrutaran. De la misma época es la exquisita y humanista definición de Liam Mc-Ginn de Cork, que es uno de los grandes elogios de los vinos de Burdeos: «Aunque el delicado claret / llega sin duda muy lejos / es sobre todo famoso por su exquisito sabor / y porque provoca la conversación / la labia pícara o inofensiva / que une a la gente sin ebriedad. / Tras un primer viaje a la bota / beberíamos un océano entero / sin jamás sentir conmoción / ni jaqueca si se trata de Château-Margaux».

Irlanda se convirtió durante el siglo XVIII en el principal destino de los vinos de Burdeos. En la tabla siguiente vemos un año tipo de exportación, 1739-1740:

	Tuns	Hogsheads	Litros
Grand wines a Inglaterra	300	–	343.674,2736
Fine wines a Inglaterra	700	–	801.906,6384
Fine wines a Escocia	2.500	–	2.863.952,28
Fine wines a Irlanda	4.000	–	4.582.323,648
Fine wines a puertos holandeses		300	1.363.827
Totales	7.500	300	9.955.683,84

1 *tun* inglés = 252 *wine gallons* = 1.145,5809 12 litros
1 *gallon* = 4,545956 litros
1 *hogshead* = 52, ½ *imperial gallons* = 4,54609 litros

Fuente: Bordeaux Port's Records.

Ese año, Irlanda compró dos veces más vino de Burdeos que Escocia y cuatro veces más que Inglaterra. Teniendo en cuenta que Inglaterra y Gales juntas sumaban el triple de población que Irlanda y el cuádruple que Escocia, el dato habla por sí solo. En Inglaterra, a pesar de ser un destino importante del burdeos, compartía estrellato con otros hábitos. Durante siglos, Inglaterra fue muy fiel a dos vinos españoles, el *canary* y el *alikant*: un blanco dulce de Canarias y un tinto abocado alicantino. Burdeos tuvo que hacer un desarrollo de producto para conquistar ese mercado. Es lo que se llamó el *bordeaux à l'anglaise*, elaborado con el método vinícola que acercaba el burdeos al gusto inglés. Esta elaboración consistía en poner en una barrica bordelesa 30 litros de vino de Alicante o carlón (el vino de Benicarló), más 5 litros de mosto blanco, más 1 litro de aguardiente y 174 litros de tinto *claret*; naturalmente, el alcohol estaba destinado a impedir la fermentación del mosto blanco. Este *travaillé à l'anglaise* se criaba durante un año en la barrica y después se exportaba. El vino final era un tinto con estructura, abocado, con grado y color, al gusto inglés, que aún hoy en día persiste, como saben muchos exportadores que no son de Alicante ni de Burdeos. Gracias al canal du Midi, abierto en mayo de 1681, Burdeos se aprovisionó del vino mediterráneo que necesitaba para hacer esta exportación. Desde Benicarló, Peñíscola o Vinaroz, para el carlón, y desde Alicante para el alikant, los barcos llegaban a Sète, puerto de referencia mediterráneo para la importación vinícola, y desde allí, y a través de 241 kilómetros de vía fluvial, los vinos levantinos llegaban al puerto de Burdeos. Esta práctica específica para la exportación a Inglaterra suponía alejar el vino resultante de los grandes burdeos auténticos, lo cual inquietó a los amantes del producto auténtico. Solo la mejora de las técnicas de vinificación constadas en 1855 (el año de la primera clasificación de los vinos del Médoc) permitió abandonar estos usos de *coupage* con vinos mediterráneos para un mercado específico; algo que no consiguieron los acuerdos del Parlamento de Burdeos en marzo de 1683, ni tampoco la decisión del Consejo de Estado en enero de 1745, que decretó la prohibición y la penalización de tales prácticas, aunque sin resultados.

DE LOS *IRISH WINEGEESE* A LA
INSTITUCIONALIZACIÓN DEL ORIGEN

En un artículo reciente, «Ireland in the Georgian Era», Tara Callaghan se pregunta si durante el siglo XIX, hasta la llegada del ferrocarril a Burdeos, hubo algún país europeo que superase a Irlanda como el mejor cliente del burdeos. Desde hacía cuatro siglos, Irlanda era un importante comprador de vinos de Aquitania, Gaillac y Gasconia. El puerto de Burdeos y los del sur de Irlanda, Cork y Waterford, tenían unas conexiones estables, con consulados comerciales. Como ha señalado Ted Murphy en su delicioso libro *A Kingdom of Wine*, hablando de esta entrecruzada relación: «Los espléndidos *châteaux* de Burdeos y los vinos que producían son sin duda uno de los grandes tesoros culturales franceses. Un tesoro cultural el del burdeos que está inextricablemente cosido al tapiz de la historia de Irlanda».

La posición dominante de los *wine merchants* irlandeses en el muelle de los cartujos se produjo a partir de finales del siglo XVIII y continuó durante el primer tercio del XIX. Por eso hay muchos *châteaux* que son de origen irlandés. Varios son los motivos: la rebelión irlandesa de Wolfe Tone tras la Revolución francesa, la guerra, la violación del tratado anglo-francés, la represión religiosa y las prohibiciones comerciales contra la importación de vinos forzaron con el tiempo que muchos comerciantes jóvenes, militares y nobles pertenecientes a la aristocracia normando-irlandesa se exiliaran de su tierra y se instalaran en Burdeos, una región con la que, desde antaño, tenían establecidos estrechos lazos personales y comerciales. Como en los siglos posteriores a la caída del Imperio romano, cuando los santos y monjes irlandeses salvaron la civilización occidental según contaba el obispo de Auxerre, estos irlandeses huyeron hacia el continente, en lo que los historiadores llamaron *the flight of winegeese to Europe* (el vuelo de los gansos salvajes de vino hacia Europa). En Irlanda, el conocimiento y la cultura del vino producen actualmente una nueva ola de *winegeese* que son un orgullo nacional, y que resulta de una cultura de *co-*

nnaisseurs y *wine lovers* producida por la enlazada relación del *French claret* con el carácter irlandés.

Esta herencia es bien visible en Burdeos. Con nombre irlandés hay más de una docena de *châteaux*, por ejemplo: Lynch-Bages, Léoville-Barton, Kirwan, McCarthy..., así como diez *rues* y *places*: O'Reilly, Sullivan, Mitchell..., y otras muestras diversas de este *heritage*. El mariscal Patrice de Mac-Mahon era descendiente del legendario rey irlandés Brian Boru, que en 1014 derrotó a los vikingos invasores en la batalla de Clontarf y cuya épica han cantado desde bardos antiguos hasta poetas anónimos y también el poeta moderno William B. Yeats. Su familia se exilió a Burdeos a finales de la década de 1690 (la *grosse cloche* de la *porte* de Saint-Eloi está dedicada a él). Además de crear *châteaux* y de establecerse como *négociants*, como hicieron la familia de Nathaniel Johnston, del condado de Armagh, y la de Abraham Lawton, de Cork, los irlandeses hicieron en el Médoc dos aportaciones enológicas muy importantes: la clarificación con clara de huevo y el incremento del uso de barricas nuevas hechas con roble comprado preferentemente en la región central de Francia. Todo lo cual redundó en nuevos avances hacia la calidad de los *crus*. La familia Johnston fue la primera que introdujo el *claret*, a finales del siglo XVIII, en Estados Unidos. El marqués de Lafayette envió una carta al general James McHenry, que era irlandés y secretario de George Washington, para presentarle a Johnston y solicitar su ayuda para la introducción del preciado néctar en la nueva república. En poco tiempo, este *négociant* franco-irlandés consiguió establecer una red de mil clientes en la nueva república. Cuando Thomas Jefferson, como embajador norteamericano en Francia, visitó Burdeos en 1787, esta ciudad ya era la capital mundial del vino tinto fino, y la más hermosa de Francia. Todo se lo debía al éxito de sus vinos y de su negocio. Su vida cosmopolita se debía no solo a la relación comercial exportadora, sino también a que albergaba comunidades de origen irlandés. El *claret* era una bebida de las élites. El general Wellington, en sus campañas de la India, entre 1799 y 1803, bebía una pinta de *claret* en las comidas. En la Península Ibérica, entre

1808 y 1814, y en Bélgica, el año 1815, el general bebía burdeos para comer, aunque remataba los ágapes con porto. Solo en España tomó, además, tintos del país.

El siglo XIX fue para Burdeos el tiempo de su caída política debido al comienzo de las guerras con Inglaterra, a partir de la revolución; pero fue también el de su ascensión. Las guerras napoleónicas produjeron una parálisis de la producción. El puerto llegó a estar inactivo durante los años centrales de la guerra. Las Antillas y el nuevo país, Estados Unidos, clientes preferentes del burdeos, dejaron de comprar. La marina británica había bloqueado los puertos, y aun cuando las historias de los contrabandistas de *claret* den para una novela de aventuras políticas, mercantiles y navales, lo cierto es que la producción se estancó, primero, y retrocedió, después, hasta tal punto que llegaron a venderse las uvas bordelesas para el consumo de mesa. No obstante, el gran Burdeos estaba allí. Alexis Lichine, en su fundamental *Encyclopédie des vins et des alcools de tous les pays*, cuenta cómo la evolución técnica vitivinícola mejoró la vinificación y la crianza, y terminó produciendo un primer *cru* que envejecía bien en botella, lo cual supuso un gran avance para la enología de la época. Afirma Lichine que todavía hoy existe en las cavas del *château* una botella de aquel primer vino, un Château Lafitte de 1797: «Que aún se conserva en las bodegas del Château en nuestros días». Han pasado más de doscientos años, como subraya Lichine, y aunque en los *caveaux* importantes se sigan guardando las mejores añadas históricas, lo de esa botella de 1797 es excepcional. Los *claret* tienen sin embargo esa cualidad y esa calidad que hacen posible este acontecimiento: esa extraña tanicidad que permite una maceración más corta que la estándar de los tintos, y ese factor de evolución sin esa reducción limitadora o de tufo húmedo. Es la proporción milagrosa de antocianos que le da elegancia desde el color hasta la boca.

Toda esa estructura geofísica y vitivinícola que he ido explicando acabó encontrando en el siglo XIX una estructura racional y administrativa que ordenó y certificó estas excepcionales calidades. Este siglo es conocido entre los aficionados al vino, y más entre los *connaisseurs* del vino de Burdeos, como el de la clasificación del Médoc de 1855, que ordenaba y jerarquizaba los dominios vinícolas y los *châteaux* en diversas y ordinales divisiones. Hoy poco importa si la primera jerarquización fue por el aprecio de los consumidores y el mercado, o por lo que valía y se pagaba por un *grand vin* de Burdeos en aquel entonces. Lo cierto es que más de un siglo y medio de analíticas, catas y certificaciones de cada añada y cada *domaine* o *château* han consolidado y justificado la posición de algunos *classe*, mejorado la posición de otros que han ido ascendiendo hasta la *pole position*, e incluso rebajado la clasificación de otros, que bajaron a la segunda y tercera divisiones de los *cru classe*. Siglo y pico de control y de buen trabajo de los paneles de cata y comités de certificación de las A. O. C. ha terminado construyendo un sistema de plena garantía y de referencia para decir cuáles y cómo son las calidades y los valores de estos vinos del país bordelés. Ya en ese momento los integrantes directos del mundo de esos vinos interiorizaron y decidieron que el burdeos solo es el vino de Burdeos. Desde entonces abandonaron por completo toda clase de *travails* para elaborar sucedáneos, porque comprendieron que el gran potencial cualitativo de sus vinos dependía solo de ellos mismos y de su esfuerzo constante, y también porque supieron que la fisiocracia de la viticultura bordelesa, sus *cépages* y las prácticas culturales vitivinícolas que habían ido consolidando eran la causa final de la grandeza de sus vinos. Hay una conocida frase del barón de Rothschild, pronunciada cuando se inició la clasificación, en la que se muestra estricto defensor de los controles que la garantizarían: «Si al final todo vale, finalmente nada valdrá». La extensión de esta tipología ordinal de clasificación vitícola demuestra el valor del sistema Graves y Saint-Émilion; las otras zonas, las que no lo hicieron en 1855, la instauraron con gran éxito muchos años después. Hoy, en 2016, no se entendería ni comprendería el éxito del burdeos sin este esfuerzo. Tampoco se comprarían tantos vinos y a tan elevados precios los millones de botellas que se venden en la actualidad. Hizo falta este esfuerzo por parte de sus A. O. C. y sus sistemas de clasificación. Francia es una civilización sin duda hedonista, preocupada por la cultura del paladar y del sentimiento; pero también es una civilización racionalista y positivista, y en esto la Gironda aportó mucho. Fue un girondino —políticamente hablando—, Jean Anthelme Brillat-Savarin, quien dejó escritos dos trabajos fundamentales en este sentido: un ensayo sobre la pasión y otro conocido como *Fisiología del gusto*. Así se entiende que algo que tiene que ver con la felicidad y el disfrute de un producto de la tierra acabe siendo organizado no solo mediante la cultura y el tipo de negocio adecuado, sino también con un sistema ordinal de valoración que define y valora con justicia y neutralidad los productos así organizados y valorados.

El siglo XIX es, pues, el de la definición del estilo bordelés, lo que lo llevó a triunfar mundialmente. Dos avances industriales sellaron su hegemonía y modelo como vino tinto: el ferrocarril y la industria del envasado. Esta última ya había tenido en Burdeos, como vimos antes, con la creación de la primera fábrica de vidrio y el uso de tapones de corcho, la base de su desarrollo y exactitud tecnológica. Aunque aún faltaban décadas para que el fabricante de botellas de vidrio Owens, de Illinois, creara en 1905 su primera línea de embotellado automático y en serie, las botellas y tapones de Burdeos ya tenían una ergonomía y una taxonomía regular, lo que permitió convertir la caja de 12 botellas de ¾ de litro en una unidad comercial y de venta, como antes lo habían sido las pipas, botas y toneles para su transporte y exportación. El otro avance fue estratégico: si los puertos navales habían sido la clave del burdeos para llegar a muy diversos países desde La Rochelle, el ferrocarril puso sus vinos en todas las ciudades y regiones. Aún hoy, la estación de Burdeos —una gran ciudad con una gran estación de paso, no de término— es una referencia para los profesionales, periodistas y aficionados que van a visitar los *éleveurs* del Quai des Chartrons para catar los *grands crus*, y si se lo pueden permitir, para hacer las llamadas «catas verticales», en las cuales se catan diversas añadas del mismo vino, de hace doce, quince, veinte, treinta y más años. La primera línea internacional de ferrocarril europea es la que conectó Aquisgrán con Bélgica en 1843. En 1840, Francia tenía 3.000 kilómetros de línea férrea de los 7.000 construidos en el mundo, pero en 1863 su tendido ferroviario ya alcanzaba los 80.000 kilómetros. Estas conexiones permitían que una caja de vino se cargara en la estación de ferrocarril de Burdeos y fuese descargada treinta y seis horas después en Berlín, sin cambiar de convoy. Solo desde un país tan negado como España, que hizo un ancho de vía diferente para que no entrasen ideas de modernidad, democracia y progreso, se puede llegar a valorar lo que este avance estructural significó para la economía y el reparto de la riqueza en Francia, Bélgica, Holanda, Dinamarca, Suiza, Italia y Alemania, que debieron buena parte de ese progreso al hecho de tener interconectadas las vías de comunicación por todo el continente europeo. El otro avance que selló el triunfo mundial del vino de Burdeos es cultural y técnico a la vez, y tiene relación con lo expresado unas líneas atrás acerca de los valores de la civilización francesa: la definición técnica y la decisión de sancionar de manera oficial qué era y qué capacidad debía tener la hoy mundialmente famosa barrica bordelesa. Para que ustedes entiendan el valor extraordinario de aquella decisión, diré que la barrica bordelesa, la más fabricada y la más presente en todas las naves de crianza de las bodegas del mundo, tiene una capacidad de 225 litros; es decir, 300 botellas de ¾ de litro o, lo que es lo mismo, 25 cajas de 12 botellas de ¾. Esto significa que tres barricas bordelesas dan un palé de 75 cajas de 12 botellas, o sea, 900 botellas de ¾. Teniendo en cuenta que 3 barricas bordelesas contienen 675 litros de vino, para los que hacen falta 900 kilos de uva, está más que justificado decir que esa cultura racionalista, positivista y abstracta de Francia protege, ampara y desarrolla tanto la cultura agronómica como su economía y riqueza. Pero la decisión de la exacta taxonomía y capacidad de la barrica no fue un asunto fácil, ni tampoco se debió a la fortuna ni a los dioses. En 1850 (es decir, cinco años antes de la publicación de la famosa clasificación), la Cámara de Comercio de Burdeos remitió una carta al Ayuntamiento de Burdeos en la que solicitaba definir la capacidad de la barrica del país; esta debía tener, según pedían los bodegueros, una capacidad de 228 litros, dado que los impuestos indirectos de la administración francesa eran por barrica, y si la barrica contenía más litros, bajaba la presión fiscal por litro (una dialéctica que ha aparecido históricamente en otras ocasiones). La partida de la barrica bordelesa se jugó a cuatro bandas: el productor, el comprador, el estado fiscal y el fabricante de barricas, que también tenía algo que decir. La dialéctica de esta partida duró once años y el prefecto de la Gironda consultó también a la Cámara de Agricultura regional, y envió un oficio a todos los ayuntamientos para que censaran las barricas existentes en sus comunas, *lieux dits* y *villages*. Finalmente, el 1 de enero de 1867 dictó una ley ejecutoria determinando que a partir de ese momento «el contenido del tonel llamado bordelés es de 225 litros» y haciendo que la extensión de la ley alcanzara por completo todos los sectores y todos los países del imperio. Esto último ayudó naturalmente a la difusión de su uso, y como Francia tenía un acuerdo de libre comercio con el otro gran imperio del momento, el británico, esta bota normalizada y estandarizada también se difundió por todos los rincones del mundo británico: Sudáfrica, Australia y Nueva Zelanda incluidos.

En un país vinícola con 100.000 hectáreas y tal diversidad de *terroirs*, la diferencia de los vinos es acusada, pero hay dos elementos que aportan un denominador común para el carácter del tinto fino de los burdeos. Las variedades dominantes —merlot y cabernet sauvignon— y la crianza en la barrica bordelesa constituyen la patria común. La crianza es variable, de 14, 17 o 20 meses según las características y la estructura de cada añada. Dependiendo de la estructura y la concentración de polifenoles, de color, grado, sabores, maduros, los tintos se crían durante más o menos meses. Superan siempre los trece, es decir, más de cuatro estaciones. Otra característica, ideal para este tipo de vinos, es que las barricas bordelesas han de ser siempre nuevas si se quiere criar en ellas los tintos de la zona. Y preferentemente han de ser de roble francés, de los magníficos robledales que este país tiene en Allier, Nevers, Tronçais. Pero no siempre fue así, pues en el siglo XIX, mientras los robles crecían en los bosques de estas zonas ahora famosas, los robles preferidos eran todavía los de Lübeck, Danzig y Bosnia.

Las variedades tintas, además de ser un pequeño puñado (apenas cuatro) de elegidas viníferas, están también plantadas de manera diferente. La más extendida es la merlot, que con 40.000 hectáreas ocupa en Burdeos casi el 50 % de la superficie vitícola. Esta uva da unos vinos con color y buena riqueza alcohólica, pero con finura, redondos y suaves. Son vinos corpóreos que evolucionan más rápidamente que los cabernets y desarrollan bien sus aromas de madurez en la madera de la barrica. Los tintos de cabernet dan aquí, en su *homeland*, la mayor expresión de su *feeling* varietal, por la cual han sido copiados en todas partes. Es una variedad algo tardía en Burdeos, claro está; se vendimia hacia la tercera semana de septiembre. La cabernet da aromas de frutos rojos y de pimiento, y produce vinos tánicos y expresivos en su potencial. Son longevos y buenos para la crianza y la guarda.

Entre estas dos variedades se llevan más del 70 % del *coupage* bordelés. Pero no son las únicas. Cabernet franc y malbec están muy presentes en los *coupages* que buscan resistencia. La malbec proviene del Alto Dordoña, y con ella se hacían los históricos vinos de Cahors. En Burdeos es más bien un comodín: se usa para cuadrar las mezclas por su rusticidad y lento añejamiento, mientras que la petit verdot, siguiendo una ley no escrita desde que sustituyó a la teinturier en 1850, no suele pasar del 15 %, al menos en los *coupages* de Burdeos. La cabernet franc, mostrando quizá su característica oriental, es otra cosa. Se plantó en Graves-Médoc por su resistencia a los fríos tardíos durante la floración, así como por su buena maduración; funciona también en los suelos más bajos y húmedos de Saint-Émilion. Da vinos herbáceos no muy intensos pero suaves y con cierto glamour; en Saint-Émilion se mezclan sus uvas con la predominante merlot. La carménère, que en el siglo XIX se consideraba un *cépage* del clan de las cabernet y era la quinta variedad más plantada, está ahora en retroceso y para saber de ella es mejor conocerla en el capítulo de Chile, donde se está convirtiendo en una variedad «nacional», y que allí es más auténtica ya que la plantan en pie franco.

Si describimos estos vinos por zonas, encontramos que los Bordeaux y Bordeaux supérieur —las *appellations* de mayor extensión de viñedos— son tintos procedentes de diversos viñedos de toda la zona vinícola bordelesa, una D. O. regional; son vinos de gran diversidad, redondos y aromáticos, que se hacen más tánicos con la guarda. En los *vignobles* de Les Côtes (Bourg, Blaye, Castillon, Côtes Bordeaux) encontramos vinos menos finos pero sabrosones y estructurados; con más glicerina y cuerpo. En Le Libournais, la comarca de los ricos Saint-Émilion, Pomerol y Fronsac, encontramos la pujante finura, complejidad y elegancia de unos grandes merlot criados que, después de su guarda de un par de años tras su salida de la bodega (es decir, unos cinco después de ser cosechados), son muy expresivos y seductores por su aroma mezcla de confitura, especies y frutas. En el Médoc los tintos son finos por excelencia, con buen cuerpo bien maderizado en la crianza pero no dominante en el paladar; son muy longevos, pues tienen gran potencial de guarda. Estos tintos dan ese noble aroma tan lujoso a trufa y a fruta confitada, asociado a la elegancia del burdeos. Graves es la excelencia del tinto fino *claret*, con esa tanicidad tan ligera pero no ausente, de buen color y brillo; esa es su magia; son ligeros con buena fruta y especies, elegantes de boca y de amplio maridaje. Estas dos zonas tienen como curiosidad enológica que sus tintos resultan fogosos cuando son jóvenes y muy nobles y perfectos con la edad. Un sueño para Émile Zola, que tanto los apreciaba.

Burdeos también produce vinos blancos además de los licorizados que ya mencioné en el tercer capítulo; provienen de las variedades aquitanas: sauvignon blanc, semillon y muscadelle. Sus aromas diversos son atractivos gracias a la redondez y la melosidad de la semillon, y a la salinidad y el ahumado de la sauvignon blanc, así que hay todo un amplio espectro de aromas y sabores.

Sin embargo, *Bordeaux, the claret country*, es, sobre todo, un vino, un tinto, un país que se definió por el singular color rojo de sus vinos. Y por su finura de boca. Max Aub, en el capítulo «Del beber» de su obra *Yo vivo*, escribió: «¡Mira esto —dice Enrique, llevando a la altura de los ojos la copa de vino—, mira qué color!».

CRONOLOGÍA DE BURDEOS

57 a. C.	Llegada de los romanos a Burdigala.
379 d. C.	Ausonio escribe *De herediolo*.
1152	Boda de Leonor de Aquitania y Enrique II de Inglaterra.
1241	Decreto *Le privilège des vins à Bordeaux*.
1453	Fin de la pertenencia a la Corona inglesa.
1525	Creación del dominio Haut-Brion.
1640	Desecación de las marismas del Médoc.
1660	Inicio del *new French claret*.
1667-1681	Construcción del canal du Midi.
1723	Construcción de la primera industria de botellas de vidrio para el vino en Burdeos.

6

EL VINO Y EL MAR: MALVASÍA, MADEIRA, *CANARY*

El mar trae todas las cosas, y el mar se las lleva. Los mares han sido el espacio a través del cual se han transmitido las culturas y las civilizaciones, entre ellas la del vino. Así, el continuo trasiego desde el oriente hasta el occidente del Mediterráneo (hasta la caída de Constantinopla en manos de los turcos en 1451) permitió que muchas variedades de uva, muchos tipos de vinos y técnicas de cultivo y elaboración salieran de Levante, desde Jonia, Fenicia, Judea y Grecia, y fuesen transportadas a Italia y sus islas, a la Galia mediterránea, a la Península Ibérica y a las islas: Baleares, Córcega, Cerdeña y Sicilia. Esta última actuó como un gran eje central. En efecto, Sicilia, la Enotria latina, o Magna Graecia, como la llamaron los romanos, sirvió de punto de conexión de todas las costas occidentales con la Jonia, el Peloponeso, la Heraklion cretense y la Chipre mitológica. De tal modo que todo este transporte de su rica viticultura y su mitología convirtió al mar Mediterráneo en un lago vinícola. Con razón dijo Emil Ludwig: «Nuestro Mediterráneo, o mejor dicho, nuestro héroe, es un lago». El número y la calidad de variedades de uva *orientalis* llegadas desde la Jonia son importantísimas: la uva moscatel llegó a occidente en el siglo VII a. C.; la macabeo salió de Judea en el siglo II de nuestra era, y la *vitis mater* del clan de la franc y la syrah llegaron desde el Líbano y Siria a Saintes-Maries-de-la-Mer (la Camarga) durante la primera cruzada. Todas estas transmisiones nos hablan de lo mucho que ha viajado el vino a través del mar.

Muchísimo más tarde, el inicio de las navegaciones oceánicas de los portugueses significó un reto y una oportunidad para el vino como negocio global durante cuatro siglos, que solo fue superado por los acuerdos GATT firmados por la Unión Europea en octubre de 1995 durante aquellos diez días que cambiaron el mundo del vino. Las travesías oceánicas produjeron un cambio estructural en la alimentación y la navegación. Hasta ese momento, las embarcaciones se limitaban a la navegación de cabotaje. Atravesar el Atlántico o el Índico, y no digamos el Pacífico, o circunnavegar el globo era cosa de meses, de años; en esas larguísimas travesías, el agua y los alimentos se acababan o se pudrían, la falta de alimentos frescos debilitaba a las dotaciones, la putrefacción de la comida y el agua provocaban las fiebres, y la carencia de la vitamina C producía el escorbuto, la terrible mancha que conducía a la muerte. El vino ayudó a combatir esas carencias y amenazas. Debido a su grado alcohólico (de 15°, 16° y 17°) y al ácido tartárico, componente natural en el vino, era un gran conservante y desinfectante. Mezclado con agua, impedía la putrefacción y calmaba la sed, y algunos vinos, como el fondillón de Alicante, el oporto, el madeira o el málaga de la «montaña», tenían tanto ácido cítrico —todos los vinos lo tienen, pero estos que menciono, en mayor medida— como para combatir la carencia de vitamina C entre los marineros. El capitán Cook utilizó un derivado del vino en sus largos viajes por el Atlántico y el Pacífico. El *chucrut*, hecho de zumo de limón y repollo fermentado en vinagre, evitaba el escorbuto, pero había que tomarlo todos los días (el viaje duraba más de un año), así que Cook tuvo que usar toda su autoridad moral, que era mucha, y todo el ejercicio de disciplina del que era capaz para imponer ese tipo de dieta; con todo, en tres viajes que hizo no perdió a nadie por falta de sanidad alimentaria. La elección de esa alimentación, unida a la utilización en sus expediciones de las naves de tipo del carbonero del Mar del Norte, fueron la causa de su éxito. Así descubrió la *Terra Australis*, y no es de extrañar que en una de sus primeras aguadas en Australia bautizara —con brindis de oporto— a aquella ensenada, por su exuberancia, como bahía Botánica.

Todas las leyendas del mar que hablan de navíos fantasma,

barcos de velas negras, fuegos de San Telmo y errantes veleros sin vida tienen origen en los barcos que navegaban sin rumbo al haber muerto su tripulación por enfermedades y hambre, con el piloto atado al timón y los gavieros colgando como mortajas en lo alto de sus palos. Magallanes cargó para su gran travesía 417 odres de vino de Jerez y 253 toneles de vino, de los que 200 eran barricas de vino de Alicante, en su expedición de circunnavegación del globo, que distribuyó entre sus cinco navíos. Antonio Pigafetta, veneciano enrolado en la tripulación de este viaje, y también su cronista, narró el efecto que producía la peste negra de las naos. Aun así, al llegar a la zona de los Rugientes Cuarenta (llamada así por los vientos que soplan por debajo del paralelo 40° latitud S), la expedición ya había perdido parte de la tripulación. Este viaje consolidó la gran leyenda del vino de Alicante, el principal integrante del patrimonio histórico vinícola del País Valenciano. La crónica del capitán Thomas James a bordo del *Henrietta Maria*, que zarpó en 1631 en el segundo intento de hallar el paso del nordeste (es decir, la conexión septentrional entre el Atlántico Norte y el Pacífico ártico) nos da un dato bien elocuente; dice en su diario: «Nunca dudé de que estaríamos especialmente débiles al llegar la primavera, y por ello había reservado un tonel de vino de Alicante para esta época. Así, poniendo siete partes de agua por una de vino, hicimos una bebida suave que era un poco mejor que el agua. A cada tripulante le correspondía una pinta diaria de alicante». El *Henrietta Maria* desplazaba 70 toneladas y llevaba una tripulación de 22 hombres. Zarpó del puerto de Bristol el 3 de mayo de 1631. La carga del alicante había llegado a Londres siete meses antes, y en el *Manifest del vi d'Alacant* se indica su origen en la vendimia de 1629.

En la antigüedad, el transporte de vino condicionó la arquitectura naval, tanto de barcos como de puertos, debido a que cargaban casi siempre las ánforas, que viajaban clavadas por su punta inferior al fondo arenoso de los sollados y las bodegas de los barcos. La barrica de roble descubierta por Julio César en la conquista de la Galia cambió esta técnica, y también dio lugar a que las barricas se usasen a lo largo de los siglos para el envejecimiento. Hasta la llegada de las prácticas de envejecimiento de los bordeleses y del tint alikant, que lo convertiría en el mítico fondillón, y de los estudios de Claude Ladrey y Louis Pasteur sobre la microbiología del vino en las barricas en el siglo XIX, la bota, el *tunnel*, la barrica, acabó convirtiéndose en el contenedor del líquido salvador de las grandes travesías oceánicas y también en módulo de transporte del vino en sustitución de las ánforas.

Desde el *grau* de Valencia han zarpado durante siglos escuadras de mercantes con vino dirigidas a los puertos de Sète, Amberes y Londres. El museo marítimo de las atarazanas de esta ciudad debería contar la historia marina valenciana de dicho tráfico. Porque un puerto no es solo un lugar en sí mismo, sino también un nudo nervioso conectado con su *hinterland*. El ajoarriero que hacen tan magníficamente en la Venta L'Home, en Bunyol, o en el bar León, en Cheste, que son los mejores, lo explica bien, así como la cazuela de finísimo bacalao del restaurante El Pi de Naquera; un pescado venido de una despensa natural lejana, muy lejana, del mar exterior, y cocinado *ad hoc* en el *hinterland* del puerto de Valencia... es otra cosa. Porque los puertos son un diafragma de mestizaje e intercambio civilizador. La conexión marítima durante los siglos XV-XIX del puerto de Alicante con el de Londres, como se ve en los registros de los *London Port Books*, da cuenta de ello.

Observemos, por ejemplo, la relación entre Oporto, su puerto, la Vila Nova de Gaia (la ciudad frente a Oporto que alberga las bodegas) y el *hinterland* productor de este maravilloso vino. La necesidad de hacer el nuevo Oporto en el siglo XVII, como señaló Tim Unwin, fue consecuencia de que el antiguo no podía resistir el enorme movimiento que supuso el transporte marítimo del vino desde allí hasta Inglaterra. Y en el mismo Oporto es inextricable la relación entre el sabroso marisco de sus barrios marineros de Matosinhos con el *vinho verde* de la región vecina.

El mar ha sido el nexo de unión y el canal de transmisión de muchas aportaciones culturales; entre estas destaca la que fue consecuencia del transporte y la plantación de las variedades monastrell y malvasía, traídas por mar desde el Peloponeso hasta el occidente europeo. Plantar la primera de estas dos variedades en l'Horta d'Alacant dio origen a un proceso civilizador, demográfico y etnológico de gran valor histórico; en cuanto a la segunda vinífera, fue llevada y plantada en Cerdeña (Alguer), Baleares (Banyalbufar), Cataluña (Rosselló, Empordà y Sitges) y País Valenciano (l'Horta de València, en Xirivella, y l'Horta d'Alacant). El viaje de la malvasía, traída desde Grecia hasta el Mediterráneo occidental por los almogávares, y que antes había sido llevada por los venecianos al Adriático, Creta, Chipre e Italia, fue solo una de las etapas de su largo viaje. Todos estos procesos de intercambio cultural no se limitaron a la plantación y la aclimatación ideal de una variedad más, sino que su influencia alcanzó también a la ordenación del territorio y a las prácticas vitícolas necesarias para la elaboración de vinos. En su larguísimo viaje por mar, esta uva llegó incluso a ir más allá del Mediterráneo, y al final formó parte del cargamento de los barcos que realizarían las grandes travesías oceánicas; de hecho, acabó implantándose con éxito en Madeira, de modo que en la etapa final de su largo viaje desde el Mediterráneo oriental se adaptó en unas islas tropicales atlánticas. Y el gran vino que se elabora a partir de la malvasía, posiblemente el mejor vino de postres del mundo, llegó muchísimo más lejos incluso. Porque el madeira que llaman *da roda* o *torna viagem* es un vino que sale de la isla homónima, viaja por todo el mundo y regresa a su origen transformado por el viaje, un viaje de ida y de vuelta, por eso es *torna viagem*. Su *bouquet* recuerda la proeza que supuso cruzar los estrechos de Sonda y Gibraltar, el paso de Drake, o la aventura que fue doblar el cabo de «todos los tormentos», como se le llamó a un cabo que el rey portugués bautizó luego, para no asustar a los futuros colonos, como de la Buena Esperanza, y posteriormente el conocido como Cape Horn (cabo de Hornos).

Este vino de postre hizo las delicias de Vasco da Gama, Núñez de Balboa, Magallanes, Juan Sebastián Elcano, John Cabot, James Cook, Francis Drake, el almirante Nelson, Louis Antoine de Bougainville... Es sin duda el más naval de todos los vinos, pues se cría y mejora viajando por mar.

EL VIAJE DE LA MALVASÍA

La malvasía es una uva blanca de origen *orientalis*, póntica, que, como hemos dicho, los venecianos llevaron en el siglo XII al Adriático superior, y los almogávares la trajeron a la Península Ibérica desde el Peloponeso griego a principios del siglo XIV por decisión de Ramón Muntaner, general y cronista de la expedición catalano-aragonesa al oriente. La malvasía se asentó especialmente bien en l'Horta de València (Xirivella y Torrent), en Sitges (Penedés), en el Rosselló, en Mallorca y, más tarde, en Quart de Poblet (Valencia) y Olocau (Castellón), y también en *l'Horta* d'Alacant. También se expandió después a los parajes que comunican la Ribera Alta valenciana con la Foia de Bunyol, y, finalmente, a ciertos enclaves del Camp de Túria y el Baix Maestrat. En estas dos últimas comarcas fue conocida como vidriel y daría los blancos de las grandes marcas de los históricos dominios vinícolas Porta Coeli y Carlò.

En Cataluña, la malvasía se plantó en el Rosselló y l'Empordà, cosa comprensible si recordamos que Ramón Muntaner era de Peralada (Alt Empordà). Los almogávares, durante la expedición al oriente, asentaron su cuartel general en la ciudad de Monemvasía, llamada por los venecianos Napoli di Malvosia. De allí trajeron una variedad a la que llamaron, por su origen, *monevasia*; de hecho, en la región de donde procede esta uva todavía se sigue cultivando. Es una auténtica variedad *orientalis* de porte semierguido, tronco vigoroso, fuerte, de sarmientos herbáceos de sección transversal elíptica, contorno liso, totalmente glabro, y con una distancia media entre nudos de 9,5 centímetros de longitud.

Pero fue la dispersión de esta variedad lo que nos obliga a entender que la malvasía no es una variedad, sino todo un clan, como se enseña en el Master Tastavins del Aula Vinícola de Valencia, o incluso una auténtica tribu, como diría el gran ampelógrafo del siglo XVIII Simón de Rojas Clemente en su *Ensayo general sobre las variedades de la vid común que vegetan en Andalucía*, cosa que confirmaría Miguel Comenge, en 1942, en su tratado *La vid y los vinos españoles*, magníficos tratados ambos de viticultura y ampelografía.

Hay cincuenta y cuatro malvasías clasificadas, y aunque algunas sean, de hecho, sinonimias de cepas cultivadas en suelos y climas muy diferentes, estamos ante un grupo de variedades perteneciente a un mismo clan de especies. La que describo aquí, con algún matiz y diferencias de otras cultivadas en el norte, específicamente en La Rioja, Cataluña, Isonzo (Eslovenia) e Istria (golfo del Adriático), es la malvasía de Valencia, que es heredera directa de la que trajo Ramón Muntaner y plantada en l'Horta de Xirivella, al lado de Toris: racimos de tamaño medio, un poco abiertos; pedúnculo bien visible, herbáceo. Sus bayas son de tamaño medio, de color ambarino, pulpa jugosa, zumo incoloro, sabor neutro en La Rioja, y en cambio dulce en el Mediterráneo, con una pepita por grano de promedio. Tiene una brotación media-temprana y una maduración tardía; y es de ciclo largo e ideal para vinos de postre; con un fácil y largo enranciamiento. Comenge, Rojas Clemente y el licenciado José Antonio Valcárcel destacan las malvasías de l'Horta de València por su jugo dulcísimo y su piel versicolor en estado de gran madurez, pues en su tiempo normal de vendimia la describen de color blanco; tiene granos redondos, y con ella se elabora un vino de *bouquet* parecido al moscatel, pero más seco y menos terpénico, aromático, frutoso, un poco amargo y ligeramente salino. Cuenta con un buen poder alcohólico.

La malvasía ha dado vinos famosos. He aquí algunos: candia (Creta), malvasía istriana, malvasías del Adriático (Isonzo y Gorizia), torbato de Cerdeña, malvasía del Rosselló, malvasía de Valencia, cartoixa de Porta Coeli (Camp de Túria) y carlò blanc (Baix Maestrat); naturalmente, también el mítico y legendario *canary* (malvasía de Canarias) y, por supuesto, el madeira. Muchos de estos vinos están elaborados con malvasías diferentes, aunque procedan del mismo clan o tribu. Candia, malvasía blanca, torba-

to, malvasía del Rosselló, malvoisie, trobat, troubat, candida, istriana, versicolor (rojal o vidriel), malvasía riojana (subirat parent), malvazija, malvelzevec, malvasije y malvasie-malmsey (su
voz inglesa) son nombres y sinonimias del clan varietal; bien entendido que algunas son sinonimias de la misma cepa, pero también
encontramos el mismo nombre para distintos especímenes del clan.
Además, la sinonimia en catalán trobat lo es también de la variedad merseguera, que nada tiene que ver ampelográfica y vitícolamente con las malvasías. Esta riqueza de nombres en catalán, francés, sardo, castellano, italiano, croata, esloveno e inglés tiene que
ver con su expansión civilizadora, pues los vinos eran tan singulares como la variedad. Nos habla, sin duda, de la gran movilidad y
capacidad de colonización de este mítico clan vitícola desde su *homeland* en la Grecia antigua.

Monemvasía es una bella ciudad amurallada de la costa orien-

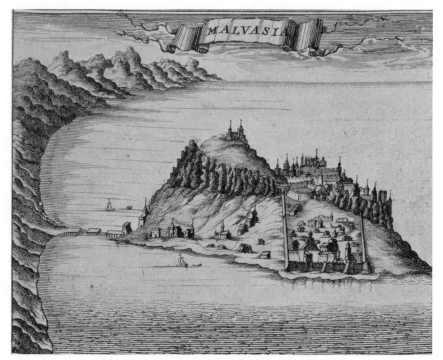

Monemvasía o Malvasía.

tal del Egeo, situada en la base de un promontorio y con el mar
bañando sus cimientos. Tiene su acrópolis en la montaña que la
acoge, en un paisaje mediterráneo que recuerda a la comarca de
La Marina en el País Valenciano. No solo se considera el lugar
que le dio el nombre, sino que además fue el eje de su expansión.
Hugh Johnson, en su impagable *Atlas mundial del vivo* (en la versión actualizada por Jancis Robinson) dice que esta ciudad portuaria «tuvo un papel importante en la Grecia antigua».

En el año 1248, los venecianos plantaron esta vinífera en Candia, en la isla de Creta, si es que no se les habían adelantado unos
cuantos siglos los griegos. Pero, sin duda, fue Venecia la responsable de su plantación en el Adriático y el Mediterráneo oriental, y
de la primera expansión de su uso. Asimismo, gracias a los venecianos se plantaron y cultivaron las malvasías istrianas y del Isonzo, así como las ricas malvasías de Eslovenia. En Creta, a la malvasía se la conoció por su lugar de cultivo y elaboración, y tanto la
uva como sus vinos reciben la denominación de candia, un patronímico que también es el origen de una sinonimia de la malvasía
que se cultiva en Madeira.

Como confirma Michela Dal Borgo, directora y coordinadora
del Archivio di Stato di Venezia, «la primera mención registrada
del vino de Monemvasios, producido en Monemvasía, es de 1214,
y pertenece a un escrito de Nicola Mesarites, arzobispo de Éfeso,
que lo cita junto a otros famosos vinos de Chio, Lesbo y del Eubea».
Por su parte, Ramón Muntaner escribió una Crónica considerada
como la primera manifestación de la crónica historiográfica moderna. Al regreso de la expedición catalano-aragonesa, entre 1307
y 1310, Muntaner se casó con una *pubilla* de Xirivella (al sur de
l'Horta de València), y en su extensa *heretat* plantó las varas traídas de Monemvasía, una variedad a la que llamaron malvasía, que
es como aquellos guerreros denominaban a la ciudad fortificada.
Otros almogávares, que a su regreso se dispersaron y fueron asen-
tándose por todo el litoral de Cataluña y el Reino de Valencia, así
como en las Baleares, también plantaron malvasía allí donde se
instalaron. La importación de viníferas como esta se hacía trans-

portando esquejes. La eligieron para el viaje de regreso porque durante su estancia en el oriente comprobaron que mostraba una gran calidad vitícola y que daba buenos vinos. (Asimismo, por mar y tras una expedición militar, llegó también la syrah desde Tierra Santa al sur de Francia durante la primera cruzada.) De las variedades plantadas en el Reino de Valencia surgieron tres vinos extraordinarios en la historia de la malvasía: el vidriel y otros dos que en la actualidad (y de momento) han desaparecido: el blanco de la Cartoixa de Porta Coeli (Camp de Túria) y el carlò blanc (Baix Maestrat). Otro lugar donde estas milicias reales de la Corona de Aragón plantaron sus vides de malvasía fue en la comarca del Alguer, en Cerdeña. Esta ciudad medieval conserva no solamente la herencia cultural y lingüística catalana, sino también sus vinos y viñas de malvasía, que con el nombre de *torbato* o *trobat,* malvasía del Rosselló, sigue cultivándose, como bien lo demuestran los excelentes vinos del *cellers* Sella & Mosca del Alguer, que con sus 124 hectáreas son un gran especialista del vino mediterráneo. La Institució Catalana d'Estudis Agraris del Institut d'Estudis Catalans, en el n.º 17 de sus magníficos *Dossiers Agraris* (2014), estudió esta variedad en el espacio marino relacional de Cerdeña-Tarragona-Baleares. Esta publicación es fundamental para la comprensión de la excelente e histórica viticultura sarda, tan unida a Cataluña y al País Valenciano, por medio de su malvasía y su giró. Sella & Mosca, con su *tenutta* de viñas plantada en una platea muy parecida al *hinterland* de Monemvasía en el Peloponeso, elabora dos malvasías con el nombre de Torbato: uno joven, más ligero y seco, de 11,5° y equilibrada acidez (5,5 gramos de acidez total por litro), y otro, llamado también Torbato, que tiene más estructura, está elaborado con uvas más maduras, alcanza los 13° y resulta más pleno en boca y sedoso, con igual mineralidad que el joven Torbato. Ambos vinos son la muestra de una gran enología llena de sabia comprensión de la especie y el territorio. Los dos Torbato son de la D. O. C. Alghero, situada al occidente de la isla, con ciudades importantes como Porto Torres y el Alguer. Las malvasías del Adriático —Isonzo, Istria, Friuli (Italia), Marastina

(Croacia) y las Prioroska, Slovenka Istra, Goriska Brda (Eslovenia)— poseen características septentrionales, dictadas por la condición climática del arco marítimo adriático, donde las montañas del Isonzo generan a ambas orillas del mar una mayor pluviometría. Además, las horas de insolación anual son 300 menos que en Córcega, el Peloponeso y Creta, con temperaturas medias inferiores. En Gorizia, el mes de mayor temperatura es agosto, con 27,8 °C, y la mínima se da en enero, con 0,2 °C (la temperatura media anual máxima es de 17,8 °C). Eslovenia es la típica región que tiene una buena exposición al sol, orientada al oeste. El espécimen allí cultivado pertenece a la malvasía blanca y sus vinos son más afrutados y frescos por su acidez, pero más consistentes por su vinificación más prolongada. Son casi siempre monovarietales de malvasía, su color suele ser amarillo pajizo, resultan más alcohólicos que sus homónimos jóvenes sardos, con sensaciones minerales y exquisitamente amargos, y también con algo de tanino que le confiere una boca más plena.

CRUZANDO EL ESTRECHO

La malvasía cruzó el estrecho de Gibraltar y, navegando por el Atlántico, alcanzó Canarias y Madeira, y en ambos archipiélagos fue plantada y dio grandes vinos. En las Canarias, sus suelos devónicos, su climatología y la edafología provocada por los volcanes han reforzado aún más las bondades producidas por su fisiocracia y ubicación. Así, la erupción del Timanfaya (Lanzarote) en 1730, que duró seis años, generó una edafología volcánica que aportó una gran riqueza, como vieron los agricultores canarios después de esta violenta expresión del poder telúrico del archipiélago. A finales de la década de 1490, después de que los españoles derrotaran a los guanches canarios, se introdujo allí la viticultura. La variedad malvasía fue la escogida debido a que, como se ha dicho anteriormente, ya estaba plantada en el litoral mediterráneo de la Corona de Aragón y había ganado mucha fama en Inglaterra desde las cruzadas. Madeira y Canarias estaban en la ruta de las Indias y, después del descubrimiento del continente americano, las islas atlánticas se convirtieron en lugar de avituallamiento para las naves que cruzaban el océano. Canarias tuvo pronto dos mercados: las Indias e Inglaterra. Aunque su cenit durara solo dos siglos (XVI y XVII), al que siguió la decadencia a mitad del siglo XVIII, fue un cenit esplendoroso. El *canary*, que es como llamaron los ingleses a la malvasía del archipiélago, fue el vino que más apreciaron estos durante un par de siglos, junto con el *alikant* o *aligant* (de las dos maneras lo escribieron). Y aunque se hacían dos tipos de malvasía (como en tantos otros sitios), el *canary* dulce era el más apreciado y, junto con el de Alicante, responsable del «gusto viciado de los ingleses», según frase compartida por los ilustrados y patricios viajeros del XIX (Towsend, Ford, lord Swinbury), cuando hacían su tour posgraduación por el Mediterráneo, buscando los orígenes clásicos de la pasión británica por el vino. Claro, lo llamaban «viciado» porque ya en el siglo XIX a ellos no les gustaba; pero ¡qué vicio más rico!, pues no hay otro placer bebible más próximo del nirvana que el que proporcionan los añejos *canary*, madeira, oporto, málaga y alicante. En el siglo XVII, tal como lo cuentan los registros del puerto de Londres, año tras año los precios más altos y los vinos más apreciados fueron los *canary* y *alikant*. En 1632, el precio de un tonel (es decir, 1.068,48 litros) era de 32 libras para los *alikant, canary* y moscatel, y de 26 libras para *sacks* (*sherry*) y málaga. En esa misma época, los vinos de Gascuña (muy apreciados por la aristocracia angevina) se pagaban a 18 libras el tonel, y los de La Rochelle, a 15 libras. En las tabernas y *wine stores*, los vinos *canary* se pagaban a 12 peniques el cuartillo (*quarter*), a 9 para los malvasías y a 6 para los de La Rochelle. En 1639, y como recogen los *Calendar State Domestic Papers*, los precios de los *canary* y *alikant* se igualaron. Se vendían al por mayor a 19 libras por pipa (534,24 litros).

La fama del *canary* perduró incluso durante su casi desaparición en el siglo XIX, un fenómeno que se debió a las crisis de producción isleña y a la aparición de la competencia de nuevos vinos y bebidas concurrentes. En este caso y a diferencia de Alicante, donde genoveses e ingleses se habían introducido en la estructura productiva, los comerciantes ingleses no habían invertido en la producción y la propiedad de viñedos de las Canarias, y los nuevos escenarios los obligaron a desamortizar sus líneas comerciales. Pese a ello, se mantuvo su presencia en la literatura como bebida prestigiosa. La escritora Georgette Heyer, en su novela *These Old Shades*, cuenta que el duque de Avon se había tomado unas vacaciones en Francia, cosa habitual durante la época de Madame de Pompadour. En una escena de esta novela que transcurre en uno de los salones de juegos y tertulias, el Vassaud de París, donde los miembros de la nobleza y la burguesía jugaban, bebían y conspiraban, o conspiraban y jugaban, pero siempre bebían, un burgués jugador se excusa: «Mil perdones, *mylord*, pero estoy sediento. Voy en busca de un refresco». «Por favor —le responden—, no se levante, *sire*. Mi sirviente nos proveerá. León, trae unas copas de *canary* o *burgundy*».

Esta fama de las malvasías es legendaria. Sir Walter Scott, en *Ivanhoe*, no solo apellida a uno de los principales normandos Philip de Malvoisin, sino que el malvasía, como vino singularizado con su nombre, se menciona en los banquetes y agasajos. El personaje de Ricardo Corazón de León se aloja anónimamente en una capilla del bosque donde vive un eremita y le pide que le dé de beber algo más bueno que la pura agua cristalina de la fuente de San Dunstan con que le recibió, y el noble le dice: «Santo clérigo, apostaría mi buen caballo contra un cequí a que el buen guardabosques a quien tenemos que agradecer el venado ha dejado también alguna de bota de vino o malvasía». Se ha considerado, y con acertado pero no único fundamento, que los venecianos pusieron el vino de malvasía al alcance de los ingleses. Fue entonces cuando se aficionaron los isleños británicos al vino, ya en la Edad Media. En la época de las cruzadas, de la primera a la tercera, se aprovisionaron de malvasías orientales. Chipre estaba en manos de los venecianos y fue uno de los puertos de paso y aprovisionamiento, pero también lo fueron Sicilia y el Egeo. Al igual que los almogávares, según hemos visto en líneas anteriores, los venecianos tuvieron cuarteles en Monemvasía, y compraron malvasía en el Peloponeso; de hecho, cuenta la leyenda que la malvasía con la que ahogaron al duque de Clarence en un tonel era originaria del campo de Monemvasía. Detrás del monte que cierra la costa se extiende una llanura muy similar al campo del Alguer, rica en cultivos leñosos mediterráneos: olivos y viñedos. Los almogávares volvían después de sus batallas a su refugio, como Muntaner cuenta en su *Crónica*: «Y Dios después nos dio tan buen tiempo, que muy pronto llegamos a Malvasía; en donde se nos rindieron muchos honores y nos dieron refrescos numerosos». Aún hoy en día, en ese llano la viña es la primera planta de la economía agraria. Más allá crecen sierras muy elevadas, pero en la zona más inmediata al mar hay una platea donde se cultivan desde la antigüedad vides de vinificación.

Las líneas histórica y geográfica que conectan Monemvasía y su vino con Inglaterra pasa por el *canary* y antes pasó por las órdenes religiosas militares, ya que templarios y hospitalarios apreciaban el vino. La unión de ambos en la Orden de Montesa del Reino de Valencia, en el Maestrat, les permitió hacer el carlò blanc con la malvasía vidriel. La versatilidad del clan malvasía se correspondía también con sus vinos, los más dulces, que eran los cosechados con las uvas de la vendimia tardía y que eran especialmente apreciados. Los mercaderes genoveses y venecianos se dieron cuenta muy pronto de la longevidad de este vino blanco, maduro y dulce, que añejaba bien en las travesías por mar, por eso viajó el vino de malvasía del Mediterráneo al Atlántico y conquistó el paladar de los ingleses. Shakespeare decía de los malvasía de La Palma que «alegran los sentidos y perfuman la sangre», frase que influyó en la que luego empleó Walter Scott en su *Ivanhoe*.

En Cerdeña, en la zona de Cabras (Oristano), el Centro de Conservación de las Biodiversidades de la Universidad de Cagliari, dirigido por el profesor Gianluigi Bacchetta, encontró unas quince mil semillas de uva en un paleofrigorífico que mantenía los alimentos a temperatura constante y perfectamente conservados, y que estaba albergado en un *nuraghe* sardo, una estructura troncocóni-

ca de piedra de época prehistórica similar a otros de la cultura ta-
yalótica balear. Según el examen al carbono 14, esas semillas tendrían alrededor de 3.200 años, y según el examen genético, se ha
podido averiguar que se trataría de vernaccia de Oristano y de
malvasía. Estamos hablando de la media Edad del Bronce, cuando
ni siquiera los fenicios habían llegado a la isla (800 a. C.) llevando
consigo la vinicultura. No podemos decir que ya se hubiera desarrollado una técnica de vinificación, pero los elementos recogidos
en diez años de excavaciones confirman que era uva *Vitis vinifera
sylvestris* ya domesticada. El pueblo de los shardani, que habitaban la isla entonces, era muy activo comercialmente y tenía con-
tactos con Chipre y Creta. De hecho, este equipo de la Universidad
de Cagliari está desarrollando nuevas investigaciones en Líbano,
Turquía y Jordania (donde los fenicios cultivaban la vid antes de la
edad nurágica de Cerdeña) para buscar paralelismos entre las diferentes especies de cepas.

La malvasía llegaría a dar incluso una denominación de origen

D.O.	Hectáreas	Número de variedades blancas	Tipo de malvasía
Abona	1.157	9	Malvasía blanca
Gran Canaria	231	15	Malvasía blanca
La Gomera	500	15	Malvasía volcánica y malvasía aromática (vidriel)
La Palma	848	16	Malvasía blanca
Lanzarote	1.823	11	Malvasía volcánica
Tacoronte-Acentejo	1.186	15	Malvasía volcánica
Valle de Guimar	635	13	Malvasía blanca
Valle de la Orotava	357	11	Malvasía blanca
Ycoden-Daute-Isora	350	14	Malvasía blanca

con ese nombre en Cataluña, la D. O. Malvasía de Sitges, que recoge la singularidad y la calidad de la malvasía de esta población marina del Penedés, donde se plantó esta vinífera en el siglo XIV y de la cual, un siglo después, llegó a realizar una importante exportación a Inglaterra y, más adelante, en el cambio de los siglos XIX a XX, a comercializar su licorosa malvasía en Estados Unidos.

La anterior tabla refiere la presencia actual de esta variedad en las denominaciones de origen canarias.

MADEIRA, EL VINO DEL MAR

Madeira es una isla situada en el archipiélago del mismo nombre, formado también por las pequeñas Porto Santo y el grupo de las Desertas y Salvagem, en pleno Atlántico, en la latitud 32° 0' N y la longitud 17° 50' W. Fue conquistada por Portugal en 1416. Se llama Madeira por su extensísimo bosque tropical, que todavía hoy en día cubre una gran parte de su territorio. Los portugueses, para dominarla, le prendieron fuego, pero cuando el incendio llegó finalmente al otro extremo de la isla, la vegetación del bosque selvático ya había cubierto de nuevo el principio de lo quemado. Para Portugal, Madeira fue su *midway*, su puerto refugio-base a mitad del camino hacia Angola y el cabo de Buena Esperanza. El Atlántico, «la mar océana» de los marinos españoles, con su inmensidad y sus tormentas absolutas, que hacen imposible la navegación en su parte central durante el invierno, dejó atónitos a los primeros navegantes que se atrevieron a surcar sus aguas a mar abierto.

Colón, que era mediterráneo, a pesar de conocer el secreto de los vientos que soplan en dirección sur, dijo del Atlántico cuando lo vio por primera vez: «Nunca estuvo la mar tan grande, tan fea y tan hecha espuma», con una prosa precalderoniana que describe la sensación del océano atlante. Madeira tiene 797 kilómetros cuadrados, es un poco más grande que la isla de Menorca, y en la actualidad cuenta con una población que supera el cuarto de millón de habitantes. Su temperatura media anual es de 21,6 °C y una pluviometría de 640 milímetros anuales de precipitación, pero en septiembre, cuando se lleva a cabo la vendimia, la pluviometría es de 30 milímetros.

Por ser una isla volcánica, añade un plus de singularidad y especificidad —por su suelo— a la condición climática del *terroir*. La isla se encuentra a 640 kilómetros del continente africano, a la altura de la Saffy marroquí, y está por encima del trópico de Cáncer; es decir, que tiene un clima cuasi tropical de influencia marítima. Por si los factores comentados no fuesen suficientes, el incendio provocado en el siglo XV dejó un mantillo fértil, consecuencia de la quema de madera relicta, que incrementó la fertilidad de la isla hasta convertirla en un jardín edénico, que como tal da la producción del cuerno de la abundancia. Su orografía es otra de sus gracias y una característica más de la singularidad de sus vinos, y otro de los pilares de su *terroir*. Desde la costa hasta su pico de Arieiro, con 1.810 metros de cota, la isla está estructurada por sus típicas terrazas, donde se cultiva una agricultura mixta (caña de azúcar, bananas, frutas y hortalizas), a la que se añade la viticultura en esos pequeños bancales verticales de viña llamados *poios*, lo que acentúa aún más su aspecto de jardín maravilloso. Entre las terrazas hay grandes paseos donde practicar la felicidad en su sentido más pacífico y dichoso. Madeira es un paraíso. Desde el mar aparece de repente en medio de la nada. Primero es un velo translúcido entre el gris y la niebla, pero es solamente una visión fugaz todavía, una mera sombra blanquecina. Pronto aparece por fin Madeira, que al principio es como una piedra flotante ora verde oscuro, ora brillante, ora marrón. La primera vez que navegué en sus aguas, su belleza se apoderó del gris naval del buque de guerra, me cautivó, y durante mucho tiempo su visión nos acompañó hasta que se perdió por la popa. El mar lo es todo en los vinos de Madeira. Todavía se hacen los grandes vinos de *torna viagem* o *da roda de Indias*, los vinos que van lejos y luego regresan, mejor que cuando zarpó el barco desde Madeira, porque se crían en los sollados de las naves, mientras navegan por los océanos y mares o dan la vuelta al mundo y son sin duda los lujos culturales más importantes de la vinería mundial. Solo si has probado estos deliciosos y exquisitos vinos de postre comprendes que *l'espoir,* como diría Malraux, aún es posible.

La siguiente tabla muestra un resumen de sus características vinícolas:

Variedades blancas	Variedades tintas	Viticultura
Folgasao	Bastardo	400 hectáreas
Malvasías (fina y candida)	Tinta	Suelos basálticos
Sercial	Tinta negra	Textura arcillosa
Verdelho	Verdelho tinto	Ricos en fósforo
Moscatel graudo	Triunfo	Pobres en potasio

Su viticultura es la más singular del mundo debido, naturalmente, a la suma de todos los conceptos y a la singularidad de cada uno de ellos: el clima, la calidez ambiental (un verano perpetuo), su ubicación (a casi 700 kilómetros del continente africano), la buena pluviometría, el suelo basáltico, el mantillo de ceniza y la altitud. Es una viticultura insular pero también de montaña; se ve en las terrazas, en sus diminutos bancales y en el reparto de la propiedad (0,3 hectáreas por viticultor de media), pero también en la altitud, pues hay parcelas a 990 metros de cota. Todo ello hace que la viticultura madeirense sea sorprendente. En mi caso, resultó todo un descubrimiento comprobar que es la única viticultura que relaciona el ciclo vegetal con el ciclo lunar. En nuestro mundo vitícola, para regir bien una finca, debes tener en cuenta el ciclo vegetal de la variedad, las horas de sol y la estacionalidad de las lluvias y los vientos. En Madeira, el ciclo vegetal de las variedades se acompasa con el ciclo de la luna. Allí, el desarrollo del proceso brotación-floración-maduración es tan distinto que no deja otra interpretación. Como viticultor y enólogo, fue una sorpresa, y más aún después de comprobar que los madeirenses no propagan ni comentan siquiera esta singularidad. Estoy de acuerdo con la investigadora Maria Thun y su calendario biodinámico, que estudia y organiza la dinámica de los movimientos de los planetas y las constelaciones, así como los ritmos y estaciones de la luna y del sol, y que clasifica esta influencia en la viticultura de forma general, mayor en ciertos días estructurales: fruto, flor, hoja y raíz, siendo los dos primeros los de mejor influencia. El bodeguero catalán Sergi Ferrer-Salat también ha tenido siempre en cuenta esta influencia en el vino, que por otra parte solamente he visto aplicada una vez en unos viñedos de Surrey (Inglaterra). En parcelas tan menudas y con esa orografía, es imposible mecanizar la viticultura en Madeira (¡bien!), de modo que allí todo el trabajo es manual y el cultivo de la viña es en pérgola (*latada*, en el argot vitícola portugués), que es el típico emparrado de origen romano. Para que la pérgola se mantenga, y dejar colgando los racimos, necesita la ayuda de estacas, tutores y alambres, que es una técnica de origen también romano (*vitis iugata*). Quizá sea una dificultad añadida para aplicar a la viña los tratamientos normales, pero nada es fácil en la vida, y el resultado son estas maravillosas uvas que dan un vino todavía más maravilloso.

El madeira surgió de prácticas culturales propias, de la condición especial de su *terroir* (clima, situación, suelo, orografía) y, finalmente, de la experiencia trascendental de su viaje por el mar. El madeira es un vino licoroso de diferentes colores, gustos, edades y tipos, y tiene una graduación alcohólica comprendida entre los 18° y los 20°. Por su gusto, se clasifican los madeiras en seco, medio seco, medio dulce y dulce. Después de la colonización y hasta el final del siglo XVII, el madeira fue muy consumido en la India. Para llevar el vino hasta allí, las naves tenían que doblar el cabo de Buena Esperanza y ascender hacia el nordeste por el Índico, hasta llegar a Go. Las barricas se cargaban en los sollados de proa, donde se calentaban debido a las altas temperaturas, y lo hacían, además, en un ambiente húmedo, cálido y falto de oxígeno. Tanto mejoraba el vino debido al viaje por mar y a estas condiciones, que muy pronto conquistó una reputación extraordinaria y los precios más altos. Las botas que regresaban a Europa después del *viagem da roda* o de *torna viagem* daban fe de ello. El vino había condensado y concentrado su complejidad y calidad gracias a este acelerado envejecimiento. El actual sistema de elaboración, el llamado *estufagem*, tiene su origen en este proceso que el mar creó para el madeira, y consiste en el calentamiento del vino en sus depósitos gracias a unas camisas y/o serpentines que están en el acero inoxidable de los depósitos; por ellos se hace circular agua caliente (justo lo contrario del proceso de frigocontrol de la fermentación vinosa). Este método, que consigue poner el vino en condiciones similares a las del baño maría, es único en el mundo y surgió de la experiencia cultural de los viajes del madeira y de sus bajas concentraciones de alcohol después de la cosecha. El *estufagem* dura un tiempo no inferior a 3 meses, y durante este tiempo se mantiene a una temperatura de 45-50 °C. Acabado el proceso, el vino pasa por una fase de tranquilidad, de *estagio*, durante 90 días a temperatura ambiente, para permitir su estabilización térmica y vinícola. Esta paz enológica le viene de perlas al madeira, pues es en esta fase cuando se alcanza gran parte de su finura. El madeira tiene diferentes tipos de crianza y envejecimiento, con un tiempo mínimo de dos años en *canteiro* (crianza en barricas).

Veamos en la tabla de la página siguiente los diferentes vinos de Madeira.

El madeira ha sido siempre un vino culto y noble, apreciado por las personas que tienen curiosidad y amor por la vida. Despierta esa sensación de satisfacción y empatía que conduce a los héroes enfáticos a ser buenos ciudadanos, buenas personas, buenos profesionales. El madeira es también un protagonista de la historia. En la guerra de la Independencia americana, George Washington disfrutó de este vino en la posada del embarcadero cuando se preparaba para cruzar el Delaware. El posadero le preguntó si quería una copa de madeira, y Washington le contestó: «Lamentablemente, no hay una botella de madeira ¡en cien millas a la redonda!», a lo que el hostelero replicó sacando una botella. Washington dio las gracias al cielo, compartió el madeira con el posadero y con el coronel Gates, quien, por cierto, fue el oficial que organizó con bri-

Clasificación de los madeiras

Por tiempo en barrica:

Canteiro	Mención reservada para un vino reforzado con 2 años como mínimo de envejecimiento en barrica.
Frasqueira o Vintage	Vino con un 85 % como mínimo de la misma cosecha.
Colheita	Mención para los vinos de un 85 % de la misma cosecha y de la misma variedad.
Solera	Vino envejecido en roble con un mínimo de 5 años y de calidades destacadas, cuya solera no permita sacas de más de un 10 % de la solera original y cuya cantidad máxima de sacas es de diez adiciones.
Más de 40 años de edad	Vinos excepcionales cuyas características sean conformes a los patrones de los grandes madeiras con edad superior a los 40 años.
10 años de edad, reserva especial o reserva vieja	Vinos con una edad superior a los 10 años y máximo de 15 años que pueden indicar la variedad.
5 años de edad	Vinos con edad superior a 5 años e inferior a 10.
Rainwater	Vinos con una edad máxima de 5 años con un color entre dorado y medio dorado.
15 años o reserva extra, y otras edades	Indican que los vinos han tenido ese tiempo, el reserva extra está entre 15 años mínimo y 20 años máximo.

Por color:

Muito palido	Mención reservada a los vinos muy abiertos de color, pálidos de color cítrico transparente.
Palido	De color paja típico del madeira poco madurado durante la fermentación.
Dourado	De mayor densidad cromática con reflejos dorados y brillantes.
Meio escuro	Buena riqueza cromática con tonos levemente acastañados.
Escuro	Profunda intensidad cromática con extraordinaria mezcla de tonos anaranjados, cobrizos y acastañados.

llantez el cruce del río por parte del ejército (los cruces de un río, los desembarcos y las retiradas siempre son las operaciones militares más difíciles). Aquel madeira reconfortó el espíritu de Washington tanto como el fervor que sentía por la libertad de su patria; un fervor que compartía con otro capitán de la libertad y la declaración de derechos humanos, Thomas Jefferson. Por eso es lógico que la firma de la Declaración de Independencia fuese celebrada con madeira, como bien se puede ver en el Smithsonian Institute y en *La vida de George Washington*, escrita por Washington Irving en 1859.

El madeira es un vino para la humanidad y la eternidad. Si alguna vez tienen la oportunidad, prueben el vino *da roda*, el que aún se cría en los sollados de las naves que navegan alrededor del mundo, y se sentirán capitanes de sí mismos, adalides de la felicidad. Debió de ser por esta razón que Jefferson, como buen *squire*, un caballero rural, introdujo en la Declaración de Derechos de Virginia (y los otros ilustres virginianos estuvieron de acuerdo) el derecho a la felicidad.

7

LOS VINOS DE POSTRE: OPORTO, MÁLAGA, *ALIKANT*, XEST

Dice el filósofo que desde la infancia todos partimos en busca de una visión; es posible que sea así. En ese caso, Proust tiene razón cuando afirma que «la patria de cada hombre es su propia infancia». Antonio Machado lo dijo de una manera muy bella: «Mi infancia son recuerdos de un patio de Sevilla». En cuanto a mí, he sido bendecido por los dioses con la afición por los vinos de postre. Me destetaron con el añejo vino de mi pueblo, hecho con la variedad PX (pedro ximénez) cultivada en Los Visos y en el alto del Vaste. Aquellas uvas alcanzaban los 17° naturales y se redondeaban con merseguera y/o plantanova del Pinar y de los Pinos Veros y con moscatel de El Riuet. La bota familiar, alojada en la *bodegueta* de la casa valenciana *a dues mans*, es decir, con un acceso central y sendas dependencias a ambos lados, contenía la madre del primer vino con el que hicieron los cordiales allá por el tiempo de la posterior repoblación, o sea, después de la expulsión de los moriscos en 1609. La mader ya no aportaba más que el efecto contenedor, pero había dejado ya todo lo que tenía que dejar en la madre y la solera del primer vino. Después de 1937, la elaboración se hizo en la mítica cooperativa La Carabassa que mis parientes, y otros como ellos —el auténtico pueblo xestano— habían formado en 1937 en plena Guerra Civil. Mucha gente, entre ellos mi padre, iba a comprar con la *garrafeta* este exquisito elixir al que le pusieron de nombre comercial Ramat. Este añejo era generoso, fragante, reconstituyente y restaurador, tenía un *bouquet* amplio y armónico que sabía a terruño, a país, a fruta y a viña, cálido y fresco al mismo tiempo, fuerte para salvarte y amable para conquistarte. Mi padrino y tío, que además de ser un gran viticultor, era un hombre entendido en la cultura y en el vino, me habló con admiración de que en otra parte del Mediterráneo, en los montes de Málaga, había un vino hecho con las mismas uvas, y que era una joya. Yo era un crío, y como en ese momento estábamos tableando y al mulo aquel —magnífico ejemplar— había que prestarle más atención que a la *xarrada*, tomé nota mental y lo archivé en la memoria, por si en el futuro me era de utilidad. ¡Y vaya si lo fue! También en la otra cooperativa de mi pueblo, la Cheste Vinícola, hacían un añejo superlativo, un gran vino al que la botella había mejorado su *bouquet*, el Cambrillas de PX y con 15°. Aún recuerdo su grandeza y hasta la echo de menos.

Los vinos de postres son los que se degustan, por ser su natural destino manifiesto, en las sobremesas y a los postres, lo mismo que en las tertulias vespertinas y las meriendas. De hecho, son vinos con tan larguísima historia que se tomaron incluso para comer. La humanidad no siempre ha comido igual, pues no ha vivido igual. Estos vinos de postre se empleaban durante los siglos XV al XIX, en las largas travesías oceánicas, como elemento sanitario, energético y alimentario cuyo objetivo era mantener vivas a las tripulaciones. Alejandro Dumas narra en *El conde de Montecristo* una escena en la que el justiciero protagonista invita a merendar al conde de Cavalcanti y le ofrece sus mejores vinos. «¿Un vaso de jerez, de oporto, málaga, de alicante?» Y Cavalcanti le responde: «¡Alicante, es mi vino predilecto! Con bizcochos, ¿no es verdad?». Este es un buen ejemplo del destino y uso histórico de estos grandes vinos, ¡y tan grandes! Montecristo le ha ofrecido en un momento a su invitado cuatro de los grandes vinos de la historia.

El conde húngaro Agoston Haraszthy, uno de los padres de la patria vinícola californiana (con el mallorquín fray Juníper Serra y el bordelés Jean-Louis Vignes), fue uno de los grandes vinateros americanos, como veremos más adelante. Pero además fue un magnífico escritor que en su libro *Grape, Culture, Wines And Wine-making* (1862) nos dice: «Los vinos de Málaga son vinos de

postre españoles de la Andalucía oriental, en donde las uvas madu-
radas por el sol y la suavidad del clima producen un jugo azucarado». El vino de Málaga es un buen ejemplo de lo que son los vinos
de postre, y su capacidad para aportar multitud de sensaciones. Su
gran paleta de colores y amplio espectro de aromas y sabores hacen que nos causen curiosidad y felicidad: colores que van desde el
amarillo hasta el negro, pasando por el rojo ocre; aromas florales y
frutales que van desde los vinos no criados y los vinos dulces naturales (VDN), hasta los profundos y complejos vinos añejos y trasa-
ñejos; y sabores que van desde los varietales afrutados hasta los
sabores propios de los vinos muy envejecidos, y de los secos a
los dulces. Tanta variedad nos permite elegir un vino de postres de
acuerdo con nuestro gusto para cada momento y para el cierre
de una buena sobremesa.

Una importante *wine list* de la casa James Christie de Londres
en una cotizada subasta de los vinos más estimados de Inglaterra en
1769 nos habla de las preferencias y los tipos de vinos de aquella
época. La oferta para el año en cuestión, que se llevó a cabo en el
Pall Mall londinense, fue de 400 docenas de botellas de oloroso
madeira, hock añejo, borgoña generoso, calcavella (vino dulce
portugués), málaga y *tent* (el vino de Alicante con uno de sus nombres ingleses).

Pero este gusto cambió. Podemos considerar el siglo XIX como
la era de la bifurcación de los gustos del vino debido a los cambios
en la vida doméstica y cotidiana provocados por la industrializa-
ción, que se extendió por toda Europa y Norteamérica. La consolidación de los tintos al estilo Bordeaux y Bourgogne permitió saborear unos tintos más finos, algo reducidos, de singular tanicidad y
cuerpo más ligero que los servidos hasta entonces para acompañar
la comida. La ordenación del territorio bordelés, su consolidación
enológica con sus métodos de elaboración del *claret*, y el renacimiento de la Borgoña, hicieron que estos grandes vinos fueran los
preferidos en almuerzos, comidas y cenas como acompañantes de
los platos centrales. Como podemos ver en los menús de eventos
emblemáticos del XIX, además del champán, las cartas de los me-

nús ya indicaban un momento y un tiempo para blancos y tintos de mesa, como vinos secos y tranquilos; mientras que los jerez, oporto, málaga y otros se servían para los postres y la sobremesa, y así eran situados al final del menú. Un cronista de la época escribe que no es apropiado «comenzar por el jerez, el madeira, el marsala, es decir, por licores que destruyen el apetito en vez de estimularlo; estos vinos sin par como el jerez deben venir después de los renombrados tintos».

En el menú de lista de comidas de S.M. Alfonso XII en noviembre de 1876 (la comida diaria del rey de España) están el sauternes y el champán para las sopas y el salmón, y jerez, madeira y málaga para los postres y el helado. A finales del xix, un menú del káiser Guillermo II de Alemania tenía Château Latour 1868 para acompañar los entrantes, pescados y cordero; y para el postre, que consistía en *orange cream*, *pudding*, quesos y frutas, había un Porto Sandeman 1873 y un Pajarete,* además de un jerez 1864 de «Peter» (sic) Domecq. Cuando Alfonso XII recibió en el palacio de Oriente al príncipe de Gales el 30 de abril de 1876, le ofreció: blancos de Valdepeñas y tintos de Cariñena para acompañar cocido a la española, bacalao a la vizcaína, vaca estofada con menestra a la andaluza, calamares en salsa negra, ropa vieja a la castellana, pollos con arroz a la valenciana, perdices en escabeche y bartolitos a la Botín. Para hacer boca, empezaron con una manzanilla de Sanlúcar, y para finalizar este larguísimo y denso ágape, les sirvieron un jerez amontillado. El orden descrito es el del menú, con lo cual después del cocido llegó el bacalao a la vizcaína. Menos mal que tenían un valdepeñas y un cariñena, poderosos vinos capaces de desgrasar lo que se les pusiera por delante. Y, finalmente, les llegó la bendición de un amontillado viejo de Jerez, que les ayudaría a hacer la digestión... ¡y la siesta!

La presencia de los vinos de postre en las sobremesas sigue estando institucionalizada en la restauración más exigente. En la inglesa es común que, al final de la comida, además de traer un carro

---

* Nombre popular de un vino dulce malagueño.

con los postres, generalmente tartas y dulces, acerquen a los comensales otro para los vinos de postre y los licores. Magníficos carros de excelsa selección de botellas que permiten a los comensales elegir entre un madeira, un oporto, un jerez, un málaga o cualquier otro. Es una escena sublime ya que estos grandes vinos son presentados con la dignidad y la pompa que merecen. Los hacen más atractivos, y los invitados pueden ver así sus maravillosos envases, sus preciosos etiquetados y escoger un *vintage old* oporto o un tawny de 20 años, un málaga transañejo o un oloroso de vieja solera, un madeira de 10 años o un gran fondillón.

Los vinos de postres, tanto secos como añejos, combinan muy bien con higos, almendras, dátiles y otros frutos secos, con el pan de higo, la torta de Santiago y, naturalmente, con mazapán, tarta de queso y frutas ácidas como la piña, la fresa o, hoy en día, también con el kiwi.

Los vinos dulces con mayor o menor envejecimiento son ideales para acompañar el queso roquefort o el cabrales, las trufas de chocolate, el helado de turrón y los postres almendrados, *cocas de llanda*, *cocotets*, además de bizcochos, borrachuelos o pestiños, tartas de galletas, pastas de té inglesas, pasteles de chocolate secos y tartas de moka.

John Keats, el gran poeta romántico londinense, dejó escrito en su «Oda a un ruiseñor» los versos que mejor expresan el amor a la cultura y significado de estos grandes vinos:

> ¡Oh, qué daría por un trago de vino añejo,
> Que por muchos años
> Ha reposado tranquilamente
> En la profundidad de la tierra cavada!

MÁLAGA, LA GRAN BENDICIÓN

La historia de la vinicultura malagueña se remonta al año 600 a. C. con la fundación de Mainake, donde los griegos establecidos en lo que luego sería Málaga enseñaron la viticultura a los pueblos locales. El primer testimonio histórico de la elaboración de vino en Málaga data del Bajo Imperio romano, y consiste en un depósito prismático de fermentación descubierto en Cártama, a unos 30 kilómetros de la capital. El 12 de enero de 1502 se publicó la primera Cédula Real acerca del «vedamiento y meter del vino en la provincia de Málaga», que es el primer antecedente de la creación de la Hermandad de Viñeros de Málaga, precursora en sus funciones de lo que siglos más tarde sería el Consejo Regulador. En 1806, por Cédula Real, se creó la Casa y Compañía de Comercio de Viñeros de Málaga, y en julio de 1900 apareció el Reglamento de la Asociación Gremial de Criadores Exportadores de Vino de Málaga, que debe velar por los intereses generales del comercio de vinos, y garantizar, por medio de su sello de origen, la legitimidad de los vinos destinados a la exportación. A petición de estos Gremios de Viñeros y Vinateros de Málaga, se consiguió, el 8 de septiembre de 1933, la concesión del Consejo Regulador de la Denominación de Origen Málaga, cuyo primer reglamento fue aprobado el 20 de octubre de 1937.

Estos vinos tienen una larguísima tradición de posicionamiento y fidelidad. En el siglo XVIII, durante el reinado de la zarina Catalina II de Rusia, el mercado ruso para los vinos de Málaga era grande. En el *Compendio cronológico de historia actual del Imperio ruso*, de 1796, dice su autor Luis del Castillo que «estos tienen mucho mercado y despacho en Rusia» y que Gálvez, el embajador español, obsequió a Catalina II con unas cajas de vino de Málaga. Tanto le gustó este dulce néctar a la emperatriz de Rusia, que eximió a los vinos exportados desde Málaga de todo impuesto en su imperio.

Las zonas de producción del málaga

El territorio vitícola de la D. O. Málaga lo forma un marco geográfico perfectamente delimitado. El espacio rural de Málaga visto desde el mar, con la espalda al Mediterráneo, es como un gran anfiteatro. La platea y el escenario son muy bajos y están destinados a los frutales exóticos que en la provincia, gracias a su clima y suelo, son los mejores de la Península. Las gradas superiores están destinadas al cultivo montañés de la vid. Un arco que envuelve desde las alturas este paisaje, que es una gloria bendita de la naturaleza. Desde este observatorio y de oeste a este, siguiendo las manecillas del reloj, encontramos las siguientes zonas:

- Manilva: en el límite con la provincia de Cádiz, con suelos albarizos situados en colinas suaves próximas al Mediterráneo. Su clima tiene influencias atlánticas y mediterráneas, con escasas lluvias. La variedad predominante es la moscatel.
- Norte: extensa altiplanicie con suelos rojos pardos y componentes calizos. El clima es continental, con inviernos fríos y veranos calurosos, y su pluviometría anual es de 500 l/m^2, pero con lluvias irregulares y a veces torrenciales. Las variedades más cultivadas son la pedro ximénez y la doradilla; esta última, como señaló el ampelógrafo valenciano Simón de Rojas Clemente, es autóctona de la zona.
- Axarquía: esta mítica comarca, de orografía muy accidentada, caracterizada por sus laderas de fortísima pendiente y con bancales estrechos y casi colgados de las laderas, está rodeada por el norte de montañas muy elevadas. Sus suelos son poco profundos, de pizarras en descomposición, muy sueltos, producto del arrastre que provocan las lluvias. La Axarquía es un enclave montañoso meridional marino de clima mediterráneo, cálido, benigno, templado y poco lluvioso. La mayor parte del viñedo predominante en la zona es de la variedad moscatel, que da lugar a sus míticos vinos dulces y a los VDN de moscatel de la Axarquía. La ancestral variedad romé se ha convertido en su *vitis homeland*, su territorio de reserva.
- Montes: es la cadena montañosa que rodea la ciudad de Málaga. Territorio caracterizado por una orografía complicada,

con grandes pendientes. Sus suelos, poco profundos y muy
erosionados, están formados básicamente por pizarras cam-
brianas. A consecuencia de esa complejidad orográfica, existen diferentes microclimas en la zona, con desiguales temperaturas y pluviometrías. Es un territorio típico de la Iberia
meridional, una tierra de secano, con terrazas y pequeñas
plateas mezcladas con ramblas, con cultivos y arbolados leñosos (viñedos, olivos, algarrobos). Es la mítica zona que durante siglos fue conocida lejos de España como «Montaña» y
daba los vinos más buscados y bien pagados de Málaga en
Inglaterra y Estados Unidos. Las variedades predominantes
son la pedro ximénez y la moscatel. Sus transañejos son legendarios como vinos completos aromáticos, abocados, generosos y sabrosos. En los montes, la riqueza del suelo y su
fertilidad dan buenas cosechas y calidad en los mostos. Las
elaboraciones se hacen en los pequeños lagares de las casas-
bodega donde viven los viticultores de los Montes de Málaga, un pueblo ejemplar por su devoción a la viña y a la tierra;
unas gentes que, como agricultores mediterráneos que son,
respetan las ancestrales creencias del *aporthetos*, la ley no
escrita que dice que la tierra es inviolable. Allí la pedro ximénez da una concentración tan grata de tomar, mezclada con
la moscatel madura, que es la clave del triunfo de estos vinos.

Agoston Haraszthy nos dejó en su mencionado libro una descripción de los Montes de Málaga, un lugar paradisíaco por el que es
un gozo caminar: «La apariencia del país es pintoresca; en lo alto
de los Montes, en sus laderas y barrancos, construyen sus casas. El
suelo es rojo y rocoso. Son montes muy empinados y el cultivo se
hace manualmente, con azada. El vino que probé tenía un gusto y
un aspecto de cereza madura. Está hecho de la misma manera que
utilizaban los romanos cuando dominaron el país. En mi viaje por
España, esta fue la primera vez que vi el país real con sus prácticas
culturales habituales. Nuestro camino nos condujo a la cima de las
colinas a través de los viñedos plantados desde los pies hasta lo

alto de los Montes. Llegamos por fin a la cima de los Montes y tuvimos una magnífica vista de Málaga y su fértil valle. El panorama es hermoso y durante unos momentos olvidé todos los problemas de mi viaje mirando la esplendorosa escena que tenía ante mí, llena de olivos, viñedos, naranjos y limones. Todo me sonreía». De este modo lo describió entonces este ilustrado y nobiliario vinatero húngaro, y lo mismo puede contemplar hoy cualquiera que tenga la fortuna de visitar Málaga. Así son sus vinos, hijos de una cultura ancestral que ha creado una civilización vinícola, la de Málaga y sus vinos.

Estos son los tipos de vinos de Málaga:

- Vinos de licor, encabezados con alcohol vínico.
- Vinos sin adición de alcohol, con fermentación natural: de uva sobremadura, entre los que se encuentran los VDN; de uva pasificada y vino seco.

La elaboración de los VDN se realiza a partir de uva sobremadura de las variedades moscatel o pedro ximénez. Es un vino que se obtiene sin ningún aumento artificial de su graduación, y con el alcohol procedente, en su totalidad, de la fermentación.

Los vinos de licor pueden ser secos, semisecos, semidulces y dulces, y todos se elaboran con adición de alcohol vínico. Los vinos de licor dulces son los que tienen una más compleja elaboración y reciben diferentes nombres a partir de cada técnica específica:

- Maestro: es el vino dulce en el que la adición de alcohol se realiza antes de que el mosto comience su fermentación, pero permitiendo que esta se realice de forma muy lenta.
- Tierno: es el vino dulce elaborado a partir de uva largamente asoleada, que produce mostos con un contenido en azúcares superior a 350 gramos por litro. La adición de alcohol se realiza recién iniciada la fermentación.
- Dulce natural: es el vino dulce obtenido a partir de mostos con un contenido en azúcares superior a 212 gramos por li-

tro. La adición de alcohol al mosto se realiza cuando el vino ha alcanzado la cantidad de azúcar deseada.

Cada bodeguero crea su vino dulce de licor conforme a una tipificación y un ensamblaje tradicionales, utilizando para ello los vinos antes citados, aunque dichos vinos pueden presentarse también directamente al mercado. Además, para elaborar algunos de estos vinos de licor se emplea el arrope, que es un mosto obtenido mediante la adición del fuego directo o baño maría, y que aporta los tonos de color característicos de los málaga.

Los vinos con D. O. Málaga reciben diferentes menciones tradicionales atendiendo a sus características y en función de su envejecimiento, color y elaboración. Según su envejecimiento, se denominarán: Pálido (si no tiene envejecimiento ni arrope); Málaga (si tiene un envejecimiento mínimo de 6 meses en bota de roble); Noble (si tiene un envejecimiento mínimo de 2 años); Añejo (si tiene un envejecimiento mínimo de 3 años), y Trasañejo (si tiene un envejecimiento mínimo de 5 años). Según su color, y de menor a mayor contenido de arrope, pueden ser: Dorado o Golden, Rojo Dorado o Rot Gold, Oscuro o Brown, Color y Negro o Dunkel. Otros términos tradicionales en cuanto al tipo o estilo de vino, que también se han utilizado para denominar los diferentes málagas, son: Sweet, Dulce Crema o Cream, Pale Cream, Abocados, Dry Pale o Pale Dry y Pajarete.

El asoleo

Los vinos de Málaga son también el resultado de la fisiocracia de esta tierra. Su elaborador busca en la naturaleza una aliada extraordinaria que colabora con fidelidad con sus prácticas y creencias ancestrales. Para la obtención del vino dulce parcialmente fermentado, y también de los vinos tiernos, se realiza el asoleo, una tarea tradicional que consiste en extender los racimos de uvas al sol en los denominados *paseros*. En la Axarquía, los paseros son pequeñas construcciones en pendiente, de 7 u 8 metros de longitud por casi 2 metros de ancho, orientados al mediodía para aprovechar al máximo el sol.

En la comarca norte, los racimos se extienden sobre esteras para su asoleo. Además, los racimos se remueven uno a uno periódicamente para obtener una exposición solar uniforme, y se protegen por la noche con una lona para evitar el rocío de la mañana. El tiempo de asoleo varía según el tipo de vino que se vaya a elaborar, y para el caso de los vinos tiernos, llega hasta los 12 días, con lo que se obtienen mostos de hasta 28° Baumé (escala elaborada en 1768 por el químico francés Antoine Baumé, que mide el alcohol en potencia que tendrá un vino de acuerdo con la concentración de azúcar del mosto). Es una práctica única que aporta al vino la dulzura necesaria para ser un buen málaga.

Málaga y su país, su territorio, en las altas colinas de la Axarquía y Montes de Málaga, están habitados por un pueblo vitícola admirable que aún conserva las virtudes humanísticas que jamás debimos perder, ni en el oficio ni en lo social. Por eso sus vinos son tan buenos, tan ricos, tan nobles, tan sanos... Un tesoro producido por gentes humildes y sencillas, generosas y hospitalarias. Yo siempre recuerdo con orgullo y placer el disfrute que estos vinos maravillosos producen en la gente. En mi juventud, al mando de una pequeña unidad de la Infantería de Marina, hicimos una larga marcha hasta los Montes de Málaga. Para animar a aquellos conscriptos, yo les contaba la historia y la magnificencia de los vinos de los Montes de Málaga, tal como me la había contado mi tío y padrino durante mi infancia, donde las uvas pedro ximénez y moscatel producían los más sabrosos y naturales vinos del mundo. Cuando por fin llegamos, tuvimos la recompensa anunciada, pues las gentes de las pequeñas explotaciones vitivinícolas nos recibieron en sus humildes casas, dándonos asiento a la lumbre y de beber el preciado néctar, su gran vino. Y mientras paladeábamos con fruición aquel caldo generoso, dulce pero a la vez añejo, tuvimos la satisfacción de recibir la hospitalidad y el candor del alma del pueblo andaluz. Y todo ello —los pequeños viñedos junto a la casabodega, los montes, el clima, la vecindad del mar y la cultura de esos viticultores montañeses— es lo que hacía, y aún hoy hace, que el vino de los Montes de Málaga sea uno de los grandes *crus* del mundo. Todo lo cual demuestra que los grandes vinos tienen en la producción con origen, el respeto a la tierra y a las especies cultivadas la base cultural de su filosofía, y la felicidad de las gentes que tienen la suerte de beberlos.

OPORTO: PAÍS Y TERRITORIO

La primera vez que visité Oporto entré por el mar. Atracamos en el largo muelle del Duero (el Douro), dominado por el imponente puente de hierro construido por Eiffel (1876), y hermano del que construyó este mismo ingeniero en la Borgoña, el puente de Dijon sobre el Ródano. Es una buena forma de entrar en Oporto, y en el oporto, ya que el mar ha sido determinante en la creación de este vino. Siempre que he visitado Oporto y su país he tenido la misma sensación, la de sumergirme en un mundo singular y único. Oporto y sus vinos son una civilización, como lo son las regiones vinícolas de la Champaña, Madeira, Jerez, Málaga, Burdeos o Borgoña.

El valle del Douro, el lugar del origen y producción del oporto, es un territorio de 245.000 hectáreas de las cuales 40.000 son viñedos. El río que serpentea a lo largo de 150 kilómetros hasta la frontera con España, entre las vertiginosas vertientes de las montañas que lo encajan, es un factor constitutivo tan importante de este vino como el suelo y el clima.

Este lugar ha sido cuna ancestral del cultivo de la vid y de la elaboración de vinos. Pero el gran vino generoso y añejo que es el actual oporto surgió a finales del siglo XVII y principios del XVIII, y entonces lo consolidó el incremento de la exportación de estos vinos a Inglaterra, su alter ego, su espejo en la ecuación civilizadora de estos vinos. A mediados del siglo XVII, y a pesar de ser un tinto consistente, con graduación y color, tenía problemas para resistir la navegación. Era un vino típico de país, un caldo rural, *patois*, un poco de pasto, robusto, abocado y poco fino, pero del gusto inglés. En el último tercio del siglo XVII, los importadores ingleses estaban muy asentados en Oporto y poco a poco se adentraban hacia el interior del país. Dos hijos de un importador de Yorkshire, enviados allí por su padre para que aprendieran el negocio, se introdujeron en el Alto Douro y, al llegar al monasterio de Lamego, el abad les confesó que había añadido brandy durante la fermentación para mantener el sabor dulce y darle más cuerpo. Sea la leyenda real o apócrifa, da a entender que el vino de Oporto surgió de la necesidad inicial de encabezar los vinos para fortalecerlos en su viaje al norte de Europa, para finalmente desarrollar la técnica que consiste en añadir alcohol durante la fermentación y así mantener la dulzura natural y preparar los vinos para su añejamiento, que es el estilo vinificador propio de Oporto. Este estilo, que consiste en llevar a cabo la crianza en botella después de su licorización, tuvo en Inglaterra un éxito apoteósico como consecuencia de toda esa interacción humanista, comercial y literaria. ¡Ah, lo que ha sido Inglaterra para el vino! Si no existiese, habríamos tenido que inventarla. ¡Inglaterra ha sido la creadora de muchísimos y grandes vinos, alimentadora de su *élan*, beneficiadora de su comercio! A partir de 1776, cuando se crían ya las primeras botellas, el oporto conquista definitivamente Inglaterra. Su aristocracia y su alta burguesía se hacen devotas de este gran vino hasta convertirlo en su preferido. Surge una figura real y literaria, la del *three bottle man*, el que se bebía tres botellas de oporto en una sola sesión. En el siglo XIX, el oporto se convirtió en el vino de estilo inglés, el que caracterizaba su sentido de la vida, su *joie de vivre*, su flema.

En 1852, Inglaterra importó 38 millones de litros de oporto. Había transcurrido un siglo desde la creación de la receta del estilo propio del oporto, y en ese tiempo se consolidó definitivamente su éxito inglés, así como la cultura, el comercio, la viña y el vino, que habían creado un elixir inolvidable. En esta estructura de país y territorio, la orografía y la ordenación territorial fueron claves. Un total de 85.000 parcelas de viñas se clasifican en función de la naturaleza del terreno, su posición y su altitud, las variedades y la edad de las cepas; pocos viñedos en el mundo tienen una ordenación tan precisa. Los vinos con origen denominados oporto son grandiosos, como abrupto y grandioso es este valle fluvial.

El Duero y sus afluentes, con su orografía escarpada de valle profundo, donde agua y piedra se dan la mano, son el crisol mágico en el que nació esta civilización. El clima de este país es seco y caluroso en verano y, en cambio, tiene inviernos muy fríos, que son compensados por la titánica y centenaria cultura de los viticultores del Douro, que han excavado, abancalado y parcelado la roca viva para enraizar sus viñas. Las raíces de las cepas llegan a más de 20 metros de profundidad, y las fragmentadas piedras las protegen de las heladas con su calor, recibido de la insolación, lo que es esencial cuando llegan las brotaciones y las floraciones.

Las variedades de uvas del oporto son:

- Blancas: malvasía fina, viosinho, donzelinho, gouveio, códega y rabigato
- Tintas: amarela, barroca, roriz, touriga francesa, touriga nacional, cão

Veamos en la siguiente tabla los tipos y características de los vinos de Oporto.

Esta conjunción de *terroir* y cultura, este vino que unía producción y consumo feliz en Inglaterra, tuvo su garantía institucional al poco de nacer. El marqués de Pombal, gran hombre de Estado portugués, creó en 1756 la Companhia Geral da Agricultura das Vinhas do Alto Douro, que es la institución reguladora que dotó a los vinos de Oporto de un instrumento de vigilancia, severo y regulador. Esta *companhia* ordenó la dialéctica entre los viticultores y los comerciantes, y su efecto ha perdurado y ha permitido garantizar la defensa de los valores de este gran vino durante los dos siglos siguientes. No es solo cosa del pasado. En la actualidad, y desde que en la década de 1980 el Banco Mundial realizara grandes in-

Oporto blanco	Finos, son semis, secos y dulces.
Oporto tinto	Tintos con carácter resultante de mezclas de diversas parcelas.
Ruby	Porto rojo, con gran intensidad de frutas y frescura.
Vintage Character	Mezcla de vinos de calidad superior de 3 a 4 años de edad. Es el más tánico de todos los oportos.
Tawny	Llamado así por su color leonado. De 3 a 5 años de edad. Envejecimiento rápido donde pierde su color rojo inicial para leonarse. También hay con indicación de añada.
Vintage	La exquisitez de oporto solo de las mejores cosechas. De calidad excepcional sin mezclas, se envejecen 2 años en roble y después en botella.
Late Bottled Vintage	Vino de una añada envejecido entre 4 y 6 años. Carácter maduro afrutado y tánico.
Colheita (reserva)	Son vinos de una sola cosecha, marcada en la etiqueta, clasificados como reserva o *millésime*.

versiones para reestructurar la comercialización, la ordenación del territorio ha demostrado otra vez su carácter esencial de herramienta estratégica. Algunos mercados, como el francés, eran consumidores de oporto barato, pero la ordenación buscó el reposicionamiento del oporto en segmentos de precio superiores, y esto fue bueno para sacar del mercado a algunos oportos cuyo precio bajo se lograba pagando una miseria a los productores y con una mano de obra todavía más barata.

El oporto es, naturalmente, un vino muy literario. George Meredith, el novelista victoriano que fue abanderado del feminismo, dice en su novela *El egoísta*: «El oporto es profundo como el océano, y es en su aroma donde más se advierte su profundidad». Charles Dickens señala el *tawny* como ejemplo del vigor evolutivo de la vida.

Si el champán es el vino de los tratados internacionales, de la diplomacia y de los brindis reales, el oporto es el vino del mito y el ritual, del significado civilizador de las cosas, los momentos, los eventos y memoriales. Pero el oporto es también el vino de las ceremonias más glamurosas, el vino de los grandes presentes. Friedrich Engels regaló tres cajas de oporto a Karl Marx para animarlo: «He dicho que te envíen un vino que hará mucho bien a tu mujer». Asimismo, es el vino imprescindible para el ritual de la elegancia. Recuerden aquel magnífico filme de George Cukor, *My Fair Lady*, basado en el *Pigmalión* de mi querido irlandés George Bernard Shaw. Cuando Higgins (interpretado por el excelente Rex Harrison) y el coronel Pickering (impecablemente representado por Wilfrid Hyde-White) están inquietos esperando a que Eliza (la brillante Audrey Hepburn) baje por la escalera para llevarla al baile de la embajada, dice el primero: «Tome oporto, Pickering, le calmará los nervios», a lo que este responde: «No estoy nervioso. Por cierto, ¿dónde está?». «Sobre el piano», dice Higgins. «¿Quiere oporto, Higgins?» «No, gracias.» «¡Higgins, lo que no puedo soportar de usted es su odiosa impasibilidad! Cuando hay tanto en juego, ¡resulta insultante que no necesite una copa de oporto!» Entonces baja Eliza, majestuosa, y Pickering la mira mientras bebe un sorbo de oporto: «¿No le parece que está preciosa?», a lo que Higgins responde: «¡No está mal, no está mal!» y, acercándose disimuladamente al piano donde está la *demijohn* de vino de Oporto, Higgins se sirve en la tallada copa una buena ración, que degusta con placer.

Oporto y sus vinos, un país de territorio puro y salvaje, de viñas y vinos civilizados y benéficos, inolvidables, de gente amable y elegante, buenos anfitriones y humanistas, dueños de un patrimonio de la humanidad al que vale la pena regresar siempre.

EL FONDILLÓN

El mítico vino fondillón es un vino rancio (añejo) de largo envejecimiento, monovarietal (de la uva tinta monastrell) surgido en l'Horta d'Alacant durante el siglo XVII, a partir del no menos mítico vino tinto *alikant*. Como tantos grandes vinos, el nacimiento del fondillón fue accidental, al ser la consecuencia del proceso de envejecimiento al que se sometían los tintos de esta comarca mediterránea cuya permanencia en barrica se prolongaba mucho. Apreciado internacionalmente por sus bondades enológicas y gustativas, el tinto de l'Horta d'Alacant consiguió fama, negocio y prestigio por sus cualidades y calidades desde las primeras décadas del siglo XIV. Fue el largo envejecimiento del alikant.

Su nombre original en valenciano, *fondellol*, viene de las características que este vino adquiere gracias al largo envejecimiento de su antecesor. Esta práctica hacía que se depositaran en el fondo de la barrica las precipitaciones de materias sólidas del tinto de Alicante, que crearon la madre de ese otro vino. En el fondillo de la barrica se acumulaban las precipitaciones de antocianos (los elementos que dan color al vino), taninos (que le dan estructura y sapidez) y azúcares residuales; son todos elementos que el tinto monastrell de Alicante tiene de sobra. La uva monastrell es rica en antocianos y por ello siempre fue buscada para *coupages* por su material colorante; además, es una vinífera con un gran contenido de azúcares que, cuando se cultiva en su medio natural, como el clima mediterráneo, consigue en la fermentación altos valores de alcohol. Pero también es una variedad muy oxidativa; es decir, su proceso de envejecimiento, de oxidación, es muy acelerado gracias a que tiene más enzimas oxidasas (los elementos que oxidan el vino al entrar en contacto con el oxígeno) que otras uvas; es incluso más rápido que el de la cabernet sauvignon, por ejemplo, o la tempranillo, cuya larguísima presencia en una barrica durante los mismos años que el tinto de monastrell jamás hubiese dado este tipo de vino, el fondillón.

Este magnífico vino de postres es único desde el punto de vista enológico entre los de su tipo, y quizá el más definido de todos. Tiene una alta graduación, pero a pesar de que llega fácilmente a 15° (y hasta 16°), no tiene alcohol añadido en ninguna fase del proceso: ni añadido al mosto, como los VDN y las mistelas, ni tampoco añadido al vino ya hecho mediante el proceso que se llama fortificado. Su gradación, por lo tanto, es natural, pues la consigue de forma física durante su fermentación natural. Esto lo sitúa en el olimpo de los vinos generosos, debido, como decía anteriormente, a su riqueza en azúcares, consecuencia de su característica varietal y del clima mediterráneo donde se cultiva. Es además un vino monovarietal, viene de una sola vinífera, y por lo tanto expresa todo el potencial y el valor resultante del vidueño, y de su asociación directa con el proceso de envejecimiento. Este es largo, de entre 11 y 15 años, en barricas grandes, botas alicantinas de alrededor de 90 cántaros (*norantenes*) donde creaba la madre en el fondo de la bota; de ahí su gusto, sus características y su nombre.

Este vino ha sido criado y envejecido a lo largo de su historia con el sistema de soleras, como con el de *vintage*. Su gusto es añejo, a dátil, a frutas maduras, coca de almendras, tabaco de Virginia como el Craven A, y abocado. Su contenido en azúcar residual suele ir desde los 8 gramos de azúcar por litro hasta poco más de 40 gramos de azúcar por litro. Su *bouquet* muestra un perfecto equilibrio entre la acidez, el alcohol y el azúcar; es generoso en extremo, noble y sano. Perfecto para cerrar felizmente una comida, para una sobremesa placentera, una tertulia rica en humanidad y cultura... Su historia empieza con la del tinto de Alicante, de por sí importantísima, como veremos. Es como una gran aventura y se inicia gracias a las condiciones dadas por la geografía.

El territorio del vino de Alicante, un marco geográfico singular y delimitado

La antigua Horta d'Alacant es el territorio antrópico situado sobre el llano diluvial costero que se encuentra al nordeste de la ciudad de Alicante, entre la Serra Grossa y el mar al sudeste. L'Horta, al igual que el resto del territorio de la comarca del Alacantí, se extiende sobre un óvalo litoral de origen cuaternario protegido por sierras mesozoicas y terciarias.

Orográficamente, esta comarca está formada por una baja llanura inclinada con suavidad hacia el mar (Mutxamel tiene una cota de 64 metros y Sant Joan, de 40 metros). La constituyen elementos calizos sobre una base de arenas amarillas de origen marino, en las que se superponen las fértiles tierras de labor compuestas por arcillas pardo rojizas de calcificación, con algunos lechos de guijarros y, en ocasiones, travertinos compactos. Hacia el este llega hasta el mar, donde el único elemento que destaca es la desembocadura del *riu* Sec, en forma de un pequeño delta redondeado; hacia el norte, el litoral se eleva; hacia el sur, termina en el saliente rocoso del cabo de Hortas, para girar de nuevo hacia los playales: Albufereta, Postiguet, Babel. Esta llanura geolitoral está limitada al norte por las sierras calizas de Bonalba y Ballestera y las lomas de Jil, que llegan hasta el mar. Al noroeste continúa la formación cuaternaria por un ancho pasillo que enlaza con el llano de Sant Vicent del Raspeig (con una cota que ya asciende a 109 metros), que señala el fin del regadío. Al sudoeste cierran l'Horta las pequeñas colinas del Calvario (101 metros), Garvinet (149 metros) y Loma Redonda (122 metros); esta finaliza al sur con la banda costera que forman las lomas del Faro (63 metros), el cabo de Hortas y la Serra Grossa.

Su clima es típicamente mediterráneo, con inviernos muy suaves y veranos calurosos y secos, con máximas absolutas en agosto (36,6 °C) y mínimas absolutas en enero. La bahía de Alicante, tan importante en el desarrollo agrario, económico y humano de la ciudad y su comarca, gracias a su puerto y a sus condiciones marítimas, es también de una influencia climática determinante gracias a su zócalo continental. En Alicante (38° latitud N y 0° 25' longitud W), la profundidad del mar a 1 kilómetro de la costa es de 57 metros. Esta escasa profundidad, junto con sus niveles batimétricos y la gran insolación en primavera-verano, produce un alto nivel de evaporación que marca su carácter biestacional. El régimen de vientos en intensidad y dirección, que soplan desde la primavera hasta el otoño, desde el despertar de la letargia hasta la vendimia, acentúa las excelentes condiciones climáticas para el cultivo de la vid; uno de los *terroirs-climats* más privilegiados de la viticultura en la historia de la humanidad. No es de extrañar que aquí se haya producido uno de los grandes vinos de la historia de la civilización vinícola.

La creación de l'Horta d'Alacant es de origen islámico, según evidencias documentales; sin embargo, fue con la reconquista cristiana y su posterior repoblación cuando se desarrolló en el espacio, se especializó en productos y alcanzó la gran importancia que geógrafos, historiadores y viajeros que la visitaron han destacado siempre. Sobre este terreno, el cultivo de la viña llegó a tener una superficie que fue oscilando en torno a las 1.440 hectáreas, de las cuales 940 eran de regadío y 380 de secano. Esta organización es una de las obras civilizadoras más importantes de la agricultura europea. A las condiciones edafológicas, climáticas y orográficas se añadió la construcción del *ager* agrícola, con la ordenación de los riegos, la distribución y el tamaño de las *heretats*, así como la construcción del gradiente en terrazas escalonadas para evitar el arrastre del mantillo fértil cuando llegasen las lluvias torrenciales. Sobre ellos la viña de transformación fue la joya de la corona, pues el vino de Alicante fue de forma estable y permanente, y durante siglos, el producto más valorado y mejor pagado. Aunque en él se plantaron otras viníferas, fue la uva monastrell la que daría la calidad y la fama a los vinos de Alicante. Es una variedad de ciclo largo y necesita la influencia del mar. No se desarrolla bien en climas mesetarios y esteparios, tampoco en los continentales y atlánticos. Desde Alicante hasta la Provenza, un mar de monastrell nos contempla. También se cultiva en zonas del transpaís mediterráneo, como en Bullas, Yecla, Jumilla, Costers del Segre y Faugères, pero su histórica fama y predominio en el pódium de los grandes vinos de la historia surgió en los vinos del Campo de Alicante. Esta variedad tan mediterránea estaba en íntima relación con los factores ecológicos y los condicionantes fundamentales del desarrollo vegetal en su fase vitícola despierta, que dura 194-197 días. Coincidía, por lo tanto, en su ciclo vegetativo con el clima biestacional de la zona y se beneficiaba del suelo de su territorio construido por el tiempo geológico y el trabajo del agricultor alicantino, su antropía, que conformó este paisaje tantas veces elogiado y cantado por cronistas y viajeros. La monastrell es, pues, la variedad identitaria mediterránea en tintos, así como la moscatel lo es en blancos. El clima de Alicante coincide con la necesidad de la monastrell, que requiere altas temperaturas en el período de maduración, y también primaveras frescas, soleadas y aireadas cuando brota y florece. En definitiva, la monastrell establece una asociación perfecta con primavera y verano mediterráneos. El factor básico que construyó la leyenda y el prestigio de la monastrell en Alicante estuvo finalmente en el suelo y en las prácticas de los viticultores alicantinos: la relación suelo-viña producida por los suelos pardo calizos y arenosos de material no consolidado sobre la base miocénica con alternancia de materiales, donde la topografía no abrupta que, mediante terrazas artificiales de valor geométrico-artístico, van bajando hacia el mar del Camp d'Alacant, fueron la causa de la obtención de vinos de una calidad tan grande.

1510-1799: creación y desarrollo de un gran vino europeo

En 1494, el viajero y cronista alemán Hyeronimus Münzer visitó Alicante en el curso de su viaje por la Península Ibérica, posiblemente por encargo de la gran casa comercial alemana Ravensbruck, una de las mayores de Europa, con el objeto de conseguir introducirse en el negocio del vino. De su viaje, Münzer dejó escrito en su crónica o *Itinerarium*: «De la villa de Alicante se saca una gran cantidad de vino muy exquisito para Inglaterra y Alemania, que carecen de él», y añade: «Se cría también en las regiones marítimas hacia el oriente una gran cantidad de vino blanco; pero más todavía del tinto llamado de Alicante, que se envía a Inglaterra, Escocia, Flandes y otros lugares de Europa. Son vinos muy espesos y dan mucho color. En Flandes, con él tiñen el vino del Rin y lo fortifican, pues se produce en tanta abundancia que causa admiración».

Muy pronto surgió el ordenamiento territorial, que supuso la institucionalización de su producción. La creación de la Junta d'Inhibició del Vi Foraster d'Alacant, el 18 de enero de 1510, por decisión de Fernando de Aragón, el Católico, venía a recoger la importante realidad del vino de Alicante, de su Horta y su término. Estos capítulos no solamente pretendían conseguir su protección comercial, sino también la regulación de los procesos, origen y calidad, a fin de garantizar el tipo de vinos *alikant*. Esta institucionalización que persigue proteger el *ager* vitícola de la comarca es la primera figura del origen de la historia alimentaria, la primera denominación de origen vitivinícola de la historia. La primera cuestión que abordó la Junta d'Inhibició fue la delimitación del marco de una producción vinícola cualificada. Martí de Viciana, el cronista que visitó Alicante en 1519, habla ya de l'Horta en plena producción, y de una ciudad de importante población. Viciana dice: «Assi que en la ciudad y sus terminos ay hasta dos mil casas de moradores (8.000 habitantes), y en este termino cogen trigo, cevada, azeite, huva passa, higos barrella, frutos de arboles, miel, cera, de todo en mucha suma; algarrobas cient mil arrovas, vino blanco y tinto cient y cincuenta mil cantaros; almendrón setecientas cargas; esparto mucho, que le renta mas de doze mil ducados». Ciento cincuenta mil cántaros es una importante producción, equivale a 1.732.500 litros. La demanda de vino de Alicante en Inglaterra propició la existencia de relaciones directas. En 1568 ya aparece documentada esta relación directa en el *port book* del puerto de Londres, que registra la entrada de mercancía de vino de Alicante. Entre el día de San Miguel de 1567 y el de San Miguel de un año después, indica la llegada desde España de 65 naves, una de las cuales procedía de Alicante, el *Charitie*, de 100 toneladas, comandada por el capitán John Webb.

Además de la exportación a Inglaterra, el *alikant* también llegó a introducirse en el comercio de la Liga Hanseática a través del puerto de Lübeck. En 1581, el monarca sueco Juan III estableció unas tarifas aduaneras para los principales vinos importados, aplicando 8 marcos por barril de 160 litros (es decir un *demi muid*, un barril muy usado entonces) a los vinos *malmersi, malvasia, alikant* y *bastard* (portugués), y las tarifas aplicadas a los vinos del Rin fueron de 6 marcos y a los de Francia y España, de 4 marcos.

Para garantizar la calidad y la producción vinícola en este seco clima mediterráneo, Alicante y sus instituciones (el Consell Municipal y la Junta d'Inhibició) se plantearon y acometieron la construcción de un embalse aguas arriba del Montnegre (el mismo río denominado *riu* Sec en su desembocadura en l'Horta) en el último cuarto del siglo XVI. Soñado por los musulmanes e intentado pero no logrado por los romanos, la idea de construir un pantano en el río Montnegre, donde, como dice en su crónica de 1640 el deán Bendicho, «se viene a estrechar con barrancos que sus lados tienen este monte de arriba una grande proporción para unir la avenida de unos barrancos», no se hizo realidad hasta finales del siglo XVI. El pantano de Tibi es una de las obras públicas de ese tipo más antiguas que existen en Europa. El embalse potenció la superficie agrícola y la producción de l'Horta y también la cultura del agua. Desde antes del embalse, esta zona alicantina ya era una civilización del agua, capaz de organizar el perfecto aprovechamiento del agua de un secano irrigado.

La presencia del vino de Alicante en Inglaterra era notable desde el siglo XV y llegó a conformar el gusto del consumidor inglés. Tan importante fue su comercio, que la reina Isabel I de Inglaterra hizo promulgar un edicto en 1600 por el cual se prohibía que se pusiese a la venta ni una sola partida de vino de Alicante en el reino sin antes habérsela ofrecido a ella. Esta presencia del *alikant* en Inglaterra debe mucho a la actividad de los mercaderes ingleses asentados en Alicante, que consiguió crear un gran comercio basado en la afición del consumidor inglés por los vinos bien estructurados, estables, sabrosos, abocados y dulces. A partir de 1630 y después de la paz entre Inglaterra y España, la presencia de los *English merchants* se incrementó en la zona. Uno de los primeros mercaderes ingleses asentados en Alicante fue Williams Pawlin, que se casó en 1616 con María Palacios, propietaria de una *heretat* vinícola y que, como los Scorcia genoveses, invertiría grandes sumas en la adquisición de tierras y viñedos. Camino de Jijona, el viajero francés Albert Jouvin hace una bella descripción de l'Horta: «A la salida de Alicante pasamos por un gran arrabal en donde hay varios obreros que trabajan la seda. No habíamos visto hasta aquí [Jouvin venía de Madrid] país más agradable, porque todo son huertas y viñas regadas por un pequeño río en el que hay un molino que pasamos para continuar por un mismo camino hasta un riachuelo». La estructura agraria, la producción vinícola, los cosecheros y el vino producido basaban también su éxito en el ordenamiento que regulaba la producción y elaboración en origen y su posterior comercialización».

El vino que producía cada cosechero lo controlaban los comisionados de la *junta de semaners,* que ponían en su registro la fecha de la vendimia, y que exigía la primera quincena de octubre, como fecha máxima en que la uva debía estar recolectada y obtenido el vino, lo cual nos señala claramente que la monastrell en el Camp d'Alacant tenía una fecha de vendimia a principios de septiembre, muy a principios. Cosa natural, pues los litorales avanzan la maduración y la fecha de vendimia de cualquier variedad, sobre todo las de ciclo largo.

El fondillón, como adelantaba unas líneas antes, nació del tinto producido en esta comarca y su Horta, y fue de forma accidental, pues nadie quiso diseñar un vino así. Surgió del largo envejecimiento del tinto alicantino de monastrell, que se convierte en fondillón después de estar 7, 10 o 12 años en una barrica. Su nombre viene de la observación hecha por los comerciantes ingleses al notar que, entre los vinos catados cuando iban a comprar *alikant*, había unos, con más años de barrica, que tenían un gusto diferente, y que este gusto lo generaba la precipitación y la decantación de los elementos sólidos del vino tinto en la barrica, en cuyo fondo se depositaban poco a poco los azúcares, antocianos, taninos y demás polifenoles. Claro, la monastrell alicantina tiene una gran abundancia de cada uno de ellos; esa es su gracia, su virtud, su identidad y porque la monastrell es así y porque el *alikant* se guardaba muchos años, nació el fondillón. La voz era ya usada para describir vinos añejos de gran sabor apreciados por la clase pudiente de la sociedad del Reino de Valencia. Del fondillón habló Joaquim Martí Mestre en un poema de 1643: «*dos vorraches de bon vi / que hi ha alla bons fondellolets*», es decir, «dos borrachos de buen vino / que allí hay buenos fondellonetes».

El *Diccionario de la Lengua* de la RAE define esta voz como: «m. Asiento y madre de la cuba cuando, después de mediada, se vuelve a llenar. / m. Vino rancio de Alicante». Pero es en la *Enciclopedia Larousse* donde hallamos una descripción completa: «Fondillón es el vino rancio de Alicante; toma su nombre del fondillo de la cuba, donde adquiere sus singulares características en su larga crianza; es un vino noble y prestigioso».

En esta época, del XVI al XVII, incluso antes de ser bautizado como fondillón, ya aparecen crónicas que hablan de su diferenciado gusto. El viajero francés Des Essarts describe las mismas características que ya fueron citadas por Cervantes: «El alikant es un vino dulce y añejo que para su crianza necesita reposar largos años en viejos toneles de roble». En esta centuria ya se nota que es necesario definir los dos tipos de vino producidos en Alicante, el tinto *alikant* y el nuevo vino del fondillo de la barrica. Tanto es así que Shakespeare ya llama *tent* al *alikant* tinto. Y también subraya como característica su elegancia y dulzor.

La diferencia de gusto con el tinto de Alicante originario era notable y lo sigue siendo para el que tenga la suerte de probar un buen fondillón. Pero la monastrell alicantina, guardada en un tonel durante largos años, hacía fondillón antaño y hace fondillón también hoy, y siempre lo hará. Durante el siglo XVIII, verdadera centuria dorada de este nuevo vino surgido de las entrañas de la madre tierra, lo vemos descrito como un vino añejo de dulzor notable pero no determinante, de aroma franco, especiado y sano, tan sano que llegaría a decirse de él que era un vino-medicina. Y así se lo recetó el médico provenzal de Luis XIV a su monarca, nombrándolo como *elixir du vin d'Alacant*, que naturalmente lo era, una esencia concentrada del tinto de Alicante.

La visita del botánico Antonio José Cavanilles a Alicante y su *Camp* en 1791 es la crónica de una realidad consolidada. De l'Horta dice que tiene una superficie de 29.906 tahúllas, y añade que «sus bienes proceden en parte de la bondad y la posición de aquel terreno privilegiado pero mucho más del ímprobo trabajo y conocimiento de los que lo cultivan». Y sigue: «El verdadero Alicante debe de hacerse de uvas de monastrell, y de ellas resulta aquel vino tinto, espeso, de un sabor dulce con alguna aspereza, tan estimado de todas las naciones». Cavanilles dice que la producción vinícola de ese año llegó a los 222.888 cántaros de vino de las viñas de regadío y 64.291 de las de secano; esto suma una producción de 3.3169.917 litros (287.179 cántaros). A una producción media de 10 cántaros (secano-regadío) por tahúlla, significa una superficie productiva de 28.717 tahúllas o 3.152 hectáreas, que es justamente la misma dimensión aproximada de las zonas con origen de los grandes vinos de la historia.

La fama de vino medicinal que alcanzó el fondillón de Alicante era extendida en el cambio de siglo del XVIII al XIX. Ya se había mencionado esta condición de vino-medicina en el *Journal de la santé du roi Louis XIV* y el barón de Saint-Simon reconocía la aportación de esta medicina a la salud real: «*On donna donc au roy dix gouttes de cet* elixir *dans du vin d'Alicante, sur les onze heures du matin. Quelque temps après il se trouva plus fort*»; es decir que al rey le dieron diez gotas de este elixir en vino de Alicante, hacia las once de la mañana, y afirma Saint-Simon que poco después el rey se encontraba más fuerte.

La fama de vino-medicina que sanaba a los enfermos acompañó siempre al fondillón. En el catálogo de la bodega Verdú Hermanos, en Monòver, un territorio de Alicante que se destacó por sus buenos fondillones, se menciona uno en particular muy bueno, pero también dice que tenían otro que aún era mejor, el «fondillón para enfermos». *The London Magazine*, en el número del último trimestre de 1825, subrayaba el gusto del público inglés por los vinos potentes, y se quejaba de la poca sensibilidad para lo que constituye un buen vino, pues a los ingleses no les bastaban los mejores burdeos, y exigían ser fortalecidos «con los corpulentos vinos españoles de Alicante y Benicarló».

La Junta d'Inhibició, que había conservado su función durante las convulsiones históricas de los cambios dinásticos y las guerras, fue disuelta en la época liberal de Isabel II por considerarla como una herencia de la época foral. A pesar de la eliminación de una institución tan eficaz, el trabajo y el espíritu proteccionista de sus cosecheros continuó. Así, Pascual Madoz recoge en su *Diccionario Geográfico-Estadístico-Histórico* (1843-1844), «las producciones de Alicante son muchas y delicadas frutas, aceite y vino de diferentes clases entre los que se encuentra el muy afamado fondellol, conocido en el estrangero con el distintivo de *vino de Alicante*, el cual según los inteligentes es el mejor que existe, porque sin necesidad de confecciones, contiene muchos elementos de buen vino». Madoz también describe el vidueño y el vino clásico de Alicante, y dice que se produce gran cantidad de vino de muy buena calidad, especialmente el que se elabora a partir de la variedad monastrell, «de la cual resulta un vino tinto espeso de un sabor dulce y algo áspero, tan apreciado en las naciones estrangeras y conocido con el nombre de vino de Alicante».

El drama de la filoxera y el difícil presente

A pesar de todo su prestigio y comercio, el fondillón, al igual que otros históricos vinos producidos en el antiguo Reino de Valencia (*cartoixà, carló, muscat*), entró en un submundo cuando la filoxera terminó alcanzando también los viñedos del País Valenciano. El modelo posterior adoptado en la zona fue el de la edad de oro de la exportación vitícola, debido a que las plagas asolaban viñedos en otros países europeos. Ese negocio de extracción y especulación cambió el modelo vitícola histórico levantino. Las consecuencias de la filoxera en Alicante, El Maestrat, La Marina, Vinalopó, la Montaña, la Ribera del Turia o La Serranía provocaron una desestructuración generalizada. Y aunque a finales de la década de 1920 y con la Segunda República, con la creación del Estatuto de la Viña y el Vino y también la de las diecisiete primeras DD. OO. españo-

las (cuatro de las cuales eran del País Valenciano), se avanzó en el
resurgimiento de los valores clásicos de estos vinos, más tarde, la
Guerra Civil y la autárquica posguerra no hicieron más que fosili-
zar el modelo especulativo, del que el País Valenciano no empeza-
ría a recuperarse hasta la década de 1980. Unos años antes, y con
motivo de la primera visita a Alicante de los reyes don Juan Carlos
y doña Sofía, la Diputación Provincial les ofreció una comida en la
que dos grandes vinos de Alicante estuvieron presentes, ambos re-
presentantes del vino de Alicante en la historia: el tinto reserva
Raspay de Primitivo Quiles, uno de los grandes vinos europeos, y
el Fondillón Gran Reserva de Salvador Poveda, cosecha de 1959.
Estos dos grandes vinateros de Monover decidieron por su cuenta
cuál iba a ser el vino que representaría a cada bodega, y ambos
eran la síntesis épica e histórica del vidueño monastrell alicantino,
como hemos visto en este capítulo. A partir de 1980 comenzó la
renaixença del fondillón y se creó, para su divulgación, un método
de marketing literario vinícola que le permitió triunfar. En esos
años había pocos fondillones (los mencionados de Salvador Poveda y Primitivo Quiles, y pare usted de contar), pero al socaire del
éxito de esta divulgación y de su comercialización, otras bodegas
se subieron al carro. Habría sido el momento perfecto para la creación de una D. O. C. Fondillón de Alicante, pero no se hizo, bien
por falta de visión de estas bodegas, bien por ignorancia del valor
de la filosofía del origen, perfecto para un caso como este. En los
tres lustros siguientes, el fondillón volvió a entrar en crisis porque
no se quiso ni se supo restringir y hacer respetar el modelo. Es ur-
gente la creación de una D. O. C. Fondillón, con un modelo vinícola auténtico y realizable, y un marco geográfico delimitado para su
zona de producción y crianza. Hoy en día conocemos la existencia
de algunos grandes y auténticos fondillones. Están el Gran Abuelo
y el Solera de Primitivo Quiles, una bodega que hace estos fondillones de una manera auténtica; son gente muy honrada en las sacas, respetuosa con su procedimiento. Pero es excelente también el
Gran Mañán de la cooperativa Santa Catalina del Mañán (pedanía
vitícola de Monovar), un solera de 1982, auténtico y fino; también

lo son el Ad Gaude de Casa Cesilia (*heretat* de Novelda), un solera de 1982, el Quo Vadis de Bodegas Francisco Gómez, el fondillón de Estés donde estés de Bodegas Monóvar, un exquisito solera de 1996, el Tesoro de Villena y el Alone de Bocopa (Petrer).

El fondillón es uno de los patrimonios de la humanidad vinícola; su delicioso *bouquet*, para cerrar una sobremesa, es el maridaje perfecto a los postres gracias a sus antocianos, su acidez tartárica y también cítrica, su alcohol y azúcares residuales, que son tan sanos como beneficiosos. Su exquisito paladar (fino, glicérico, aterciopelado y vigoroso a la vez), así como su dulzura y enranciamiento unívocos, lo hacen ideal para las tertulias y las conversaciones humanistas y placenteras.

VINOS DE POSTRES: OLOROSO Y PALO CORTADO

Si Jerez es una civilización vinícola, se lo debe a la unión de las fuerzas telúricas de sus variedades, sus tierras y sus prácticas culturales, y porque todo lo anterior se sintetiza en un aprovechamiento completo de su producción vinícola. Estudiaremos su gran singularidad a continuación, en el capítulo de Jerez, ese polo vinícola civilizador por sus finos y manzanillas, donde las albarizas y la humedad medioambiental del Atlántico y la bahía de Cádiz crean un factor «enológico» de primera magnitud, ideal para la fermentación y la crianza del mosto-vino con su flor. La misma Jerez es creadora de dos vinos que tan diferentes son del fino: el oloroso y el palo cortado, que pasamos a analizar aquí. No hay nada como un oloroso al catarlo, beberlo y disfrutarlo con fruición. En el Campo de Jerez dicen: «¡Quillo, pa finos jeré y pa olorozo, el puerto!». Después de escuchar esta sabia sentencia y pasear por El Puerto de Santa María, al oler el *salymar* del Guadalete y la bahía, y el perfume silvícola que emana de la vecina bodega Osborne, finalmente lo entiendes todo. Se ha hecho la luz y comprendes la civilización del jerez, desde el fino hasta el palo cortado, pasando por toda la gama. Eres más sabio, sabes más de vinos, eres mejor persona.

El oloroso es un vino de uva palomino, cuando al comienzo de su elaboración muestra unas características que no lo harían bueno para la crianza en flor y la elaboración del fino. En ese momento, los catadores y el *master blender* de la casa deciden destinarlo a la elaboración y crianza de oloroso. Para ello se le añade alcohol, lo que impide el desarrollo del velo flor, que es el fenómeno de la película de levaduras que se posa sobre el vino en la barrica y que permite la crianza biológica en los finos. Por lo tanto, este vino pasa a envejecer dentro de la clásica bota jerezana por crianza oxidativa, ya que está expuesto al oxígeno, y el vino se va convirtiendo en oloroso, que es un caldo complejo con buena estructura y poder que alcanza una graduación de entre 17° y 22° con el alcohol añadido. El oloroso se envejece por el típico sistema de soleras jerezanas; el vino es tratado, mezclado y criado con prácticas manuales, y siguiendo esos pasos, los catadores de continuo prueban y vigilan este gran néctar. Las soleras pueden ser muy antiguas (de décadas e incluso siglos); las grandes casas tienen en estas viejísimas soleras, cuando lo embotellan, un año que indica la nobleza de su origen, es decir, el año del primer vino metido allí en la bota, ya que los jerez, como todo el mundo sabe, no tienen añada. Estas soleras *ancien* suelen conservarse en naves de crianza que llegan a tomar un nombre mítico; así, la nave de El Tabernáculo (por sus toneles bautizados con nombres bíblicos) es de una majestuosidad sobrecogedora y acogedora. Nadie ha descrito mejor y más bellamente este espacio que el escritor valenciano Vicente Blasco Ibáñez, que escribió en su novela *La bodega*: «Los toneles hinchados por la sangre ardorosa de sus vientres, con el pintarrajeado de sus marcas y escudos, parecían ídolos rodeados de una calma ultraterrena». Después del largo y cuidado envejecimiento en soleras, el oloroso resulta un vino complejo de buena estructura (azúcar, alcohol, taninos, oxidación, gusto de la bota, acidez), un todo armonizado, de color ámbar tirando a caoba y con aromas a frutos secos (nuez, anacardo). En la boca resulta potente y sabroso, y su *bouquet* es armónico, redondo. El posgusto final es cálido; tanto, que te envuelve y tonifica. Es un vino para las sobremesas de invierno, reconstituyente y espiritual, cuyas notas tostadas y balsámicas ya hablan de él como un elixir de salud.

El *palo cortado, un atajo por senda*

Según la definición actual del Consejo Regulador de los vinos de Jerez, «el palo cortado es un vino de gran complejidad que conjuga la delicadeza del amontillado y la corpulencia en el paladar del oloroso. De color castaño a caoba, su aroma presenta una gran cantidad de matices. Su paladar resulta a la vez redondo, profundo y voluminoso. Es el vino de la meditación por excelencia, aunque va muy bien con quesos curados, consomés y determinados guisos». Dice esta institución la verdad, mas no toda la verdad. Pues toda la verdad del palo cortado es mucho más rica, intensa y, además, beneficiosa para la cultura de la gente y los bebedores de vino. Es cierto que este maridaje recomendado por el Consejo Regulador puede sorprender con primeros y segundos platos, pero este vino también es bueno en muchos momentos y lugares. Es comprensible que a los literatos, escritores y escribidores, nos atraiga tanto; no es tan potente y salvador como el oloroso, pero aporta sutilezas a la cata y, por lo tanto, a la reflexión del individuo. Es un vino que rinde tributo a la condición humana, pues esta, como todos sabemos, puede ser blanca, negra, gris y hasta damasquinada: una buena definición del destino manifiesto del palo cortado. Proveniente de una uva blanca, en su larga solera consigue el color casi ocre del clarete rancio propio del fondillón, que, como vimos, proviene de una uva tinta. Los dos vinos se encuentran mágicamente en lo cromático, uno por la oxidación y la toma del color de la bota; el otro por la aclaración por deposición y la pérdida de los elementos sólidos colorantes y sápidos de su mosto-vino originario.

El palo cortado es, pues, un vino de sobremesas y tertulia, no empalaga y su cierta sequedad estimula beberlo. Tiene una verdad capital también, una condición —para mí, que viví en la bahía de Cádiz tres años— *sine qua non* de estos vinos: el *salymar*, ese gusto

—más presente en unos que en otros— que recuerda la salinidad de la brisa marina que viene del Atlántico y atraviesa la bahía hasta Puerto Real, El Puerto de Santa María y la Carraca, y además el aroma a cañaílla.

El palo cortado viene también de la uva palomino. Una vez vendimiada y prensada, se obtiene casi el 70 % del mosto, pues para ser un palo cortado, el vino antes tiene que pasar por intentar ser un fino. Después de la fermentación alcohólica se hace la primera clasificación: se separan las lías y los mostos más limpios, que se destinan a finos o manzanillas. Estos, una vez encabezados con alcohol vínico hasta 15°, se destinan en la batería de botas al nivel sobretablas, que así se llama a las botas que están en la parte más alta de la batería, y que no se llenan del todo, sino solo en 5/6 partes, para que se desarrolle el velo flor. Con gran frecuencia, en la siguiente cosecha las botas de sobretablas no se suelen vaciar del todo, para que, al añadir el siguiente vino del año, críe con la misma flor, porque se han conservado en la bota restos de las levaduras que actuaron anteriormente. De estos vinos en la sobretabla, que se ha enriquecido por la acción de las levaduras durante un período mínimo de un año, hay algunos que, por causas de muy diversa naturaleza (desde características de la bota y la evolución bacteriana de la flor que cubre el vino, hasta cambios de temperatura, y a uvas de distinta procedencia), consiguen la típica finura en nariz pero con un cuerpo más rotundo. El bodeguero aparta este vino, lo encabeza con alcohol vínico en torno a 17° o 18° y lo destina a las escalas de palo cortado. Para identificar esas botas, que ya contienen otro tipo de vino, el bodeguero traza con una tiza una raya horizontal que corta la vertical (es decir, la señal del «palo» que ha sido cortado) con la que se había marcado la bota; de este modo indica que ese vino es fino.

Para concluir, diré que es un vino complejo, cuyas notas de cata ya he comentado, y que tiene menos de 5 gramos de azúcar por litro, unos 5 gramos de ácido tartárico por litro, y una acidez volátil de 0,8, lo que incrementa la acidez total y su frescura. Dicen que el palo cortado es una rareza, y que en tiempos estuvo a punto de desaparecer. Afortunadamente y gracias a los dioses, no fue así, y al igual que ocurre con el oloroso, las viejas soleras hacen grandes e inolvidables palos cortados. Tal es el caso del Apóstoles de Gonzalez Byass, un palo cortado muy viejo, de una solera de 1862, que tiene color ámbar oscuro y aroma a frutos secos (anacardo y avellana) y sabor a roble viejo y caramelo. A los vinos de postre que cierran la sobremesa de una comida se les puede cantar aquel verso de Yeats: «Entra por la boca el vino y por el ojo, el amor». Amén.

MONTILLA: ETNOLOGÍA Y ENOLOGÍA

Montilla-Moriles es la D. O. histórica de grandes vinos de la humanidad y está situada en la provincia de Córdoba, al sur de esta bella capital. En esta región ya se hacían grandes vinos en la antigüedad. Gerald Brenan, en su obra capital *El laberinto español*, señala que Andalucía es más rica si el centro de poder político no está situado en el centro de la Península; coincidimos con este gran hispanista británico enterrado en Alhaurín de la Torre. Cuentan las crónicas que santa Helena, la madre del emperador Constantino, que era pagano siendo ella fiel cristiana (la abadía de Hautvillers, donde nació el champán, fue bautizada con su nombre), se llevó consigo vino de Montilla a Roma, donde consiguió bendecir con él a cuantos se le acercaron para probarlo.

Montilla-Moriles es una zona vinícola que representa no una cultura particular del vino, sino una civilización en sí misma, como dice Antonio Herrero, almeriense y Master Tastavins de la XV promoción. Esa zona vive el ensueño de estos grandes vinos y de su antropología, de su etnología y de su constitución costumbrista. Montilla-Moriles produce tanto embrujo como la composición de Manuel de Falla. Esta D. O. cuenta con 5200 hectáreas (2016) de la PX, su variedad básica y más extendida, y la moscatel; con ella hacen dos grandes muestras del patrimonio de la humanidad, el amontillado y el PX (el primero es el que toma el nombre de la zona). Jeremy Watson, el británico que como funcionario del ICEX en la embajada de Londres construyó el moderno mercado en el Reino Unido para los vinos españoles, dejó escrito en su interesante libro *Vinos de España*, que *amontillado* es el nombre que se da a los vinos que «saben a Montilla», «los que se hacen al estilo de Montilla». Estos vinos se vinifican en tinas de barro enterradas en el suelo, una herencia de la época romana, como las antiguas *doliae defossae*. Aquí el clima es una parte del estilo de Montilla, pero las prácticas vitivinícolas conforman otra parte igual de importante. Tiene un clima continental con influencias mediterráneas, moderado por el valle del Guadalquivir y los vientos atlánticos que por él ascienden. Sus veranos son largos y secos y los inviernos, cortos. Aprovechando esta condición climática, las uvas de PX se asolean para concentrar su azúcar y así ofrecernos estos grandes vinos. Antaño fueron mucho más bebidos que hogaño, pero la reducción de hectáreas en veinte años a la mitad muestra el mismo problema que el que tienen Málaga o Jerez, pues los vinos alcohólicos y dulces se beben menos que antes. Estos vinos, antaño reyes de las mesas, están situados ahora en momentos muy especiales del consumo. Montilla resistió bien esta eventualidad y mantuvo cotas muy útiles para su comercio gracias al secretario y gerente de su Consejo Regulador, Manuel M. López Alejandre, que con su ciencia y empatía pedagógica consiguió que Montilla-Moriles no cayera en el olvido y sus grandes vinos estuvieran en las mesas. El amontillado tuvo tanta fama que incluso Edgar Allan Poe le dedicó uno de sus tenebrosos cuentos, «El barril de amontillado», que habla del método de venganza utilizado para cometer un crimen. El amontillado se hace añadiendo alcohol a una barrica de fino. Al matar el velo en flor, deja expuesto el vino a una intensa oxidación, la cual se incrementa durante el largo tiempo de envejecimiento al que está sometido en las botas. El resultado es un vino de color entre oro viejo y ámbar (indicativos de la oxidación extrema de un vino blanco), que tiene un aroma fragante a frutos secos (avellana y nuez) con una sensación punzante a la nariz; su sabor es seco pero ampuloso, llena la boca y, con su graduación (entre 18° y 22°), da mucho juego en la sobremesa para dulces y frutas almibaradas.

El PX es posiblemente el gran vino de postres tanto de Montilla como de Jerez, pues se hace en las dos zonas; en ambas se asolean las uvas, que, expuestas al sol, se secan. El vino se elabora, pues, de uvas pasas, su contenido en azúcar es alto (250 gramos por litro) y tiene una graduación alcohólica entre 15° y 22°. Posee un color ámbar oscuro. Huele a almendras garrapiñadas, café irlandés y chocolate, y tiene una gran densidad producida por el azúcar; es dulce y sabroso, generoso y alimenticio; un vino-medicina, pues sana el espíritu y el cuerpo, y hay que ser muy civilizado para elaborarlo y para beberlo. Grandes PX son los de Alvear, Pérez Barquero, Toro Albalá, Bodegas Robles y Gracia Hermanos. Estos montillas, aunque de precio selectivo, han sido vinos muy populares; en las casas andaluzas han tenido siempre una botella de PX en sus lacenas, por lo que pudiese pasar. Poe cita en su cuento a John Buchan: «La medicina doméstica está al alcance de todos». Pues eso son los montilla, pura medicina casera.

8

NORTE Y SUR: EL CHAMPÁN Y EL JEREZ, DOS POLOS CIVILIZADORES VINÍCOLAS

El jerez y el champán son dos vinos universales, históricos, únicos. Situados en la cima del mundo del vino, tan imitados, tan distintos y con tantas similitudes. Son dos vinos de proceso, de método, y es así como se llama su forma de hacerlos, *méthode champenoise* y a la jerezana, tipo sherry. Al igual que ocurre con los oportos, madeiras, borgoñas y burdeos, estos dos vinos de los que hablaré en este capítulo son dos civilizaciones en sí mismas. Más que culturas de vino, me atrevo a llamarlas civilizaciones porque han creado toda una etnología unida a su viticultura, enología, arquitectura y actividad económica. Estos vinos han creado las sociedades que los producen, les han dado forma y consistencia sumando su *ethos* al *etnos*. Sus similitudes los sitúan en la preferencia de grandes especialistas. Manuela Romeralo, la *sommelier* que alcanzó el título de campeona mundial, dice que ambos vinos la tienen abducida. Lo mismo afirma la agrónoma y enóloga Nuria Martí, profesora de la Universidad Miguel Hernández (Orihuela, en la Vega Baja del País Valenciano). Y coincide con ellas Hugh Johnson, que inicia su *Atlas mundial del vino* con el capítulo de la Champaña. Mucha atención: no empieza con el de Burdeos, sino con el de la Champaña. ¿Por qué? Pues es una consecuencia, y no la única, de la cultura procesal de estos vinos, champán y jerez, ya que ambos necesitan que el factor tiempo sea no ya respetado, sino juramentado. Y el respeto al producto, pues extraer un vino de la uva palomino en el campo de Jerez o un *blanc de noirs* de los viñedos del Marne exige un rigor, una cultura y un oficio reservados a muy pocos. Por lo tanto, es natural que personas inteligentes, rigurosas, de precisa profesionalidad, con sensibilidad y altamente preparadas como las tres autoridades que acabo de citar se enamoren de estos vinos hasta fidelizarlos en sus corazones y sus mentes.

Las zonas de Jerez y de la Champaña, en sus similitudes, suponen además los límites continentales, norte y sur, dentro de los cuales es posible el cultivo de la vid. En el sur de este límite continental, más allá de Jerez está el Atlántico, y en el límite norte, el canal de la Mancha. Son también los límites de la cultura latina. Más allá del Marne está el Mosa, que separa el mundo germánico del latino, y al otro lado del estrecho de Gibraltar están África y el mundo islámico, separados por el mar del latino y el cristiano. Reims está en la latitud 49° 19' 40" N y Jerez en la latitud 36° 45' 10" N. Apenas los separan 13° de latitud, pero con esta pequeña diferencia su clima y su insolación son tan distintos de una zona a la otra como su situación en el globo. En cambio, no es tan grande la diferencia en sus suelos, ni en sus superficies hídricas. La creta de la Champaña y las tierras albarizas jerezanas tienen más similitudes de lo que parece, y la influencia caliza en estos dos grandes vinos se nota. Su ubicación en los extremos continentales no es solo geoclimática, también son dos vinos esencialmente de «frontera». En el caso de Jerez de la Frontera, fue bautizada así, como tierra fronteriza, cuando el Reino de Castilla, que combatía contra el de Granada, llegó a estas tierras, pues estaban literalmente en la frontera con el reino musulmán. Los castellanos querían llegar al Estrecho para cortar la conexión de los reinos nazaríes entre sí. Por su parte, la Champaña también está en una frontera político-ideológica. Si a Reims se la hubiese llamado «de la Frontera» a nadie le hubiese extrañado. Y, como toda frontera, es víctima de saqueos. Si Jerez sufrió el ataque del corsario Drake, que en su asalto se llevó centenares de botas de vino y las embarcó para su país, la Champaña sufrió el saqueo de las tropas alemanas antes de la primera batalla del Marne, y Reims recibió de lleno el horror de la Primera Guerra Mundial en la segunda batalla del Marne, e incluso la torre de su hermosa catedral recibió los impactos —intencionados— de la artillería germana. (Gaziel, el gran periodista catalán, fue testigo de la destrucción de su cúpula por un impacto directo.) Y aunque un saqueo es un saqueo, las botas robadas que llegaron a Inglaterra de la mano de Drake fueron vendidas, cobradas, bebidas y disfrutadas por los ingleses de bien, y como este pueblo es tan ecléctico y a la vez cultiva de tal modo la *gallantry,* de aquel latrocinio surgió un mercado que ha durado muchos siglos.

El jerez y el champán tienen también una fecha de nacimiento bastante próxima, y aunque ningún vino es hoy igual a como era cuando nació, la evolución y la mejora de ambos se puede seguir históricamente, y vemos que es muy paralela. Fueron dos vinos que avanzaron evolucionando. Otras circunstancias los acercan uno al otro, y es que son dos de los vinos más aprovechados en la literatura de toda la historia, y también de los más cinematográficos: el champán y el jerez han sido las excusas perfectas para realzar el valor, la distinción y la clase de aquel o aquella que los pedía o degustaba. Incluso hubo un escritor que hizo dos novelas —quizá sus dos mejores novelas— sobre estos dos marcos vitivinícolas, el valenciano Vicente Blasco Ibáñez, que, junto con su maestro Émile Zola, fue el más grande escritor naturalista. En *La bodega,* Blasco describe los lagares jerezanos y sus vinos, con una maestría que nadie ha alcanzado aún; y en *Los cuatro jinetes del Apocalipsis* (adaptada al cine en dos ocasiones), narra la batalla del Marne, la ocupación previa de los alemanes y la alegría en la Champaña cuando llegó por fin su liberación. Su narración tiene un valor único, ya que Blasco Ibáñez fue testigo presencial de estos acontecimientos.

LO QUE VALE ES LA LEYENDA

Se suele contar, en una leyenda que ya se toma como histórica, que el champán nació accidentalmente al fermentar por sorpresa unas botellas de vino que habían depositado en su bodega los monjes benedictinos en la abadía de Hautvillers, en el centro de la Champaña. Y que el abate Dom Pierre Pérignon, cuando bajó un día a *le caveau*, se encontró con que algunas botellas estaban rotas y el líquido se había derramado. Probó otras botellas que estaban enteras, y le gustó tanto aquel vino que bebió hasta la feliz embriaguez. Y avisó a sus cofrades: «Bajad, hermanos, he encontrado un vino que tiene estrellitas». No es cierto, claro está, pero *se non è vero, è ben trovato*. Las cosas sucedieron de otra manera. Sabemos con certeza que Dom Pierre Pérignon, como buen benedictino y *maître de chai* de Hautvillers desde 1668 hasta 1715, en su afán de mejorar la calidad de los vinos de la abadía reorganizó sus viñedos y empezó a seleccionar para sus vinos las mejores variedades de calidad. Hasta ese momento había en sus viñedos una gran mezcolanza (algo muy habitual hasta la modernidad reciente); entre las existentes en sus viñedos escogió a la pinot noir. Introdujo también el sistema de la vendimia seleccionada, mediante la cual las uvas se prensaban separando el mosto rápidamente en la canilla recolectora de la prensa, para así reducir al mínimo el contacto con los hollejos, y tener un *vin clair*, lo más claro posible. El vino fermentado era tranquilo (vino sin burbujas), casi blanco, un *vin gris* (ni blanco ni clarete). El resultado era un vino de gran calidad que podía venderse a buen precio.

Tras la época republicana de Cromwell, cuando comenzó la restauración monárquica en Gran Bretaña, los vinos de la Champaña alcanzaron mucha popularidad en Londres gracias a Charles de Saint-Évremond, cortesano, soldado y filósofo francés, que llegó exiliado a la corte londinense de Carlos II en 1660. Estos vinos tranquilos se exportaban en barricas a finales del invierno y, siguiendo la moda del momento, se embotellaban solamente cuando llegaban a su destino. El embotellado se hacía en las *Manor Houses*, las grandes mansiones de la nobleza y los *squire*s, en lugar de hacerse en las bodegas de los comerciantes. Hay numerosas crónicas, como las del duque de Bedford en la abadía de Wourn (a mediados de la década de 1660), que hablan de las compras regulares de botellas y tapones de corcho para el vino de la Champaña.

Pronto se descubrió que aquellos vinos tendían a producir gas; se trataba de la efervescencia típica de una segunda fermentación, o una continuación de la primera, falsamente acabada, tras varios meses en el interior de la botella. Este nuevo vino espumoso se hizo muy popular con rapidez entre los que podían pagárselo. La naturaleza espumosa de estos vinos quedó registrada por vez primera en 1676, cuando sir George Etherege mencionó «el champaña espumoso» en su obra de teatro *The Man of Mode; or, Sir Fopling Flutter* (acto IV, escena primera). La fermentación natural de los vinos elaborados en Épernay y Reims no solía finalizar antes de que llegasen los crudos inviernos a la región, y la caída de las temperaturas provocaba que se interrumpiese la fermentación cuando todavía quedaba una cantidad sustancial de azúcar en el vino. De este modo, al llegar la primavera, cuando el termómetro empezaba a subir de nuevo, la fermentación se reiniciaba. Si esto ocurría en el interior de las botellas selladas, el anhídrido carbónico almacenado durante la fermentación no podía escapar, y los vinos se convertían en espumosos. De manera que el hecho de que un vino tuviese espuma (conservada en el vino o no) no es una invención de la Champaña ni de Dom Pérignon. En realidad hubo otro fraile, muy anterior, Francesc Eiximenis, franciscano, gran sabio y referente intelectual del siglo XIV, que dejó escrito en el capítulo «*Com usar bé de beure e menjar*» del libro *Terç del crestià* la existencia de este tipo de vinos que él llama en catalán *vins formiguejants*, cuya traducción a la *langue d'oïl* medieval es precisamente *pétillant*, una de las virtudes del champán. Y la misma existencia, incluso hoy en día, de uno de aquellos vinos, el Blanquette de Limoux Méthode Ancestrale, bien lo demuestra. Sucede que, para los gustos y las técnicas de aquella época, un vino con espuma era un problema, no una oportunidad.

Así fue como sucedió históricamente, pero la leyenda resulta más atractiva y antropológica. Nos gusta imaginar a un abate benedictino en su abadía vinícola y verle cuando descubre un nuevo vino de manera accidental y gracias a los efectos de la condición climática. En una entrevista, el gran director John Ford citó una frase del senador Stoddard (interpretado por James Steward) en su filme *El hombre que mató a Liberty Valance*: «*When the legend becomes fact, print the legend*» (cuando la leyenda se convierte en hechos, lo que vale es la leyenda).

Hugh Johnson se pregunta y responde, en su imprescindible obra, una cuestión importante: ¿cómo llegó un *vin de pays* a convertirse en la *prima donna* de los vinos del mundo? Porque esto fue ciertamente lo que ocurrió. El champán es no solo el vino de la aristocracia, de los acuerdos internacionales y los tratados diplomáticos, el de la coronación de los reyes y la instauración de nuevos países...; es también el vino de las carreras de la Fórmula 1, los grandes campeonatos de tenis, y el de las bodas y los acontecimientos sociales, en todo el mundo y en todas las clases sociales. ¿Cómo sucedió esto? Se debió a varios factores concatenados. La popularidad del champán creció exponencialmente, y tanto comerciantes como importadores, y también los consumidores privados, buscaron maneras de garantizar el éxito del vino resultante de esta segunda fermentación. Para ello, antes fue necesario que se pudieran fabricar botellas más resistentes y tapones de corcho más adaptables. El perfeccionamiento en Inglaterra de los hornos de carbón para la fabricación de vidrio durante el siglo XVII se debió a otro motivo: la proclama de 1615 que prohibía el uso de madera para evitar que se produjera la deforestación del país, como le había sucedido a España en la carrera por la conquista de las Indias. Gracias a ello, a principios de la década de 1660 comenzó la fabricación de un vidrio más resistente que todos los anteriores. Más adelante, en 1675, George Ravenscroft aplicó un nuevo adelanto, pues al añadir el óxido de plomo en su fabricación, el vidrio resultante era todavía más fuerte. Y como los maestros vidrieros italianos, en el curso de la expansión de su oficio, habían creado el molde de vidrio hueco y permitieron a los ingleses fabricar resistentes botellas de vidrio capaces de soportar la presión propia de la producción de los vinos espumosos. Cuando la elaboración de champán se hizo más sofisticada, también se usaron mejores tapones de corcho, los que los vendimiadores catalanes de la comarca gerundense de la Selva llevaban en sus zurrones cuando subían a Francia para vendimiar. No es cuestión menor en toda esta historia del triunfo universal del champán el hecho de que la región que lo produce sea el lugar donde eran coronados los reyes franceses. La catedral de Reims había sido por tradición el marco sagrado de esta ceremonia política nacional. Y nacional ha sido ese valor emblemático asociado al champán, ya que el amor, que se celebra con este espumoso, ha sido también un símbolo de la cultura que Francia ha exportado universalmente. La comarca de la Champaña ha sido siempre escenario de los grandes hitos históricos. Por ejemplo, en Châlons-sur-Marne, los francos se convirtieron *en masse* al cristianismo en el año 499. Esta capacidad regional de representación institucional contribuyó en gran medida a la expansión del champán por todo el mundo. Y también ha contribuido a su prestigio la pasión que despertó entre ciertos grandes estadistas. Winston Churchill, al que todo el mundo conoce como epítome del inglés, era hijo de una mujer norteamericana y, paradójicamente, sentía una auténtica pasión por Francia, de cuya cultura era un auténtico devoto. Cuando dimitió del cargo de Lord del Almirantazgo en 1916, tras el fracaso de los Dardanelos, tuvo que abandonar la residencia oficial, que era la mejor residencia pública de todo el Estado británico, y se retiró a una pequeña casa de campo alquilada. En esas aciagas circunstancias, un fastidioso periodista le preguntó: «¿Y qué tal la nueva casa?» (ni residencia la llamó...), a lo que Churchill contestó: «Excelente. El agua del baño está caliente, el champán está frío, las verduras son de temporada y el brandy es verdaderamente añejo». Churchill, tan amante del champán como francófilo de pro, bebía dos botellas diarias, en especial de su marca preferida: Pol Roger, una de las grandes *maisons* de la Champaña, que hoy tiene una marca dedicada a su nombre, al igual que existen un oporto y una vitola de cigarros habanos que también homenajean su nombre. Y champán, oporto y cigarros Churchill son todos maravillosamente deliciosos. También el personaje de James Bond es conocido porque su cóctel preferido es el dry martini, aunque en las películas lo que pide más a menudo incluso es champán.

Pero ¿cómo es esta bebida maravillosa que conquista a capitanes y reyes, a amantes y estrellas, a divas y profesoras, a *sommeliers* y escritores? ¿De dónde viene y cómo se elabora?

El champán y el jerez han sido los vinos más imitados. Se han hecho champanes y *sherries* a todo lo largo y ancho de este mundo, lo cual forzó a los estados en los que se elaboraban estas marcas originalmente, y también otras como el oporto y el madeira, a firmar los acuerdos de Washington, Lisboa y París, a finales del XIX y principios del XX, para protegerlas. Y así es como se creó el marco legal internacional que protegió el desarrollo de la filosofía del origen (D. O.; A. O. C.) y sus instituciones (Instituto del Vino). En cualquier caso, como dicen en Francia, «solo el champán es de la Champaña».

Esta campiña, que tiene en su etimología latina (*campus*) el origen de su nombre, está situada en una zona verdaderamente fría y lluviosa, con una insolación de 1.680 horas anuales. La temperatura media en julio es de 18,9 °C, mientras que la pluviometría en septiembre, unas semanas antes de la vendimia, es de 450 mililitros por metro cuadrado, y la pluviometría media absoluta anual es de 600 a 900 milímetros; encima, las cotas son bastante bajas, 90-300 metros sobre el nivel del mar. Se trata de una comarca de orografía ondulada con colinas moderadas y laderas pronunciadas; las heladas que aparecen en primavera, cuando la brotación, no suelen fallar, por eso la inclinación de las laderas donde se cultivan los viñedos puede ir del 12 al 60 %, para exponer lo máximo posible las viñas al sol. Su geografía forma parte de la gran llanura europea que, desde el canal de la Mancha se adentra hasta Polonia. Una parte de esta llanura estuvo sumergida en el Oligoceno; es los que los geólogos llaman «bajíos» de Artois. Esta circunstancia ha conferido el carácter principal del champán, su suelo de creta. La creta *champenoise* está compuesta de granos de calcita procedentes de cacolitos, que son esqueletos de organismos marinos y fósiles de belemnitas (moluscos del Secundario). Ese suelo es de gran porosidad (casi todo lo que llueve se filtra), creando una gran reserva de agua que favorece el equilibrio entre los diferentes ácidos de la fruta y los azúcares durante el período vegetativo, así como la formación de los elementos precursores de sus factores aromáticos. La presencia de este suelo calcáreo varía en las diversas zonas entre la marga calcárea, la creta y la marga.

Sobre este suelo se cultivan 34.000 hectáreas de las variedades pinot noir, chardonnay y pinot meunier. El champán, como he reiterado, es un vino que sufre una segunda fermentación en la botella. Cuando se produce este fenómeno, se crea un gas natural que se integra en el líquido durante los meses que permanece cerrado, es decir, hasta que se realiza el *dégorgement*, que es el destape del tapón inicial y la separación del líquido espumoso de los posos producidos por la fermentación. Durante ese tiempo el vino que ya es champán ha permanecido en *le caveau* subterránea, donde experimenta diversos procesos además del de toma de espuma de la fermentación. Son la crianza, el *remuage*, la clarificación. Para todos ellos, la temperatura baja y la relativa humedad alta y estable son capitales.

Los tipos de champán vienen definidos por el tipo de vinificación de sus uvas. Aquí aparece la primera mención que se puede hacer constar en una etiqueta y que separa un tipo de champán de otro y que diferencia una calidad de otra. Es en el prensado donde se obtiene la mejor calidad del mosto; se le llama *cuvée*, nombre que aparece en la etiqueta para señalar que está hecho con lo mejor de la prensada. En la Champaña, las prensas son verticales y más anchas que altas, y suelen tener capacidades de 2.000, 4.000, 8.000 y 12.000 litros; a la tradicional la llaman *coquard* y es de 4.000 litros. Es esta capacidad de carga y de prensado la que fija el «Marc», la cantidad de la mejor extracción, de la cual solo se podrá obtener un rendimiento de 2.550 litros, que se separarán en fracciones: una de 2.050 litros, que es el mosto más fino y puro, y de exquisita calidad, es la que se le llamará *cuvée*. Las casas hacen con este tipo grandes champanes, los *cuvée prestige*.

El *blanc de blancs* es un champán blanco elaborado de la uva blanca chardonnay y excepcionalmente de las otras que, estando presentes en los viñedos, solo son el 0,3 % de su encepamiento: pinot blanc, pinot gris, arbane y petit meslier.

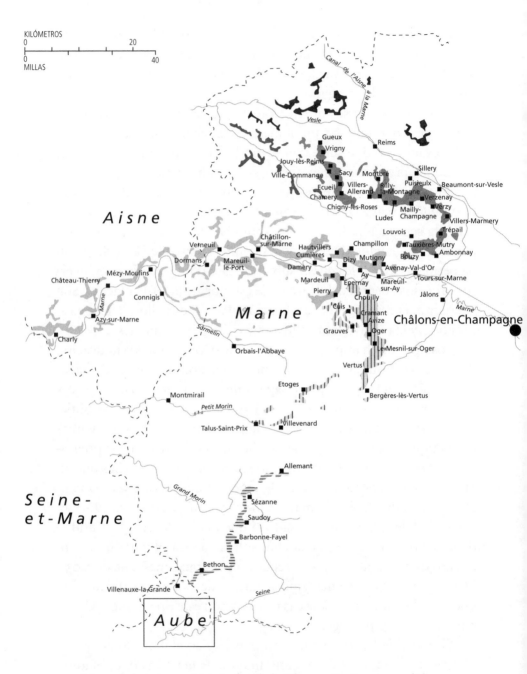

Mapa de las zonas vitivinícolas de la Champaña. Imagen cedida por el Comité Interprofessionel du vin de Champagne.

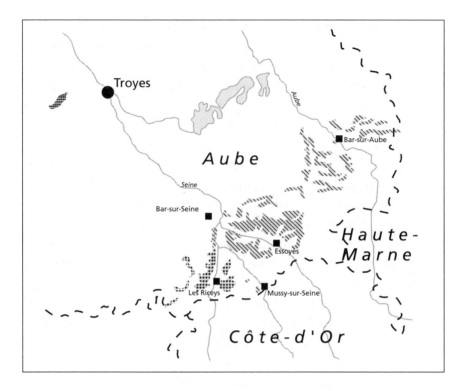

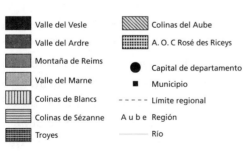

Valle del Vesle	Colinas del Aube
Valle del Ardre	A. O. C Rosé des Riceys
Montaña de Reims	● Capital de departamento
Valle del Marne	■ Municipio
Colinas de Blancs	- - - - Límite regional
Colinas de Sézanne	A u b e Región
Troyes	—— Río

El champán rosado, de gran atractivo para una élite de consumidores, se hace con uvas tintas de pinot noir o pinot meunier. Sin
embargo, para hacer rosado en la Champaña, pueden mezclarse
vinos tintos en un porcentaje que alcanza solo del 5 al 20 % de
añadido al vino blanco. Es el champán rosado de ensamblaje. Pero
los mejores son los que se obtienen del vino base champán rosado
por maceración o por sangrado. Si es por sangrado, una vez prensado y puesto en el depósito, se separa el mosto de la pasta retiran-
do entre el 10 y el 15 % de la parte líquida del tanque de vino; si el
tipo obtenido se hace con una vinificación por maceración, se
mantiene en el depósito entre 24 y 72 horas.

El *blanc de noirs*, que literalmente significa «hacer un vino
blanco de una uva tinta», consiste en prensar las uvas tintas del
champán separando al instante el líquido mosto de la pasta-hollejo
de las uvas. Así se obtiene un mosto algo coloreado que, con los
procesos de clarificación enológica, dará al final un vino base
champán blanco. De ahí que se le llame champán *blanc de noirs*.

Le remuage, o aclarado, es el proceso inventado por la viuda de
Clicquot para separar los posos, el sedimento producido en la fermentación espumosa ocurrida dentro de la botella. Por este procedimiento, los sedimentos quedan depositados en la boca de la botella, ya que está dispuesta en las cavas boca abajo. Mediante la
acción del giro y removido en el pupitre donde se colocan las botellas, se consigue el efecto buscado. La siguiente operación es el degüelle (*dégorgement*), llamado así porque antiguamente el tapón
del tiraje, que fue colocado cuando se llenó en el inicio la botella
con vino tranquilo y azúcar más levaduras, era un tapón de corcho
y quedaba la típica cabeza en forma de hongo fuera de la botella, a
la que lo sujetaba una grapa. Este viejo sistema aún se utiliza en
algunas casas. Se le llamaba degüelle porque para quitar el tapón
había que cortarlo con una navaja cuya hoja tenía forma de pequeña hoz. Como el champán es tan dado a las leyendas, dicen que
fueron unos oficiales del ejército de Napoleón quienes, ansiosos
por beber el preciado néctar y al no tener a mano un sacacorchos,
cortaron los tapones con sus sables. El proceso final de la elabora-

ción del champán, antes de su salida al mercado, se llama *dosage* (expedición o dosificación), que consiste, primero, en quitar el tapón que fue colocado al inicio del proceso (que hoy en día es casi siempre de chapa, en la que se graban los registros para su control) y, a continuación, se hace la dosificación (o no) del licor añadido. Según el contenido añadido de azúcar, el champán será brut, semiseco (*demi-sec*, en francés) o nature. La escala es oficial y similar para el cava:

- Brut Nature: no se le puede poner azúcar al licor de expedición añadido, que está hecho con un poco de vino, a veces un poquito de alcohol y un poco de más de champán para compensar el que se haya perdido en el *dégorgement*. El máximo de azúcar que puede contener, y que debe ser todo del residual de la fermentación que convirtió a un vino tranquilo (es decir, sin espuma) en un vino espumoso, es para los Brut Nature de 3 gramos por litro.
- Extra Brut: el azúcar total, añadido y residual, en el caso que lo tenga, debe estar entre 0 y 6 gramos por litro.
- Extra Dry: el azúcar total, añadido y residual en el caso que lo tenga, debe estar entre 12 y 17 gramos por litro.
- Demi-Sec: el azúcar total, añadido y residual en el caso que lo tenga, debe estar entre 32 y 50 gramos por litro.
- Doux: el azúcar total, añadido y residual en el caso que lo tenga, debe ser de más de 50 gramos por litro.

El champán ha tenido una evolución hacia los tipos más secos; del extremo dulzor del champán consumido por los ingleses en el XIX a la actual tendencia de los natures hay un largo trecho.

En las etiquetas, además del tipo, podemos ver otras indicaciones de su clasificación. El viñedo del champán cuenta con 319 municipios clasificados en una jerarquía de *crus*. Estos municipios están situados en las cuatro zonas de la Champaña: la Montaña de Reims, que se extiende entre Reims y Épernay, donde nueve de sus pueblos están clasificados como *grand cru*; el valle del Marne, situado entre Épernay y Château-Thierry, donde cuatro pueblos tienen la mención de *grand cru*; La Côte des Blancs, que va desde el sur de Épernay de Chouilly hasta Bergères-les-Vertus, y donde la chardonnay es la uva principal (de ahí su nombre), en el que hay otros cuatro pueblos clasificados como *grand cru*, y finalmente la Côte des Bar, con su viñedo de pinot noir mayoritario y con clima más meridional, que es la más sureña y famosa por tener el mejor *terroir* de rosados ricey. Estas zonas en las que está divida la Champaña fueron separadas e individualizadas por la constitución geológica de su suelo. La Côte des Bars es más alta de cota y geológicamente más reciente, ya que se formó en el Jurásico, mientras que la Champaña *crayeuse* y la Montaña de Reims y sus planicies se formaron en el Cretáceo. En esta última zona está el promontorio que domina a la ciudad de Reims y sus llanuras de creta. La creta es el condicionante edafológico principal, y el aspecto calizo y de «tiza» de sus *caveaux* subterráneas nos hace comprender la característica combinación de fruta, acidez y salinidad de este gran vino.

Debemos conocer bien los diecisiete términos municipales *grand cru* de la Champaña, pues determinarán nuestra elección: Ambonnay, Avize, Aÿ, Beaumont-sur-Vesle, Bouzy, Chouilly, Cramant, Louvois, Mailly-Champagne, Le Mesnil-sur-Orger, Orger, Oiry, Puisieulx, Sillery, Tours-sur-Marne, Verzenay y Verzy. Después de este nivel máximo, hay otro justo por debajo, el de los *premiers crus*, y que está formado por cuarenta y dos municipios.

Esta organización y ordenación territorial jerárquica también aparece indicada en las etiquetas y los registros de los elaboradores. Se trata de una ordenación que recoge el tránsito comercial entre productores y embotelladores. En el champán, como en cualquier otro vino del método tradicional, el embotellador es el determinante, puesto que el vino se hace dentro de la botella. Por todo ello, los registros de estas siglas de dos letras que se mencionan a continuación, y que van seguidas de un número de registro, son necesarios para valorar la calidad y el precio que piden por un champán:

- NM (*Négociant-Manipulant*): un elaborador que puede comprar uvas, mosto o vino base y elabora el champán en su bodega.
- RM (*Récoltant-Manipulant*): viticultor que elabora su propio champán de cosechero, con su propia vendimia y su propia bodega.
- RC (*Récoltant-Coopérateur*): viticultor que es miembro de una cooperativa, de la cual recupera el vino después de haber entregado las uvas para su vinificación. Es finalmente el viticultor quien comercializa el champán.
- CM (*Coopérative de Manipulation*): cooperativa de viticultores que elabora y madura el champán en sus propias bodegas a partir de las uvas que entregan sus socios.
- SR (*Société de Récoltants*): asociación de cosecheros independientes que elabora y embotella su champán a partir de las uvas de sus asociados.
- ND (*Négociant-Distributeur*): comerciante de vinos o sociedad mercantil que compra champán ya embotellado y le adhiere sus propias etiquetas.
- R (*Récoltant*): cosechero que entrega su uva a un *négociant-manipulant* a sueldo para que este lo elabore y obtenga el champán embotellado.
- MA (*Marque Auxiliaire*): marcas comerciales producidas para un distribuidor con las etiquetas de este.

Durante décadas, y después de los conflictos entre comerciantes y productores de principios del siglo xx, se fueron constituyendo las clasificaciones y la ordenación a partir del precio y el valor que tenían las uvas de cada zona según su calidad. Mediante una escala que fija el precio de la uva, se evitan las especulaciones y los precios bajos en los mercados, y también los dientes de sierra en la comercialización. Además, de esta manera se le da una gran estabilidad al champán y se redistribuye la plusvalía en toda la estructura. La creación de la A. O. C. Champagne en 1929 institucionalizó el proceso.

Un buen degustador del champán sabe apreciar los millesima-
dos. Si el tiempo mínimo del champán en su bodega subterránea
desde el tiraje hasta la expedición o degüelle es de 15 meses, el
champagne millésimé prolonga este tiempo hasta 3 años desde
el tiraje hasta su expedición al mercado. Es muy frecuente que *les
maisons de la champagne* prolonguen este tiempo según el tipo y la
cuvée. Y con razón, porque un champán maduro es un lujo, por su
elegancia, finura y regularidad de su pequeña burbuja, perfectamente integrada por el tiempo que vino y burbujas han permanecido juntos.

Hoy el champán vende al año 319 millones de botellas y factura
por ellas más de 4.500 millones de euros. Francia consume la mitad
de esa producción, y su primer cliente es, como antaño, el Reino
Unido. El champán ha formado parte de la cultura del cine desde
principios del siglo XX. El primer filme donde se vio el champán fue
una película muda de Alfred Hitchcock de 1928 titulada precisamente *Champagne*. El arte de la pintura ha dado muchas muestras
de la importancia del champán. Toulouse-Lautrec hacía carteles de
champán, y André Ruinart, el propietario de la casa elaboradora
del mismo nombre, comisionó al pintor Alphonse Mucha para que
hiciera la publicidad de su marca; esas obras de Mucha causaron
sensación en el mundo del diseño moderno. Francis Scott Fitzgerald tomó la frase sobre el whisky de Mark Twain y la consagró
como el mejor eslogan del champán: «*Too much of anything is
bad, but too much Champagne is just right*», que se puede traducir
libremente así: «Los excesos de todo son malos, pero un exceso de
champán siempre va bien».

JEREZ: ENTRE EL CIELO Y LA TIERRA

Los vinos que nacen y se crían en esta histórica comarca vitivinícola denominada Marco de Jerez son diversos. El llamado jerez puede responder tanto al fino como al oloroso; siglos de historia y uso
han hecho que esta acepción sea tan diversa como su producción.

En esta muy singular comarca situada en la baja Andalucía occidental, al noroeste de la provincia de Cádiz, que es la más meridional de la Península Ibérica, surgen estos vinos. La comarca está enclavada entre la costa atlántica y la bahía de Cádiz, y delimitada por los ríos Guadalquivir y Guadalete. Es una zona vinícola privilegiada que concentra luz, mar y un paisaje de colinas blancas y suaves en las que los trigos, los girasoles y el viñedo están enjaezados como una jaca andaluza para teñir de verde su tierra. El límite norte lo marcan el gran valle del Guadalquivir y sus marismas, mientras que al oeste se encuentra limitado por la extraordinaria reserva natural del Coto de Doñana. En el sur, los viñedos se mezclan con salinas y pinares. Hacia el interior, las pendientes anuncian la proximidad de las bellas sierras gaditanas. Pero quizá lo principal sea el espacio marino que todo lo marca. La bahía de Cádiz a un lado y el Atlántico al otro, desde Sanlúcar hasta Chiclana, condicionan climática y medioambientalmente todo el Campo de Jerez, que es una «viña del Atlántico», como alguien escribió hace años. Durante el estío, el océano, con sus brisas frescas, atenúa el calor de los días largos y secos. Y aquí empieza la magia vinícola de esta tierra, la influencia húmeda del Atlántico, su especial y singular suelo de tierras blancas albarizas que, al combinarse con la uva palomino, dan un proceso enológico propio y único, muchas veces copiado, pocas veces alcanzado y nunca superado. Esta magia vinícola ha hecho que la enología jerezana, además de avanzada, sea civilizada, y no bárbara.

Desde la más remota antigüedad, diversos pueblos se asentaron en esta comarca: tartesios, fenicios, griegos. Y en la romanidad surge una gran figura, el agrónomo Columela, que tenía una finca en Ceret (el actual Jerez), que cita la producción y el envío a otras partes del imperio del *Vinum Ceretensis*, de gran popularidad en Roma. Pero es en la reconquista cristiana del siglo XIII cuando aparecen las bases de los vinos de Jerez. En 1264, el rey Alfonso X de Castilla reconquista Jerez, que se convierte en frontera con el Reino de Granada. El citado monarca tuvo también su propio viñedo en la comarca jerezana. Según el mito, uno de sus capitanes, Fernán

Ibáñez Palomino, fue quien dio el nombre a la uva que identifica a la zona: la palomino. La creciente demanda comercial de vinos de Jerez en el siglo xv por parte de comerciantes ingleses, franceses y flamencos obligó al cabildo de la ciudad a promulgar el edicto del 12 de agosto de 1438, las Ordenanzas del gremio de la Pasa y la Vendimia del Jerez, como una protección reguladora de la vendimia, las características de las botas (barricas), el sistema de crianza y los usos comerciales.

El origen: la delimitación geográfica

La zona de producción de los vinos amparados por las DD. OO. Jerez-Xérès-Sherry y Manzanilla-Sanlúcar de Barrameda tiene en 2016 en torno a las 10.000 hectáreas. Nueve términos municipales tienen viñedos acogidos a la D. O.: Jerez de la Frontera, El Puerto de Santa María, Sanlúcar de Barrameda, Chiclana de la Frontera, Chipiona, Puerto Real, Rota, Trebujena y Lebrija, localidad esta última perteneciente a la provincia de Sevilla. Dentro de la Zona de Producción se distingue la tradicionalmente designada como Jerez Superior, integrada por las viñas plantadas en tierras albarizas, que por su constitución físico-química, su situación y características climatológicas, son las idóneas para la producción de vinos de calidad superior. Actualmente, el 80 % de los viñedos de la Zona de Producción están calificados como Jerez Superior. Otra importante delimitación geográfica es la llamada Zona de Crianza, también conocida como el Triángulo del Jerez. Solo en las ciudades de Jerez de la Frontera, El Puerto de Santa María y Sanlúcar de Barrameda puede completarse el proceso de crianza de los vinos amparados por la D. O. Jerez-Xérès-Sherry y, por lo tanto, solo en estas ciudades se encuentran las llamadas Bodegas de Crianza. En el caso de la D. O. Manzanilla-Sanlúcar de Barrameda, la correspondiente Zona de Crianza se limita exclusivamente a esta ciudad. Aunque la materia prima —la uva o vinos base— para la manzanilla puede provenir de cualquier lugar situado dentro de la Zona de

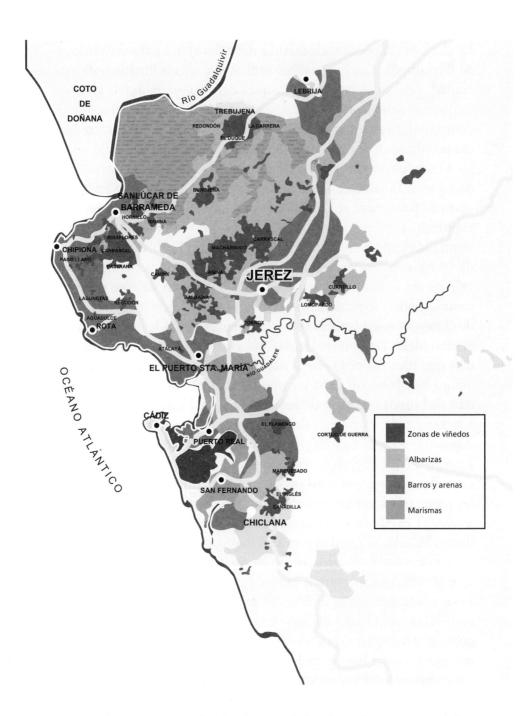

Zonas de viñedos	
Albarizas	
Barros y arenas	
Marismas	

Mapa de las zonas vitivinícolas de Jerez (bahía de Cádiz). Imagen cedida por el Consejo Regulador de la D. O. Jerez-Xérès-Sherry.

Producción, el proceso de crianza debe llevarse a cabo en Sanlúcar de Barrameda. Las especiales condiciones microclimáticas de esta ciudad, situada en la desembocadura del río Guadalquivir y a escasa distancia del Coto de Doñana, confieren a los vinos elaborados en sus bodegas mediante crianza bajo velo de flor unas características peculiares y diferenciadas del resto de los vinos de Jerez.

El descubrimiento de América abrió a estos vinos nuevos mercados y un floreciente negocio. La venta de vino de Jerez en las Indias con frecuencia se veía entorpecida por la acción de piratas que capturaban los cargamentos de la flota y los vendían en Londres. El botín más importante lo consiguió sir Martin Frobisher, de la flota de sir Francis Drake, en el famoso saqueo de Cádiz. Esta expedición pirata se llevó un buen cargamento de botas de vino y fue entonces cuando se puso de moda el jerez entre la corte inglesa, donde la propia reina Isabel I se lo recomendó al conde de Essex como el vino ideal. De la popularidad del vino de Jerez en aquellos días dan una idea las obras de William Shakespeare, mientras que su amigo Ben Johnson daba cuenta diariamente de una buena cantidad de botellas de vino de Jerez en la Bear Head Tavern. El jerez aparece citado en muchas de las obras de Shakespeare: *Ricardo III*, *Noche de Reyes*, *Las alegres comadres de Windsor*, *Enrique I* o *Enrique IV* (donde, en la segunda parte, Shakespeare pone en boca de su Falstaff: «Si mil hijos tuviera, el primer principio humano que les enseñaría sería abjurar de toda bebida insípida y dedicarse al jerez»). Y la *Apología* de Pascuil (1619) proclamaba que «todas las demás bebidas se quedan gorra en mano ante el viejo jerez».

La demanda del jerez atrajo de nuevo a los ingleses. En 1625, lord Wimbledon intentó de nuevo un ataque a Cádiz, pero fracasó. Finalmente, los reinos de las islas británicas decidieron comprar y comercializar el vino en lugar de obtenerlo militarmente. Para asegurarse el suministro por los usos habituales del comercio, decidieron por fin establecerse en Jerez y en El Puerto con sus propias casas comerciales. Fitzgerald, O'Neale, Gordon, Garvey o Mckenzie son apellidos británicos que aparecen en la zona durante los siglos XVII y XVIII; más adelante los seguirían: Wisdom, Warter, Williams, Humbert o Sandeman. La inversión en el Marco de Jerez era muy rentable, y atrajo también a capitales españoles, sobre todo los «capitales indianos de regreso» tras la proclamación de la independencia de las colonias americanas. De esa época son los González (1835), Misa (1844) y un nutrido grupo de vascos: Goytia, Apachea, Aizpitarte, Otaolaurrutxi. La primera gran compra de vino que realizó en su vida el escritor y cronista Samuel Pepys fue un *hogshead* (unos 280 litros) de sherry, que luego vendió. Pepys visitó Andalucía en 1683 y consiguió otra barrica en Sanlúcar. Tras experimentar algunas dificultades en el siglo XVIII, esta pasión británica alcanzó su cumbre en el siglo XIX: la importación de sherry pasó de 15 millones de litros en 1850 a casi 40 millones al año en 1870.

A mediados del siglo XVIII, todavía los vinos que salían de la región de Jerez hacia los mercados eran muy diferentes de los que hoy conocemos como vinos de Jerez. A partir de finales del siglo XVII y durante todo el XVIII, la demanda mundial de vinos se había incrementado de forma considerable y las distintas regiones vinícolas habían ido adaptando sus estructuras productivas para satisfacer dicha demanda. El gusto inglés además iba a cambiar definitivamente, y lo que al principio era la preferencia por los vinos más pálidos y ligeros, evolucionó hacia otros vinos más dulces, fuertes, oscuros y envejecidos. Al prolongarse el tiempo que el vino se mantenía en las botas, la práctica de la fortificación pasó de ser solo un medio de estabilización para los vinos más frágiles a convertirse en una práctica enológica, mediante la cual el bodeguero, el *master blender*, decidía el tipo de vinos que iba a producir; la adición de aguardiente vínico en distintas proporciones dio lugar así a la amplia tipología de vinos de Jerez que hoy conocemos.

También en esta época surgieron las grandes bodegas de crianza. Buscando conciliar las condiciones arquitectónicas idóneas para el envejecimiento de los vinos con la estética neoclásica imperante, las bodegas tuvieron que hacerse con altos voladizos capaces de acondicionar el ambiente. Exportadores como Gordon, Lacoste, Haurie y otros levantaron las grandes bodegas que aún hoy en día siguen impresionando al visitante.

En Jerez hay numerosos tipos de vinos, esta civilización vinícola no desaprovecha nada. Si un vino no muestra características nobles y de calidad suficiente para convertirse en un fino, va para un
palo cortado o para un oloroso. Como ya hablamos de estos dos
vinos de Jerez en el capítulo anterior, veremos aquí el fino y la
manzanilla, que son los que prefieren los visitantes de la baja Andalucía y a sus ferias. El fino es un vino blanco singular y único
elaborado con la uva palomino jerezana; en su fermentación, la
humedad del Atlántico crea un ambiente intensamente hídrico en
el aire; el calor hace que el aire caliente suba y así se crean las condiciones mágicas para que aparezca en el vino una levadura llamada flor, que se extiende con rapidez sobre la superficie. Las palomi-
nos se han vendimiado frescas y con buena acidez para que
favorezcan este proceso; además, la uva se ha beneficiado a su vez
de las tierras albarizas, que le permiten conseguir esa condición
ácida. La tierra caliza siempre ha producido este tipo de presencia
de los ácidos de la uva, que para otros usos vinícolas no son buenos; sin embargo, sí lo son para el fino, una creación divina. Lo
primero que hacen las bodegas es obtener el «mosto yema», que es
la mejor calidad del prensado y constituye la base del jerez. Después de fermentar a temperaturas controladas, pasa a las botas
donde de forma espontánea aparece el velo flor. Esta película formada por levaduras aísla el vino del aire y entonces se produce lo
que se llama la crianza biológica. El maestro bodeguero elige los
vinos más pálidos, ligeros y «finos», con los que se harán los finos
y las manzanillas. Los que tengan más cuerpo y poder irán a la
crianza oxidativa, a su envejecimiento en soleras. El fino es un vino
gastronómico y no lo es porque se use con gran éxito y felicidad en
la cocina (todos los grandes chefs tienen fino en la cocina, su toque
es mágico), sino por su utilidad culinaria. El aperitivo es el tiempo
del fino en los pueblos de la bahía: San Fernando, El Puerto de
Santa María, Puerto Real y hasta Chiclana o Chipiona. En las ba-
rras de los bares, galeras, *pescaítos* fritos y cañaíllas son regadas
con fino y manzanilla. El fino es límpido, cristalino, tiene un color
amarillo oro, sabe como huele y es fragante, ahumado, salino y

sabe a *salymar*, esa sensación de la bahía desde San Fernando hasta el Puerto Real, con las brisas que entran desde el océano por los caños, como el Sancti Petri. Recurrimos también aquí a Blasco Ibáñez: «Ese perfume selvático y de ligero sabor avellana que ningún vino puede copiar». Blasco era un maestro de las palabras y este vino único le inspiró al catarlo.

La manzanilla es la hermana del fino. Es también una D. O. en sí misma, pues aunque comparte la Zona de Producción, el método de elaboración y crianza con la D. O. Jerez, en la manzanilla la crianza debe ser única y exclusivamente biológica y hacerse en la zona de Sanlúcar de Barrameda. Este término municipal no está situado en la bahía de Cádiz, sino en la desembocadura misma del Guadalquivir, en la punta atlántica de la zona. Las especiales condiciones de esta localidad costera, que tiene una mayor humedad y una menor temperatura, determinan su especial levadura en flor. Es un vino de color amarillo pajizo, muy pálido; en la nariz surgen las notas punzantes de almendras y flores de la camomila. El paladar es seco, fresco, amargo y delicado, y el posgusto, suave y ligero.

9

ORIENTE Y OCCIDENTE: *MUSKOTÁLY, MOSCATELL, MUSCAT, MOSCATO*

Dice el gran *tastavins* inglés Hugh Johnson, en su brillante trabajo ya mencionado, *Atlas mundial del vino*, que «las viñas de moscatel fueron probablemente las primeras en ser identificadas, y se cultivan por todo el Mediterráneo después de numerosos siglos de expansión». Así fue como sucedió. Desde la antigüedad esta variedad *orientalis* (póntica) se expandió por todo el Mediterráneo y más allá. Hoy, además de encontrarse en este mar «que han vertido en ti cien pueblos, de Algeciras a Estambul», como bien dice la hermosa y certera canción de Serrat, se cultiva el moscatel en Australia (moscatel de Alejandría), Nueva Zelanda, Sudáfrica (hanepoot), California y Sudamérica, así como en Portugal. La uva moscatel es una variedad blanca muy aromática gracias a un elemento que contiene en más alto grado que otras uvas, los terpenos, compuestos de intensidad olfativa, afrutados y melosos, de tono almizclado. Por esta razón, ese agradable sabor siempre ha tenido un doble uso: como uva de vinificación, ha servido para hacer una panoplia extensa de vinos, y como fruta de mesa, ya sea fresca o seca (pasa). Esto le ha permitido ser una uva multicultural, ya que ha sido incluso respetada en civilizaciones que no permiten el consumo de vino. Así, los países musulmanes del norte de África tienen moscatel desde antaño (allí también la llaman zibibbo). La moscatel es un clan de variedades, no una variedad. Y debido al doble uso y a su dispersión geográfica y evolutiva, hay más de cien variedades. Antonio Sannino, en su *Tratado de enología* del año 1925, habla de muchas de ellas sin llegar a hacer un recuento total;

y aunque algunas sean meras sinonimias, la verdad es que son muchísimas. Ahora bien, el mayor volumen de plantación y producción se concentra en solo cuatro variedades de este prolífico clan: moscatel de Alejandría, muscat de Frontignan, *moscatell de tota la vida* (en la Marina Alta-País Valenciano) y el moscatel blanco de grano gordo. Pierre Galet tiene censadas más de treinta variedades diferentes del clan originario *moschaton: d'aout, de Bizerte, de Bretonneau, Ciprusi Miskotal, Grec blanc, Kagsikhor*. Pero todas vienen de la gran cepa madre, la protomoscatel, la *Anathelicon moschaton*. Fueron los griegos quienes completaron su nombre. Al nombre de su procedencia, *Anathelicon* (o sea, de la península de Anatolia), le añadieron, por su característico sabor a fruta almizclada, al néctar meloso que atrae a las moscas, la palabra *moschaton*, y así quedó fijado su nombre compuesto con el que se la bautizó hace casi tres mil años en la Jonia, *Anathelicon moschaton*, es decir, «la cepa de Anatolia que atrae a las moscas». Desde la Jonia se expandió a los países vecinos: Fenicia, y a la ciudad fundada por Alejandro Magno, Alejandría (solo una de las que llevan su nombre), y luego a Enotria, es decir, Italia y a Iberia. Por eso en la Turquía de nuestros tiempos, a pesar de que nació allí, se la denomina *iskenderiye misketi* (literalmente, «moscatel de Alejandría», ya que Alejandro, en lengua otomana, se dice *Iskenderun*). Con todo, no importa el nombre que le den ni cuál sea su variedad: lo que importa es que nunca puede vivir lejos del mar. La moscatel no es uva de estepas, ni de páramos ni de llanuras interiores; es una variedad que necesita y sabe a brisa marina. Se puede decir de ella, como decía Platón de los habitantes de los países mediterráneos, que «estamos alrededor de este mar como ranas alrededor de un estanque».

Los historiadores y arqueólogos llaman «orientalización» a un fenómeno histórico ocurrido entre la Edad del Bronce y la expansión romana por el cual los pueblos del Mediterráneo occidental recibieron la influencia, y la transmisión de culturas y técnicas, de parte de los pueblos que habitaban en el Mediterráneo oriental, y la uva moscatel forma parte importante de este fenómeno. La variedad moscatel de Alejandría, o moscatel romano, es una planta vigorosa de porte erguido que necesita una poda larga para conducir su vigor. Es una variedad adecuada para la climatología mediterránea ya que necesita las temperaturas elevadas de la primavera mediterránea para su floración. Es de brotación tardía y maduración media. Su ciclo vitícola es medio.

Como ya expliqué en el capítulo 1, la viticultura llegó a la península de Anatolia desde su *homeland* en la región transcaucásica. En la expansión prehistórica, durante el Paleolítico y la Edad del Bronce, desde la región del monte Ararat se expandió por toda la península de Anatolia. Pasó después a los valles altos de Fenicia, Asiria y Canaán, por el golfo de Antalya, en la costa sur de Anatolia, frente a las costas de Chipre, y por el golfo fenicio de Alejandreta (Iskenderun) entre Siria y Turquía (III milenio a. C.). Desde allí, los fenicios, a lo largo de lo que los romanos llamaron «expansión púnica» del pequeño estado fenicio, cuyo fin era el comercio e intercambio, llevaron la *Anathelicon moschaton* y otras variedades junto con las ánforas llenas de vino a Sicilia, Cerdeña, Ibiza y la costa este de Iberia. Para ello fueron estableciendo enclaves, uno de los cuales daría lugar a la creación de la ciudad más poderosa de esta expansión: Cartago. Desde allí se extendió por el norte de África y su imperio llegó al sudeste de Iberia, la costa noroeste de Sicilia y el entorno costero meridional de Cerdeña, donde se han hallado pepitas de moscatel de origen *orientalis* en diferentes excavaciones arqueológicas.

La expansión jónica, que supuso la colonización de las ciudades-estado de la costa sudoccidental de Anatolia, hizo el otro trabajo de expansión de la uva moscatel. Los jonios salieron de sus puertos de Anatolia y crearon colonias por toda la cuenca del Mediterráneo occidental, y de este modo también expandieron la *Anathelicon moscathon*. Los focenses fundaron la colonia de Massalia (la actual Marsella). Estos colonos griegos crearon, zarpando desde esa primera base, su segunda ciudad en el oeste del Mediterráneo, Emporion (Empúries), nombre que significa «lugar de intercambio». L'Empordà y su D. O. es hoy productora de buen moscatel, el que hoy conocemos como moscatel de Alejandría, que es el nombre oficial actual de esta uva en la D. O. Empordà, la cual, más de dos mil años después, tiene por encima del 10 % de su superficie vitícola de variedades blancas de uva moscatel de Alejandría. Desde Emporion, los focenses massalianos navegaron hacia el sur y se asentaron muy cerca de lo que hoy es la ciudad de Denia, en cuyo monte establecieron un puesto privilegiado para vigilar el paso de los atunes por el canal de Denia-Ibiza, al que llamaron Hemeroskopeion (es decir, el primer lugar donde se ve salir la luz del sol). La primera producción de vino documentada en la Península Ibérica se dio en l'Alt de Benimaquia, en el siglo VIII a. C. Este histórico asentamiento fue un enclave fenicio estratégicamente situado. Fue ahí donde los colonos griegos enseñaron la viticultura y la vinicultura a los íberos locales. Eran focenses provenientes de Massalia y de Emporion los que organizaron esta zona. Hemeroskopeion fue el primer enclave antes de la fundación de la ciudad de Denia, llamada así por el templo en honor de la diosa Diana. Su huerta vecina era ya una zona agraria en producción cuando los romanos ordenaron su territorio llamándolo Dianensis. La producción de vino fue importante. En el siglo I, toda la llanura litoral del *territorium* Dianensis, desde la playa hasta las colinas del interior, era un extenso mar de viñedos.

La comarca llamada en la actualidad La Marina Alta es uno de los territorios benditos de la moscatel de Alejandría, y allí, como en Empúries, esta uva se cultiva ininterrumpidamente desde hace más de 2.000 años. Siempre ha dado excelencia en el rico espectro de vinos que ofrece esta uva en su vinificación: blancos secos, blancos madurados en la crianza (como el Nimi Tossal de Joan de la Casa), gracias a la cual madura la fragancia de la moscatel, y donde su salinidad se combina con la mejor mantequilla irlandesa: la Kerrygold con sal (mi preferida).

Los moscateles pueden ser naturalmente dulces, dulces añejos y vinos dulces naturales, como el mejor de todo el Mediterráneo, el Casta Diva Cosecha Miel de Bodegas Gutiérrez de la Vega. Lo que se suele llamar comarca de La Marina es, en sentido estricto, la franja litoral que va desde el Morro de Toix, al sur del peñón de Ifach y el río Molinell, hasta los tozales de Bernia y de Segaria, incluyendo las cuencas de los ríos Xaló y Pop. En este territorio, la producción de moscatel es el cultivo principal y por ello el nombre del moscatel y el de La Marina han estado tan unidos. La orografía de esta demarcación geográfica es una combinación de sierras del sistema Subbético, estribaciones montañosas que se adentran en el mar en forma de acantilados de pronunciada altura y escotados entrantes —como los cabos de Sant Antoni, la Nau, Moraira, Gelada, Ifach y el Morro de Toix— y los profundos valles fluviales encajados entre ellas. Además, aparece allí el Macizo del Montgó, aislado de todas las demás estribaciones. En esta comarca encontramos dos moscateles dulces criados, el Nimi de Joan de la Casa (que comparte marca con sus blancos jóvenes y criados de moscateles secos), y el de Bodegas Balaguer, un moscatel de uvas pasificadas en *canyissos* al sol, cultivado por padre (viticultor) e hijo (enólogo), para después ser criado durante un año en roble esloveno.

La relación suelo-viña se manifiesta en los cultivos de moscatel. La edafología de esta comarca de La Marina es una base buena para el cultivo de un vegetal leñoso como la *vitis* vinífera que, como planta arbustiva mediterránea, encuentra en estos suelos de material arrastrado un buen soporte físico para su cultivo. Su clima mediterráneo se manifiesta en unos inviernos benignos y unos veranos calurosos refrescados por los vientos y las brisas marinas (*llebeig* y *llevant*). Los vientos que traen las precipitaciones son de procedencia marítima, y pueden alcanzar los 600 litros por metro cuadrado en la línea de costa y 800 en las sierras. La insolación alcanza las 2.900 horas anuales. Todo anuncia un clima biestacional mediterráneo, el ideal para el moscatel. Es natural, por lo tanto, que esta calidad basada en la fisiocracia y el seguimiento de la tradición de las prácticas vitícolas ancestrales produzca estos grandes y finos vinos de moscatel como Les Freses, elaborado por Mara Bañó con gran clase y exquisitez; el Moraig de Benitatxell, un moscatel ecológico pionero y líder en la identificación para una D. O. para La Marina; el blanco joven Moscatel Nimi de Joan de la Casa, que tiene bodega y viñedo en Benissa, y el pionero de la modernidad moscateliana en el Mediterráneo: el ya citado Casta Diva de Gutiérrez de la Vega, que tiene los viñedos en la Riba, al pie del Benimaquia. Todos ellos son blancos jóvenes, secos, afrutados, frescos, melosos y de agradable salinidad. Se trata de una magnífica zona vinícola que se merece tener una denominación de origen controlada propia, la D. O. C. Moscatell de La Marina.

La *via hellenica* fue la ruta migratoria marítima que se expandió desde Anatolia hacia las islas jónicas y la Península Balcánica, y luego desde allí hacia la Itálica y las islas del Mediterráneo central, donde Cartago había creado un imperio. Pero antes la moscatel colonizó las islas jónicas, las del Dodecaneso y otras del mar Egeo: Cefalonia, Rodas, Quíos, Samos, Lemnos; todas ellas famosas por su moscatel hasta que fueron ocupadas por los turcos y se perdió la vinicultura. Hipócrates destacaba el valor saludable del moscatel de Rodas y siglos después, allí mismo, los caballeros de la Orden de San Juan del Hospital lo hicieron célebre por su calidad y comercio, lo mismo que los venecianos que controlaban la isla cuando fue conquistada por los turcos en 1522. Más tarde la moscatel se expandió por el continente, y en la Grecia actual, en la bella comarca de Patras, y en Río de Patras, al norte del Peloponeso, hacen algunos de los mejores moscateles del mundo. Estos maravillosos moscateles griegos nos remiten al originario moscatel de la antigüedad, sobre todo si catamos los de las denominaciones de origen A. O. Muskotály de Cefalonia, en las islas Jónicas, que es suave y meloso, y el de la A. O. Muskotály de Lemnos, en el mar Egeo, un vino de postres de altísimo nivel (Aristóteles citó sus vinos). Allí la uva la cogen madura y desarrolla una gran riqueza de aromas a frutas escarchadas. El de la A. O. Rhodes, en el Dodecaneso, es un vino de moscatel licorizado que resulta muy rico de sabor, y ha sido vinificado con moscatel de Traino (una variedad regional del clan) y con la petit grains. Se trata de un VDN de calidad, dorado y perfumado a bálsamos marinos. En la isla egea de Samos, su cooperativa hace un moscatel histórico: el Samos, un vino dulce rico, equilibrado y de gran voluptuosidad, elaborado con la muscat blanc. Hay en la isla de Pélope, en el mítico Peloponeso, dos denominaciones de origen que son imprescindibles para conocer el moscatel, su fenotipo y su historia: A. O. Muskotály de Patras y A. O. Muskotály Río de Patras, ambos moscateles elaborados con ese oro blanco que es la muscat blanc griega. Esta comarca de Patras, tan intensamente ligada a la historia de la Corona de Aragón, a Roger de Flor y Ramón Muntaner y a los almogávares, es una zona que puede identificarse en orografía, clima y suelo con tantas otras ribereñas que cultivan esta variedad. El Achaia Clauss Muscat de Patras es un moscatel licorizado para los postres, de color oro viejo, dulce y maduro. Esta vinería, Clauss, es una «hija» de Byron... Fue fundada por miembros de los grupos de románticos del xix que, como él, acudieron a Grecia a conocer de cerca la gloria helenística. Uno de ellos, el bávaro Gustav Clauss, atraído por la herencia aquea, fue el creador en 1854 del primer dominio vinícola de la Grecia liberada de los otomanos. El Peloponeso está separado del continente por el canal de Corinto, y esta península-ínsula está atravesada por las altas montañas de una cordillera, los montes Pindo, de orientación noroeste-sudeste, que la separan en dos. Patras está en la parte norte. Es una zona abocada al mar, justo en la entrada del canal de Corinto. Por muchos aspectos, se asemeja a la otra comarca moscateliana situada en el otro extremo del Mediterráneo, La Marina Alta.

La esencia de los moscateles la encontramos también en la insularidad y singularidad de los moscateles de Pantelaria y Sicilia, elaborados con la uva llamada allí zibibbo, que es nuestra vieja conocida moscatel. La pequeña isla de Pantelaria, situada entre Sicilia y Túnez, hace el mejor moscatel de Italia. El Florio de esta D. O. C. es un lujo único. Su azúcar es de 130 gramos por litro y tiene 14,5 ° de alcohol; se le han dado 6 meses de barrica y pasa obligatoriamente otros 6 meses en botella para compensar la crianza antes de salir al mercado. Si se toma como aperitivo, debe servirse un poco fresco, a 10 °C-12 °C, y si se toma en el postre, a 18 °C. Además de dulce, tiene recuerdos a la pasa y también a vegetal y a hollejo. El Moscato di Siracusa es también muy particular, dulce y maduro, y muy completo y pleno de *bouquet*. Se hace con uvas a las que se les aplica parcialmente el sistema del *vessicatio* (o pinzado) romano, que consiste en pinzar el pedúnculo del racimo en la cepa para que, al no llegar la savia a los granos, la uva madure antes. Por este motivo, a su dulzura y alcohol bien equilibrados se suma el sabor de la piel de la uva. El naturalista Plinio citaba ya en el siglo I d. C. la moscatel de la Gallia Narbonensis, a la que llamaba uva apiana, porque atraía a las abejas. La muscat de petit grains o muscade Frontignan es muy importante ya que se cultiva en todo el Mediterráneo francés desde la antigüedad y sin solución de continuidad, pues aquí jamás se interrumpió la vinificación de esta maravillosa moscatel de granos pequeños. Aunque casi todo el mundo coincide en que sus vinos se encuentran entre los mejores que se pueden obtener de cualquier uva del clan moscatel, en las Appellations d'Origine Contrôlée (A. O. C.) francesas de moscatel mediterráneo se ha desarrollado su elaboración en la forma de vino dulce natural (VDN); recordemos que es un sistema de elaboración por el cual se añade alcohol al mosto poco después de haberse iniciado la fermentación, pero no antes, pues sería el sistema de la mistela; cuando se ha añadido el alcohol, ya han fermentado unos pocos gramos de azúcar del mosto en grados alcohólicos, los cuales, al sumarse al alcohol añadido, dan la graduación final. El resultado son unos *muscats* con un mínimo de 96 de azúcar residual del mosto —no fermentado— en el de Cap-Corse, de 110 en el de Beaumes-de-Venise, y de 125 gramos de azúcar por litro en los del Languedoc; asimismo, deben tener entre un 15 y un 18 % en volumen de alcohol final total. Son vinos frescos, afrutados, delicados, elegantes y muy finos, pero con vigor, y en Francia los han reglamentado muy bien con las *appellations Vins Doux Naturels du Languedoc-Roussillon*, como felizmente los llaman los franceses. La fisonomía geográfica de esta región es muy similar a las de las otras zonas de moscatel. Solo en Saint-Jean-de-Minervois encontramos una característica poco frecuente: su suelo es de piedra, formado por auténticas losas que impiden el laboreo mecánico si no es con un tractor de cadenas. La orografía es también parecida a la de Rodas, Patras, Lemnos o

La Marina. Hay pequeñas terrazas escalonadas, siempre orientadas al mar. Las propiedades son pequeñas y familiares, con bodegas de dimensión humana, bien dotadas técnicamente pero artesanas en su explotación. En Saint-Jean-de Minervois encontramos el Domaine du Montahuc, el Cuvée Nicolas Vieilles Vignes y el Domaine du Clos Bagatelle; en Lunel, Le Muscat de Printemps y el Domaine du Mas Rouge, el Clos de Bellevue y el Château de la Peyrade; en Mireval están el Domaine de la Capelle y el Château d'Exindre; en Cap Corse podemos disfrutar del Napoléon Brizi, el Dom Gentile y el da Casa Agnelli y el Clos Catarelli; así como el Domaine de Beaumalric de Beaumes-de-Venise. Todos ellos son dulces, finos y elegantes, y, además de la fruta, encontramos la presencia de aromas florales del matorral aromático mediterráneo.

La moscatel tiene en el cabo de Bon, en Túnez, un lugar especial por la fuerte incidencia solar que es la A.O.C. Muscat de Kélibia, llamada así después de la independencia, pero que originalmente fue bautizada como Muscat de Tunisie por el gobierno del Protectorado francés de Túnez. Allí se cultiva la moscatel de Alejandría llevada de España e Italia. Kélibia es una ciudad fundada por Agatocles de Siracusa y está situada en el cabo Taphitis, rodeada de bellas playas, una de las cuales, La Mansoura, está considerada como la más hermosa del Mediterráneo. El campo está situado, como en Benimaquia y el Montgó de La Marina, alrededor de un alto cerro litoral. En esta atmósfera mediterránea se cultiva la moscatel, de la que se hace el famoso muscat sec de Kélibia, un blanco seco, fresco y fragante con 13° de media.

El moscatel llegó también al Atlántico, en su orilla de la Península Ibérica, una zona de latitud similar a la de las islas y penínsulas del Mediterráneo. Ahí se cultiva un fantástico moscatel que crece a la vera del océano. Más allá, en la Península de Setúbal, se hace con su moscatel un magnífico vino dulce de postres primorosamente elaborado. Tras el inicio de la fermentación del mosto, se le añade alcohol para frenarla. El resultado es un vino dulce con más de150 gramos de azúcar residual por litro y 17,50°. Su gracia viene de una fina y una culta elaboración. La técnica específica consiste en que, al finalizar la fermentación, se hace una maceración con sus lías y pieles durante el invierno que sigue a la vendimia, para acabar con una crianza de 4 años en *demi muids* (medias barricas de 125 litros). El resultado es una delicia de color topacio, tostado y brillante, que sabe suave, voluptuoso, generoso, delicado, dulce y fresco; un gran vino para después de comer. El escritor especializado en vinos João P. Martins, en su magnífico *Vinhos de Portugal* (para el que cató 1.200 vinos), destaca a los mejores elaboradores de esta zona: Fontanário de Pegões, y los grandes Fonseca y Pires.

Denominaciones de moscatel francesas del Mediterráneo

A.O.C.	País	Hectáreas	Variedad
Saint-Jean-de-Minervois	Languedoc	205	Muscat de petit grains
Frontignan	Languedoc	797	Muscat de petit grains
Lunel	Languedoc	322	Muscat de petit grains
Mireval	Languedoc-Roussillon	260	Muscat de petit grains
Rivesaltes y Banyuls	Catalunya Nord	1.500	Muscat de petit grains y muscat de Alejandría
Cap Corse	Córcega	98	Muscat de petit grains
Beaumes-de-Venise	Rhône	503	Muscat de petit grains

10

LA HERENCIA MONÁSTICA

BORGOÑA, *VINUM DEI*

Lo que se conoce como Borgoña vinícola estricta es una región del antiguo ducado de Borgoña que incluye otras zonas vinícolas de distinta tipificación enológica, como la del Beaujolais. La famosa región borgoñona está situada al este de Francia; desde el punto de vista vitícola, la forma una larga serie de viñedos situados en las riberas de los ríos Yonne y Saône. Se inicia al sur de Dijon, siguiendo en muchos casos la N 5 (la antigua RN73, que a su vez era una antigua vía romana, la vía tradicional de penetración hacia el corazón de esta parte de Francia) hasta Mâcon, que es la punta meridional de esta larga, pero estrecha, zona vinícola. Michelet la llamaba «amable y vinosa Borgoña». Se extiende durante casi 200 kilómetros de longitud por este valle fluvial, a veces con apenas 25 kilómetros de anchura. En este espacio hay cien denominaciones de origen, ya que su característica principal es la dispersión espacial de su organización: todas estas Appellations d'Origine Contrôlée (A. O. C.) se reparten solo un total de 28.841 hectáreas. Por tanto, es la consagración de la filosofía del origen, y la Borgoña está en su cima.

Aunque se cultivan mayoritariamente cuatro variedades, la cohesión de sus vinos la dan solo dos de ellas: la tinta es la pinot noir, que es el 34 % del *cépage* total borgoñón, y la blanca es la chardonnay (48 %). Las dos son uvas prestigiosas, de calidad, emblemáticas y globalmente conocidas, en especial la chardonnay. La pinot noir es una variedad de ciclo corto, ideal para el geoclima de esta zona, y con ella se hacen los grandes tintos borgoñones, que poseen esa singular tanicidad sedosa, agradable, elegante, con su color rojo grana abierto de capa media. Sus racimos son compactos, de granos pequeños, cilíndricos y apretados con forma de piña. Sus hojas son orbiculares con seno peciolar cerrado y tres lóbulos marcados en las puntas sin senos laterales. Es una variedad local cultivada por los galos en el siglo I a.C., según nos enseña Pierre Galet, aunque la viticultura traída por los romanos tardó en desarrollarse. Columela la describió en la vertiente del Macizo Central próxima al valle del alto Rhône.

La chardonnay (cuyo nombre lo tomó de una Comuna del Saona, en el Mâconnais) es posiblemente la uva más global del mundo. Debe su prestigio al champán y a los blancos de la Borgoña, y aunque se hacen muy buenos chardonnay en muchas zonas del mundo, los vinos de la chardonnay borgoñona son otra cosa. Es una planta de porte, con hojas de tamaño mediano orbicular, color verde claro y débilmente lobuladas, con el seno peciolar muy abierto y en forma de lira; los racimos son pequeños o medianos, compactos y cilíndricos; sus bayas son esféricas y ligeramente oblongas, pequeñas y de color ámbar verdecido con moteados; sus pepitas son pequeñas, la piel de la uva es fina y su pulpa es muy densa y jugosa, que da un zumo azucarado, dulce y agradable, un gran fruto. Hasta en zumos la chardonnay es grande. Esta uva produce por lo general vinos muy identificables, frescos, ácidos, afrutados (desde la piña hasta el plátano), elegantes y finos. También en la crianza o fermentados en barrica, son superlativos en estas características. En la Borgoña da vinos más maduros que en otras zonas, y también elegantes.

Las otras dos variedades, muy minoritarias pero de muy antiguo cultivo en Borgoña, son la gamay, una tinta que ocupa el 10 % de la superficie plantada, y la blanca aligoté, con apenas un 3 % de la superficie y que tiene denominación de origen propia, la A.O.C. Aligoté, que es su lugar de nacimiento. También hay, como en todas las zonas de antiguo cultivo, restos de otras variedades (2 %).

Borgoña produce 1,4 millones de hectolitros (180 millones de botellas), pero en valor esa cantidad equivale a 1.450 millones de euros.

De esta producción, el 61 % son blancos, lo que incrementa el mérito del valor añadido de la Borgoña, pues en los tintos el consumidor suele aceptar mejor que un vino tenga un precio superior, como en los casos del burdeos y el rioja. Solo el 29 % de los borgoñas son tintos y rosados. La Borgoña está muy bien considerada tanto en el mundo como en Francia, pues el 50 % de su producción la vende en el mercado doméstico y el otro 50 % lo exporta.

La viticultura ya aparece organizada en el siglo II d. C., pero la primera información escrita es del 312 de nuestra era, en una carta dirigida al emperador Constantino I por su visita a Autun (Augustodunum). En el siglo siguiente, la llegada de los bárbaros desmanteló la organización agraria. Fue sin embargo una de las tribus de origen escandinavo la que dio nombre a la región. Los burgondes crearon un reino en el valle del río Saône, desde Dijon hasta Lyon; los francos los derrotaron después y se estableció entonces la dinastía merovingia, pero el nombre del país perduró. El nuevo impulso de la viticultura y el vino se debió a los benedictinos. Según san Gregorio de Tours en su *Historia de los francos*, en el 591 los viñedos de las laderas occidentales de Dijon daban un vino parecido al falerno, ya comentado en este libro como uno de los mejores vinos de la antigüedad. Cuatro años antes, el rey Gontrán dio un viñedo a la abadía de Saint Bénigne, el apóstol de la Borgoña, en Dijon. Y en el año 630 el duque Amalgaire de la baja Borgoña dio al abad de Bèze los viñedos de Vosne, Beaune y Gevrey; ¡ahí es nada!, pues constituyen la base de los grandes vinos actuales.

La Borgoña ha sufrido muchos altibajos en su historia, pero fueron los monjes los que construyeron la cultura y la espina dorsal del *éthos* borgoñón incluso cuando, tras la Revolución, fueron desamortizados. En el vino, sobre todo, dejaron su impronta esencial, pues sus grandes propiedades, la estabilidad que les daban sus protectores, así como el largo tiempo durante el que fueron propietarios, les permitió planificar e introducir mejoras, tanto en la viticultura como en la vinicultura. En la tierra borgoñona, las abadías de La Charité, Souvigny, Saint Pourçain, Saint Bénigne, Saint Vivant, Saint Martin, Bèze y Chalon fueron una estructura que permitió hacer vinos legendarios. La estabilidad consecuencia del sistema de propiedad inalterado con el paso del tiempo creó finalmente el modelo de explotación vitícola borgoñón, que es un modelo propio y diferente de otros, el *clos*: una explotación vitícola cerrada, delimitada y vallada (en alemán es *kloster*; en catalán, *clos* y también *tancat*, «cercado»). Así nació el Clos de Vougeot, el vino preferido de Brillat-Savarin. Cluny y la abadía de Cîteaux fueron grandes centros vitivinícolas y, como ha señalado Desmond Seward en *Monks and Wine*, la expansión monástica entre los siglos x y xiv creó una verdadera red europea de grandes vinos producidos por los feudos monásticos, muchos de ellos donados por laicos muy piadosos, o muy pecadores, según se mire. Así, los monjes de Cluny recibieron las tierras de Gevrey; la duquesa de Borgoña donó a la abadía de Saint Vivant los viñedos hoy tan famosos y caros como los de las *appellations* de Romanée-Conti, La Romanée, La Tâche, Richebourg y Romanée-Saint-Vivant, que añadió a sus posesiones vitícolas ya importantes en Auxey y Santenay. Los monjes cistercienses vincularon su nombre al vino de Borgoña más incluso que los benedictinos y que sus continuadores reformistas de Cluny, que ya es mucho decir. Los cistercienses, después de un debate de derecho canónigo y común, compraron la abadía de Saint-Martin de Tours (que es como si la Real Sociedad de San Sebastián comprara San Mamés) y enseguida produjeron un vino blanco hoy mundialmente conocido, el chablis. Su siguiente adquisición en 1110 fue Vougeot, que es todavía más importante. En 1336, conseguida la unidad geoclimática unívoca de este *vignoble*, lo cerraron con un gran muro de piedra y Vougeot pasó a ser Clos de Vougeot, donde todavía hoy en día se pueden ver muchos tramos de este muro y de sus bien cerrajeadas puertas. No satisfechos con estas adquisiciones, continuaron comprando o recibiendo donaciones de viñedos en Beaune, Chambolle-Musigny, Fixin y Pommard, y así los cistercienses unieron su nombre a la Borgoña para siempre. Seward tiene razón al afirmar que esta estructura monástica, en la que los cenobios eran unidades económicas autosuficientes, actuó como un monopolio productivo de los grandes vinos. Y no solo en Francia, porque sus negocios fueron muy rentables; descontados los presentes y diezmos que entregarían como gratitud u obligación a los señores feudales laicos y a los reyes y duques, su producción vitícola fue grande (Clos de Vougeot, en el momento de la delimitación final y de la construcción de su famoso muro de piedra en 1336, tenía 50 hectáreas), y sus vinos fueron apreciados y cotizados. Con todo, el más importante legado que han dejado estos monjes fue el del progreso técnico de la viticultura y el cognitivo de la elaboración vinícola. Roger Dion lo ha contado en *Le commerce des vins de Beaune au Moyen Âge* y también en *Histoire de la vigne et du vin en France, des origines au XIXème siècle*.

Los monjes enseñaron estas técnicas a los siervos que trabajaban las viñas de sus abadías. Algunos avances surgieron como felices improvisaciones. La de las bodegas subterráneas, por ejemplo, nació forzada por las invasiones bárbaras, pues las gentes de los campos, las villas romanas y los primeros cenobios escondieron alimentos, herramientas y toneles de vinos en cuevas y subterráneos para evitar que los robasen. Maguelonne Toussaint-Samat dice, en su *Historia natural y moral de los alimentos*, que «lo guardaron en cuevas subterráneas, donde el vino encontró su lugar perfecto: la bodega, el *caveau*. Fue una revolución, y desde entonces nada volvería ser como antes». La búsqueda de la seguridad, la idea de prevenir lo que pudiera pasar en el futuro y, por lo tanto, la planificación permitida por esa estabilidad, así como la reflexión empírica que hizo posible la atmósfera monacal, que avanzaba a base de prueba y resultado, finalmente dieron esta joya, los vinos de la Borgoña, que han sido capaces de soportar los diversos avatares a lo largo de tantísimo tiempo.

Las famosas y cotizadas A. O. C. borgoñonas son hoy los actuales nombres y delimitaciones de los antiguos viñedos monacales. La crisis se inició con la unificación de la monarquía francesa, que absorbió el ducado de Borgoña, con lo que el poder de los reyes se incrementó y el de la Iglesia declinó; por eso algunos viñedos fueron adquiridos por las burguesías de Dijon y Lyon. Pero su extinción solo se debió a la desamortización, es decir, la exacción y eliminación de los señoríos religiosos, que ocurrió tras la Revolución francesa. El Directorio entregó los viñedos a los agricultores adscritos a las abadías. Esto significó un parón en la vinicultura borgoñona, y las redes comerciales y clientelares de los monjes sufrieron un colapso. A esta zona le costó salir del estado en que quedó después de la reforma revolucionaria, y no lo consiguió hasta que en 1855 se inauguró la línea de ferrocarril de Dijon-París, que construyó Franz Zola, padre del insigne escritor, en parte por su gran afición a este exquisito tinto.

Siendo como es la Borgoña una región vinícola larga pero estrecha, la diferente latitud de sus viñedos produce también diferencias climáticas. Así, mientras en cada una de sus cuatro zonas la cohesión vitícola y el estrecho cuadro geográfico de sus límites da coherencia, encontramos una mayor calidez en el Mâconnais, la zona más al sur de la región, que es ideal para los blancos por su clima. Siguiendo el curso del Saona, que desembocará en el Ródano, las zonas vinícolas se suceden unas a otras excepto la de Chablis, que está al noroeste y separada del valle central fluvial, ya que su río, el Serein, es un afluente del Sena.

Al norte de la zona, que tiene una latitud de 47° 08' N, la pluviometría media anual es de 690 milímetros, pero en septiembre, afortunadamente, es de «solo» 55 milímetros; la temperatura media de julio es de 19,75 °C. El problema crucial de la viña son las heladas, y es frecuente ver estufas en los viñedos para evitar problemas en la floración primaveral. Sin embargo, en el extremo sur de la Borgoña vinícola, al final del Mâconnais (latitud 45° 02'), la media anual de julio sube a 22,3 °C y la pluviometría es de 590 milímetros de media anual, siendo la de septiembre un poco más «seca», de 40 milímetros. En conjunto, la Borgoña tiene un clima continental moderado, gracias a los montes que cierran los valles y a la influencia de los propios ríos, que bajan hacia el sur. Los viñedos se benefician también de la orientación de sus laderas. La exposición de las parcelas tiene una gran importancia y determina la calidad. Es difícil de comprender que una región vinícola tenga cien A. O. C. en apenas 28.641 hectáreas. Las etiquetas de los vinos merecen un estudio detenido. Normalmente nos fijamos solo en la marca comercial de un vino, lo primero que leemos al ver una etiqueta. Pero lo capital en la de un borgoña, lo que define el vino y su estatus, es entender las referencias a la localidad y al viñedo. Así, si en una etiqueta pone «Vosne-Romanée» (uno de los más grandes vinos y de alto precio) hemos de entender que Vosne indica el municipio y Romanée, el viñedo (en este caso, el nombre de un antiguo viñedo monacal).

Tenemos que pensar en la especial organización socioterritorial de la Borgoña, que es más parecida a la de Galicia que a la de Burdeos. Una comuna es un conjunto de poblaciones, villas y *lieux-dits*. Un *lieu-dit* es, literalmente, una pedanía, una aldea de una población mayor situada dentro del término mayor, pero con su propio espacio de terrenos además de las casas; son estos nombres los que aparecen como municipios. Cada una de las propiedades vitícolas es muy dispersa; para que nos hagamos una idea, en la A. O. C. Pouilly-Fuissé hay 250 fincas vitícolas en apenas 700 hectáreas (o sea, que son fincas de poco más de 2 hectáreas). En total hay 3.850 dominios vinícolas o explotaciones, lo que significa que estas son pequeñas; algunos viticultores tienen incluso microparcelas situadas en diferentes dominios y, por lo tanto, en diferentes A. O. C., que son de por sí pequeñas. En Vosne-Romanée, por ejemplo, tienen una media de 500.000 litros de producción (o sea, 625.000 kilos de uva); en Fixin, la media de varios años es de 117.300 litros, y en Clos de Vougeot (el mítico *clos* de 50 hectáreas en tiempos de los monjes) de apenas 135.600 litros.

Toda esta dispersión de la propiedad de las explotaciones es consecuencia de la distribución de la tierra que antaño estuvo concentrada en las grandes propiedades monacales y, tiempo después, en la de algunos grandes hacendados burgueses de Dijon. La Revolución dividió las propiedades entre todos los que habían tenido el uso de la propiedad pero no habían sido jamás dueños de nada. El código napoleónico selló su destino, pues obligaba a transmitir la herencia en partes iguales. Algunos sistemas de transmisión, en el paso del feudalismo al sistema capitalista, dieron lugar al sistema de propiedad que conocemos como minifundio. La dispersión borgoñona está también justificada y sostenida por su larga geografía vinícola y su orografía. En 2016 hay un centenar de A. O. C., que se subdividen en *grand cru*, *premier cru village* y A. O. C. llamadas *régionales*. La clasificación se basa en las diferencias existentes entre las diversas explotaciones o agrupaciones de explotaciones en niveles municipales o supramunicipales: el llamado *climat* borgoñón. Un *climat* es un término típico de la Borgoña, equivalente al *terroir* en otras regiones vinícolas. Los *climats* son áreas de parcelas delimitadas de manera precisa por sus propias y definidas condiciones geológicas y climáticas. Combinando las parcelaciones con las diversas prácticas vitícolas y las variedades cultivadas, se acaba produciendo un mosaico excepcional de *crus* jerarquizados y reconocidos mundialmente. Los *premiers crus* son viñedos situados en las zonas más altas de los montes, cuyas laderas se llaman *côtes*. En la cima de los montes hay roca calcárea y a continuación viene la zona poblada por el bosque; después sigue una franja en la que están los viñedos que dan vinos *grand cru*. Bajando la ladera un poco más, encontramos otra franja de viñedos, que son los *premiers crus*. Luego llegamos siempre a la carretera, la Route Nationale, a la que sigue una franja donde están plantados los viñedos de las A. O. C. genéricas, y después está el cauce del río. En paralelo a la carretera discurre una pequeña calzada para viandantes, ciclistas y visitantes que van en coche a las bodegas, la legendaria *Route des Vins*. (Ningún aficionado al vino debería perderse estas rutas, es como visitar el National Maritime Museum de Greenwich si eres aficionado al mar y los barcos.) Naturalmente, esta ordenación de las A. O. C. sobre el territorio está justificada. Los *climats* indican las características diferentes de cada una de ellas, pero tienen además una base edafológica. Los suelos de las franjas de tierras más cercanas al río y también más llanas son más fértiles y productivas, pero dan menor concentración fenólica en las uvas, son más frías y menos soleadas, y tienen más riesgo de sufrir heladas. Las franjas de las zonas más próximas a la cima gozan, por su inclinación, de una mejor exposición solar, y tienen menos heladas y una mayor concentración fenólica; sus uvas son más sanas y las parcelas, menos productivas. Todas estas diferencias entre los distintos *climats* reflejados en las A. O. C. están más que justificadas por las diferencias edafológicas de la Borgoña, cuyos suelos son el resultado de la acción geológica del período Jurásico y de los movimientos tectónicos. Un mar jurásico tropical cubrió lo que hoy es la Borgoña vitícola; hace doscientos millones de años, lagos tropicales, islas rocosas, playas y arrecifes de coral ocupaban el territorio donde hoy están los viñedos. De este mar ancestral del que solo sobresalían en el territorio francés actual el Macizo Central, el Macizo Armoricano (las actuales rocas de Bretaña) y el Macizo de las Ardenas, quedan hoy depósitos de fósiles, rocas minerales, limos y gravas. Sobre los campos de viñas sobresalen los montes del Beaujolais y el Mâconnais, que enmarcan la Borgoña por el sur, y las colinas rocosas de las riberas fluviales, como la Roche de Solutré. El poeta romántico francés Alphonse de Lamartine (natural del Mâconnais), hablando de las escarpas rocosas que enmarcan el Saône, dijo que eran como «barcos petrificados encallados en un mar de viñedos».

La diversidad edafológica en la Borgoña es casi tan dispersa como sus *climats*. Charles Frankel, en su libro *Land and Wine: The French Terroir*, dice que la Borgoña es «una constelación de vinicultores en áreas de diversidad geológica de estratos distintos y orientación», y subraya que toda esa incomprensible complejidad se hace fácil de entender en cuanto catas sus vinos. Frankel no solo estudió la geología de esta región, sino que además la recorrió en coche, por lo que su libro es un relato de viajes además de un estudio edafológico.

La región vinícola de Borgoña tiene cuatro zonas o distritos vitícolas que agrupan todas las A. O. C.: Chablis, Côte de Nuits, Côte de Beaune, Côte Chalonnaise y el Mâconnais. Estas producciones, basadas en unos rendimientos por hectárea muy controlados, gozan de una gran estabilidad, lo que es muy positivo para el negocio de los vinos borgoñones y su rentabilidad.

En las siguientes tablas vemos la producción media en litros de los últimos treinta años.

Côte de Nuits

Domaines	Tinto	Blanco
Fixin	117.300	0
Gevrey-Chambertin	1.370.000	0
Morey-Saint-Denis	230.600	0
Chambolle-Musigny	439.000	0
Vougeot	135.600	5.500
Vosne-Romanée	500.000	0
Nuits-Saint-Georges	815.900	2.000
Ladoix	197.600	9.800
Aloxe-Corton	386.300	1.700
Savigny	980.000	30.000

Por su suavidad, deliciosa madurez y elegancia, y también amabilidad, los tintos de Côte de Nuit son considerados por *amateurs* y entendidos como los mejores de la Borgoña. Su paso por el paladar es afrutado y glicérico. Tienen, además, una estructura que les permite envejecer dos décadas o más, según la calidad de la añada.

Côte de Beaune

Domaines	Tinto	Blanco
Beaune	1.095.000	0
Pommard	989.600	54.100
Volnay	733.100	0
Meursault	1.410.900	79.400
Auxey-Duresses	202.400	301.100

Domaines	Tinto	Blanco
Montrachet	21.500	0
Puligny-Montrachet	751.100	27.900
Chassagne-Montrachet	690.000	460.000
Santenay	1.061.000	14.600
Rully	181.800	202.300
Mercurey	1.731.100	74.400
Givry	386.000	37.400

Los fabulosos blancos de Côte de Beaune son delicados, perfumados, suaves y secos, pero a la vez complejos y envejecen bien gracias a su equilibrio entre alcohol, acidez y polifenoles. Sus tintos suelen ser variados: desde el Pommard, que resulta vigoroso y tánico, hasta el Volnay, que es más elegante, pasando por los de Beaune, que consiguen su equilibrio a medio plazo, de 5 a 6 años después de su cosecha. Los *domaines* de Aloxe-Corton y Corton-Charlemagne son inolvidables.

Mâconnais

Domaines	Tinto	Blanco
Mâcon Supérieur Villages	5.200.000	9.800.000
Pouilly	0	330.000
Saint-Véran	0	120.000

El Mâcon Rouge se aprecia mejor cuando es joven, generalmente entre el primer y el tercer año. En cambio, los buenos *millésimes* se aprecian mejor de 6 a 8 años. En cuanto a los blancos, el Pouilly-Fuissé es uno de los más famosos del mundo, y de los más apreciados por su gusto fino y por ser muy aromático, cualidad que no pierde cuando pasa de la juventud a la madurez, ya que envejece muy bien y al décimo año está entero y no ha perdido sus características.

En la Côte Chalonnaise, Montagny produce solamente 300.000 litros anuales de exquisito tinto. Mientras que en Chablis, los blancos reinan en solitario. Su *grand cru* da 450.000 litros; el chablis *premier cru* produce 5.600.000 litros, y el petit chablis, 600.000 litros. Los tintos de la Chalonnaise son muy curiosos, una transición entre Beaune y Mâcon Rouge. Estos tintos reúnen la elegancia y la finura con el aroma de los vinos meridionales y un cuerpo con más sustancia. Chablis es el vino más cinematográfico de la Borgoña, y el pollo al chablis es un clásico de la restauración. Su color es singular, oro teñido de verde; son vinos secos con nervio que envejecen muy bien. En cambio, el petit chablis hay que consumirlo joven. Estos otros chablis son blancos finos, elegantes, madurados, que en el paladar proporcionan un pase glicérico de frutas almibaradas.

No obstante, la Borgoña no es solo chablis-chardonnay ni beaune-pinot noir. Las variedades gamay y la aligoté forman parte de su *écran*. Las A.O.C. *passe-tout-grain* (con la gamay y otras) y la A.O.C. Aligoté (naturalmente, solo con aligoté) se basan en ellas. La gamay, que es la variedad principal en la vecina región sureña de Beaujolais, tuvo mal predicamento ante los grandes duques de Borgoña. El duque Philippe le Hardi, que legisló mucho sobre el vino y la comida, la prohibió en 1395 para proteger a la pinot noir, pero es una muy buena uva, interesante en el *coupage*. La aligoté ha tenido una desconsideración injustificada, y ahora ya se sabe. Es la variedad más antigua de la Borgoña y da vinos frescos, agradables y de rápida evolución. Se encuentra distribuida un poco por todos los *terroirs*, no muy alejada de la chardonnay, pero es originaria de la zona que hoy es la *appellation* que lleva su nombre. Todo cambió cuando el propietario del *domaine* Romanée-Conti compró una parcela en Bouzeron, después de entender su potencial, y la mejoró utilizando una vinificación inteligente que continuaba una viticultura ancestral y con prácticas adecuadas para esta singular variedad.

Borgoña tiene dos instituciones que son Patrimonio de la Humanidad: el Hospice de Beaune y la Confrérie des Chevaliers du

Tastavin. El Hospice de Beaune fue antiguamente un hospital, fundado en 1453 por el duque de Borgoña Felipe el Bueno y su esposa Guigone de Salins: una donación irrevocable para el auxilio de los enfermos, de los necesitados y de los estudiantes en viaje o sin residencia. Cada año, el tercer domingo de noviembre, se realizan las míticas subastas de vinos. No son solo una tradición, sino también una leyenda. Salen a subasta sus maravillosos vinos procedentes de las 61 hectáreas de sus viñedos propios, de cuya uva se elaboran desde hace siglos treinta y siete vinos, mejor dicho, *crus,* ya que se trata de *premiers* y *grand crus,* y cada *cuvée* lleva el nombre de quien hizo la donación de cada viñedo, siglos atrás. El dinero que se obtiene por la venta en subasta tiene un destino benéfico: el sustento del hospital, que ahora es el principal de la comarca; asimismo, se emplea para la ordenación y la regulación de los precios top. En marketing, los precios de oportunidad pueden ser un elemento de especulación. La subasta corrige y elimina la tensión entre el nihilismo económico y el narcisismo social. Es una gran idea puesta al servicio de la solidaridad, también al servicio de uno de los grandes vinos del mundo, y, además, en un bello lugar rodeado de una campiña vitícola más bella aún.

La otra institución, la Confrérie des Chevaliers du Tastavin, es una hermandad, la más famosa de su tipo en el mundo, fundada por un grupo de borgoñones cuyos nombres son una leyenda en el sector vinícola, liderados por Camille Rodier y Georges Faiveley en 1933. Su motivación era sacar a Borgoña de los problemas que sufrían sus vinos y también el proyecto de divulgar la región y sus activos. Celebran actos culturales, banquetes con gran ceremonia y felicidad, siempre de complejo ritual y en su sede central, que es el edificio del Clos de Vougeot. Hay cofrades nacidos en muy diversos países y su influencia en la cultura del vino es muy grande. Y ha liderado muchas de las buenas evoluciones y progresos del vino en los últimos sesenta años.

Hablando de Borgoña y sus ríos, lo mejor es añadir lo que dijo Victor Hugo, al que tanto le gustaban los borgoña: «Dios hizo el agua, pero el hombre hizo el vino».

RHEINGAU

En el invierno del año 800, Carlomagno, en uno de sus viajes por el Rin camino de Roma, cuando los ríos sustituyeron como vías de comunicación a las calzadas romanas, abandonadas por la invasión de los bárbaros germánicos, se dio cuenta de que en el *berg* (monte) Johannis la nieve se había derretido, mientras que en el resto de los montes y laderas de la región las cumbres permanecían nevadas. En otro viaje había observado que era el último en ser cubierto por la nieve. La razón es evidente: la orientación sudeste y la exposición solar de su cima y sus laderas hacen que las rocas estén más caldeadas y mucho más insoladas que el resto de los montes que encauzan al Rin en su paso por esta región. Cuando volvió a pasar por allí, ordenó que se plantaran viñas en sus laderas —blancas, por más señas— y así nació el mayor viñedo de Alemania, el de Johannisberg, que apellidó incluso la variedad riesling allí plantada, ya que su particular evolución hizo que este riesling, tan singular, fuese calificado por Robert Mondavi como una de las cinco mejores variedades del mundo.

En otro viaje por la Borgoña, el emperador se sintió atraído por la montaña Corton y ordenó también plantar allí viñedos blancos. Él no era bebedor de vinos tintos, porque le manchaban su luenga e identitaria barba imperial. Tanto el corton como el johannisberg son hoy dos de los mejores blancos del mundo, y en el caso del rehingau, el mejor de Alemania sin duda. Estas dos regiones, Borgoña y Rheingau, fueron dos de los centros monásticos más importantes para el surgimiento del impulso civilizador de las abadías monacales en la era oscura y la Alta Edad Media. La caída del Imperio romano, el desorden creado por las invasiones germánicas y la destrucción de todas las estructuras políticas, económicas y sociales (la viticultura organizada inclusive) sumió a Europa en un profundo retroceso cultural, y no solo cultural. Desaparecida cualquier organización civilizada, la cultura y la conciencia de lo perdido se refugió en los centros monacales, a los que se retiraron algunos clérigos y laicos. Cabe recordar aquí que la primera iniciativa de este tipo no surgió, sin embargo, en Europa, sino en los desiertos egipcios. Las grandes cosas tienen inicios pequeños, y sobre todo simples. El primer monje fue el copto san Antonio, que se retiró al desierto, entre algún lugar entre la margen izquierda del Nilo y el Mar Rojo, en el 271 d. C. *Monje* viene del griego *monachós*, «hombre solitario», y esto es lo que fue este santo, que vivió en una especie de tumba lejos del mundanal ruido del Imperio romano. Trescientos años más tarde, unos eremitas, ya no tan solos pero sí solitarios, se retiraron al cenobio en Wadi el-Natrun, que se convirtió en un centro del monasticismo. La primera regla de esta cultura fue escrita por el monje Pacomius.

De aquellos eremitas del desierto surgirá una cultura que ha dado como fruto las hermosas abadías y monasterios, la cultura del pensamiento europeo que unió el mundo germánico con la cultura grecolatina, las hermosas voces corales que, como dulces ángeles, cantaban desde los coros de las iglesias y los cenobios, junto a una arquitectura magnificente, una cocina real y bien construida, y para lo que aquí nos importa, la continuidad de la viticultura, la vinicultura y la alquimia. La dispersión de estos «padres del desierto» dio una idea a san Atanasio, Papa de Alejandría, que fundó el primer monasterio de Occidente en la ciudad de Tréveris durante su destierro, en torno al 333. La antigua capital imperial de Constantino, Tréveris, es la actual Trier, la ciudad donde nació Karl Marx (un gran aficionado al vino), que es capital de la región del Mosela, una importante zona vinícola alemana situada al oeste del Rin. Fue san Martín de Tour, un soldado romano nacido en la Panonia (la actual Hungría) e hijo de un legionario pagano, quien después de su conversión vivió como un eremita cerca de Poitiers, donde fundó la abadía que llevaría su nombre. En la actualidad es el patrón de los viticultores del valle del Loira, y una leyenda le atribuye la invención de la poda de las viñas; seguramente no es más que la mitificación del hecho de que él la enseñó a los que la desconocían o la habían olvidado. San Benito de Nursia (480-547), fundador de los benedictinos, es considerado como el patriarca de los monjes europeos. Nació solo cuatro años después del derrocamiento de último emperador de Occidente, Rómulo Augusto, por los bárbaros conquistadores, lo que tiene un significado histórico y hamletiano en más de un sentido. A pesar de haber asolado algunos cenobios, los bárbaros germánicos acabaron sintiendo un prudente respeto por estos sencillos monjes que vestían pobres ropajes; esta circunstancia se explica por la fascinación que el ascetismo causa siempre en el otro, y también por sus milagrosas habilidades artesanas, mágicos tratamientos y prácticas alquímicas. Fue el mismo efecto que en otro bárbaro, el abasí Khalid, heredero del califato, produjo su encuentro con san Alberto Magno.

Totila, el jefe de la tribu de los ostrogodos, visitó a san Benito, pero antes tomó algunas precauciones que demuestran los temores que sentían los bárbaros ante los monjes de los nacientes monasterios. Totila envió a un súbdito disfrazado de él para comprobar los poderes del fraile. Benito le dijo al enviado: «Quítate esas ropas, no te pertenecen». Totila quedó impresionado y se arrojó a los pies del monje Benito pidiéndole perdón por sus saqueos y muertes. San Benito le dijo: «Cesa en tu maldad, ya has hecho suficiente daño y no hagas más. Yo te digo que entrarás en Roma, reinarás por nueve años y al décimo morirás». San Benito acertó en la predicción, lo que generó en los godos un temeroso respeto y, a su vez, permitió a los monjes hacer su trabajo con tranquilidad y labrar la tierra para así recuperar la agricultura y la ganadería.

Las abadías fueron constituyendo una estructura de referencia en aquel mundo desolado tras la destrucción de la civilización romana. El feudalismo fue una creación de la nueva situación política y económica, puesto que los nuevos señores germanos se apropiaron de las grandes fincas y crearon los latifundios que serían las bases de sus feudos. Poco a poco muchos hombres y mujeres se sintieron atraídos, en aquellas circunstancias, por la propuesta vital de los primeros monjes, aquella forma de «comunismo voluntario», como lo llama Desmond Seward en su libro *Monks and Wine*. La extrema dureza de la vida convulsa, desorganizada, salpicada por los enfrentamientos continuos entre los jefes tribales germánicos, y también las enormes carencias materiales, llevaron a muchos jóvenes a refugiarse en las reglas de trabajo y vida ascética pero tranquila, y de sustento escaso pero garantizado, de estas pequeñas comunidades, que fueron ampliando su área de producción. Así, la abadía Bobbio de los Apeninos, fundada por san Columbano, disponía de 28 granjas y sus 150 monjes producían 800 ánforas de vino al año (9.600 litros de vino). Los cenobios atrajeron también a gente formada, además de los trabajadores de las antiguas *villae rusticae* romanas. Un buen número de patricios de estas villas tenían una excelente formación clásica y estaban imbuidos en las antiguas virtudes romanas de la seriedad y la gravedad de carácter.

Aunque los benedictinos elaboraron muchos tipos de vinos, se les conoce sobre todo por la invención del champán, ya que fue en su abadía de Hautvillers de la Champaña donde se creó y desarrolló. Pero su legado es enorme: instituciones supremas del vino, como Chambertin-Clos de Bèze, Clos du Chapitre, Romanée-Conti, (Borgoña), Château Carbonnieux (Burdeos), Caves Vignerons de Gigondas (Ródano) o Johannisberger (Rin), descienden de ellos.

La herencia vinícola debida a los monasterios es una de las cumbres civilizadoras de la historia: cistercienses, cartujos, templarios, hospitalarios, carmelitas, franciscanos, jesuitas, montesianos... impulsaron el vino después de salvarlo y conservarlo para sí y para otros. En el cambio del milenio, las abadías ya habían crecido y eran unidades económicas en sí mismas, se autoabastecían y eran importantes centros productores de agricultura y artesanía (herramientas, utensilios industriales, fármacos), y llegaron a ser pequeños estados bien organizados. La influencia que tuvieron en los reinos francos fue también grande. De hecho, la dinastía francesa de los Capetos se llama así por la influencia que tuvieron en ella las reglas de san Martín de Tours, que vestía con esa capa roja que hemos visto en tantas de sus imágenes (*capeto* proviene de la palabra *cape*, «capa» en francés).

Su influencia fue *in crescendo*. Eran tiempos de caos, donde la cultura no se transmitía y los hombres ilustrados no podían aumentar su instrucción. Por eso las abadías fueron su refugio, y no solo espiritual, sino también físico, frente a la práctica de la esclavitud por parte de los germanos.

Rheingau y la leyenda del obispo de Fulda (o «las uvas no están maduras»)

Carlomagno fue coronado emperador por el Papa de Roma en la Navidad del año 800. Los bárbaros querían imitar a Roma y su civilización. Su orden de plantar viñas en las laderas más soleadas de los montes que forman la cuenca del Rin fue sin duda complicada. Tres años después de su muerte, ocurrida en 817, su sucesor, Luis el Piadoso, recibía ya una cosecha anual de 8.000 litros. Fue el arzobispo Rabano Mauro, el preceptor de Germania, quien impulsó con fuerza la viticultura del Rheingau, por lo que la colina plantada de viñedos fue conocida en el 850 como «la colina del obispo». En el 1100 se otorgó su propiedad y cuidado a los benedictinos de Mainz, que construyeron allí su monasterio y la colina volvió a recuperar su nombre de Johannisberg. Durante quinientos años los benedictinos construyeron y extendieron este dominio vinícola que será el centro que garantizará la calidad enológica de la región. Después de la guerra de los Treinta Años, el monasterio fue disuelto y cayó en manos de altos funcionarios de Colonia; sin embargo, el trabajo vitivinícola ya estaba hecho, los monjes dejaban una gran herencia. En 1716, la propiedad entera fue comprada por Konstantin von Buttlar, el príncipe-abad de Fulda, que demolió el monasterio (excepto la iglesia y la bodega), construyó el palacio y reformó el estilo arquitectónico de la iglesia para acomodarlo al barroco imperante. Pero la antigua bodega preservó su atmósfera en la cava. Uno de los grandes privilegios de este mundo es catar allí este gran vino acompañado de los empáticos y corteses trabajadores de esta bodega legendaria, que ha heredado no solo los viñedos originarios de Carlomagno y el dominio vinícola creado por los monjes, en el que se fueron integrando viticultores vecinos, sino también su acendrada, legendaria y benedictina hospitalidad. En espíritu y en forma, este legado perdura en el Schloss Johannisberg.

El príncipe-abad de Fulda tuvo también la voluntad y la determinación de restaurar los viñedos, pues plantó 294.000 cepas, de las cuales 38.500 fueron de riesling; de esta manera inauguró una nueva era en el Rheingau después de las guerras y las persecuciones. Este hombre muy leído, mezcla de religioso, estadista y noble, tenía grandes conocimientos de viticultura y dispuso un sistema de control de la vendimia para ser él quien decidiera el momento justo en que debía comenzar. El correo de vendimia de Johannisberg le informaba del estado de la uva; pero en 1775 el correo informó mal y la cosecha se realizó tardíamente. Este accidente descubrió unos grandes vinos, los botritizados, que son aquellos vinos cuyas uvas se han visto afectadas por un hongo que se adhiere a los granos y los va secando, pasificándolos en el mismo racimo. Pues bien, el retraso de la orden del príncipe-abad de que se iniciara la vendimia permitió que las uvas fueran atacadas por la podredumbre gris o noble, el hongo de la *Botrytis cinerea*. Y así, según cuenta la leyenda, surgió el vino Spätlese. Esto creó el legendario prestigio de esta variedad y de la zona, el mito del Rheingauer Riesling. El administrador del Schloss Johannisberg en aquellos tiempos, Johan M. Engert, dijo el día 10 de abril de 1776 que «nunca había catado un vino como aquel». Este vino exquisito lleva un indicativo en la cápsula, el *grünlack*, es decir, el lazo gris pintado alrededor de la cápsula. Es un blanco fino, elegante, acariciador en el paladar, deliciosamente afrutado (a frutas blancas maduras como la pruna de barranco) con un posgusto aún más elegante, notas de bálsamo, ahumado y mermelada inglesa de albaricoque y naranja.

El monasterio de Fulda, junto con el monasterio Johannisberg, fue secularizado en 1802 y, después de varios cambios de propiedad, le fue entregado como regalo al príncipe de Metternich por sus desvelos por la paz europea; por este motivo, hoy en día se embotella una marca con ese nombre. El actual propietario del Schloss Johannisberg es la prestigiosa y legendaria bodega Henkel de Wiesbaden. Pero el prestigio y la alta calidad de este dominio siguen creciendo como lo han hecho tras sus más de mil años de historia. El conjunto de este dominio vinícola merece una visita. Desde la bella y agradable terraza porticada del castillo se ven las laderas repletas de viñas que llegan a la misma ribera del gran río. Su patio, con la estatua del correo de las uvas, sus bellos pabellones, su excelente bodega y su más que interesante biblioteca histórica nos dicen que es uno de esos lugares que nadie debería perderse.

También merece una visita el famoso monasterio cisterciense de Eberbach. Procedentes de la Borgoña, los cistercienses, los primeros reformadores del monasticismo, se asentaron en el Rheingau en el siglo XII y crearon un legendario viñedo, el Steinberg (monte de piedra), que aún perdura. Tanto la calidad de sus vinos como sus buenísimas ventas lo llevaron a ser uno de los principales centros vinícolas del mundo. Este monasterio contaba para ello con una cámara de consignación y comercio llamada Cámara del Tesoro, que era asimismo de compensación, y los monjes ejercían como fedatarios de los intercambios vinícolas. Hoy esta sala sirve para actos culturales, catas, presentaciones y subastas, y es el centro emblemático del Rheingau. El viñedo Steinberg, plantado en 1232, al estilo de los que tenían los del Císter en Borgoña, estaba cercado y protegido por un muro que formaba el *clos*, nombre que acompaña a tantos grandes vinos europeos. El Steinberg presenta su mejor calidad con el tipo auslese, con gran aroma y polisémico en sabores. Este impresionante monasterio fue secularizado también en 1803. Hoy es una de las bodegas pertenecientes al estado federal (o *lander*) de Hesse.

Rheingau significa literalmente «la región del Rin» y es una de las zonas vinícolas más famosas del mundo a pesar de su limitada extensión, con poco más de 3.100 hectáreas; junto con la región del Mosela, es la más conocida y apreciada de Alemania en blancos. Allí se hace el Schloss Johannisberg, que sin duda es el mejor vino blanco de Alemania y uno de los mejores del mundo, gracias a su especial vinífera, una variedad del clan riesling (la johannisberg riesling, que tanto atraía a Robert Mondavi).

Como en el resto de los viñedos del Rin y el Mosela, lo que llama la atención de estas zonas vinícolas, y que además despierta una atención espectacular cuando viajas en el tren que circula al pie de los viñedos o cuando subes a las cimas por la carretera para desmontar o cuando cruzas uno de los oportunos *brücken* (puentes)..., es la inclinación de los terrenos, ya que su orografía, además de bella, tiene una pendiente muy acusada en unos lugares y vertiginosa en otros. Los viñedos de esta región están situados en la margen derecha del Rin, antes de la gran curva de Berg Schlossberg-Frankenthal, y se extienden a lo largo de 30 kilómetros, desde la ribera del río en Wiesbaden hasta el límite con el Mittelrhein.

La inclinada ladera donde se cultivan las cepas está protegida por los montes Taunus. Los suelos son muy diversos por el arrastre pluvial y el detrítico de los montes, por lo cual son, lógicamente, diferentes en las bases de las laderas (cerca del río es donde se sacan aquí los mejores vinos) que en sus cimas. Hay suelos profundos y abundancia de *loess* (guijarros), arenas y terrenos pedregoso-calcáreos. En la abadía de Rüdesheim hay incluso un suelo de pizarra. El Rheingau está en la latitud 49,5° 11', tiene una insolación de 1.670 horas de sol anuales y su pluviometría media anual es de 537 milímetros. El clima es frío y húmedo, pero la protección de los fríos vientos del norte debida a los montes Taunus, junto con el efecto de la reflexión de los rayos del sol sobre la lámina de agua, hace reverberar el calor sobre las laderas y los viñedos. Por este motivo, para calcular la exposición solar del viñedo, casi siempre plantan la hilera en paralelo a la ribera; lo que consiguen con este sistema es una mayor insolación de los pámpanos. La variedad más plantada es la riesling, una uva blanca de gran nobleza, resistente a los fríos y las heladas y con una muy buena capacidad para el envejecimiento. Su vendimia es también singular: produce 80 hectolitros por hectárea (10.000 kilos), que hay que recolectar sobre pendientes asombrosas y, en apariencia, imposibles para el movimiento de las cargas que, desde las alturas, se trasladan a las bodegas directamente gracias a unos teleféricos que transportan las cestillas de uva.

LOS TEMPLARIOS Y EL VINO

En catalán, *mas Déu* significa la «casa (o en catalán, la *masia*; el *mas*, la granja) de Dios».

Si uno recorre la bella región de la Catalunya Nord, que se extiende desde Perpiñán hasta Maury, atravesando las riberas del Agly entre el Mediterráneo, los Pirineos y las estribaciones meridionales del Macizo Central francés, uno tiene la sensación de estar retrocediendo en el tiempo. Las poblaciones son sencillas, bellas, pequeñas y modernas, pero hay muchas casas de piedra y suelen tener escudos familiares grabados en el portal con fechas que remiten al 1500 y al 1600. Las carreteras son buenas y hay un tren turístico y romántico (*le Train Jaune*) que atraviesa barrancos, ríos y sierras. El paisaje es puro, rudo y salvaje; está casi intacto. Nos encontramos en territorio templario; desde el Masdéu, cerca de Perpiñán, hasta el norte de Colliure, siguiendo los valles del Têt y l'Agly a la sombra del Macizo del Canigó, allí tuvieron los templarios su cuartel general. Amaban el vino y la viticultura, y en su corta historia de dos siglos lograron una excelente reputación como viticultores y vinateros. El Rossellò, el Vallespir y el Conflent de la Catalunya Nord en Francia fueron dominios templarios y aunque el cartulario de sus bodegas se perdió en el tiempo después de las persecuciones que siguieron a la disolución papal de esta orden, hay muestras etnológicas y enológicas de su existencia. En Burdeos dejaron su huella en Clos des Templiers y en Château Templiers, de Pomerols, y en el Château les Templiers, de Saint-Émilion. Pero fueron muchas las bodegas: desde Brindisi en Italia (el puerto desde donde partían hacia Tierra Santa) hasta Miravet en el cruce de Castellón, Tarragona y Teruel, y desde la Champaña hasta Peñíscola. Desaparecidos hace más de siete siglos por la codicia y la locura de sus enemigos reales y papales franceses, el espíritu de sus vinos perdura en algunos casos; en otros, en cambio, se intenta hacer que renazcan. La magnífica herencia de estos sabios de la vinicultura la podemos hallar en el Cellier des Templiers, en Banyuls-sur-Mer. Solo la viticultura practicada por esta gente es ya una maravilla: cultivan las viñas en terrazas sostenidas por ribazos de piedra viva o piedra seca, y los bancales tienen canalizaciones internas para evitar que las torrenciales lluvias arrastren la tierra y la dejen sin mantillo fértil. El sistema inventado por los templarios es conocido como el *peu de gall* (o *pied-de-coq*), que consiste en unas canaletas que cruzan en diagonal el bancal y que son similares a la huella de un gallo. De estas tierras y con variedades como grenache gris, grenache blanc, roussanne, marsanne y vermentino (tres variedades grises y una blanca), lo que surge es pura antropología. Este vino fermentado con maceración pelicular y criado en barricas *demi-muids* (la mitad de una bordelesa) da como resultado una delicia actual que recuerda al pasado vinícola de estas colinas frente al Mediterráneo. Es límpido, pálido, de nariz fina y gusto elegante, un blanco muy rico y aromáticamente mediterráneo. El rosado Cuvée de la Salette está hecho con variedades relacionadas con los caballeros templarios de las cruzadas: grenache, carignan y syrah. Este rosado tiene el color de la granada y es brillante, intenso, con aroma a frutas maduras y sabor amplio y generoso, complejo y vivificante.

La herencia más etnológica de todas se encuentra en un sistema de elaboración inventado por los templarios, y que utilizaba solamente las fuerzas de la naturaleza; era un vino «animista», podríamos decir. Una vez acabada la fermentación de la uva tinta garnacha, se pone en unas garrafas de cristal de 64 litros, sin llegar a llenarlas del todo. Luego las cierran con un tapón de corcho o silicona provisto de un sifón capilar de vidrio, que permitirá respirar al vino cuando se caliente. Las garrafas llenas del tinto garnacha se dejan durante un año en el patio de la bodega, al sol y la serena, que es como se llama (*sol i serena*, en catalán, su lengua original) o *solejats*, como también se le llamó a este procedimiento. Este proceso es como una destilación natural y se produce por el calentamiento durante el día, con una ebullición lenta y que da lugar a unos gases que parcialmente se escapan por el capilar. Los gases restantes, al enfriarse por la noche, vuelven a ser vino gracias a que son solubles. Durante todo un año, este calentamiento/enfriamiento produce una reducción del líquido en la garrafa, y de este modo hay una concentración de todos los elementos no líquidos del vino: antocianos, taninos, azúcar, ácidos y alcohol. El resultado es un vino generoso de 15°, de color grano rubí, con aromas a frutas sobremaduradas, especias y casis. La boca es generosa, sabe a confitura roja y madera, pues para terminar el proceso estos vinos se crían un tiempo en botas viejas, son del tipo *vintage*. Un vino para los postres, generoso, marcado por la cultura enológica y el pensamiento vinícola estratégico de esta legendaria orden monástica de aquellos frailes guerreros. La bodega Mas Amiel, llamada así por ser su titular el obispo Amiel en Maury, y también otra, Domaine Madeloc, de Banyuls-sur-Mer, siguen utilizando este método templario.

Si todos estos motivos no fuesen suficientes para visitar el Rossellò, hay uno más. Vayan aunque solo sea para ver el extensísimo dominio vinícola del que fuera cuartel general de los antiguos templarios llamado el Masdéu. Sus bodegas, Château Mas Deu, se encuentran en la aldea de Trouillas (Trullars, en catalán) en medio de un paraíso entre el mar y la montaña. Su tinto Claude Olivier es un tinto hecho de syrah, grenache y carignan; es pura tradición y un lujo de calidad de un color rojo brillante, muy aromático, floral y afrutado y de boca fina, con sabor a casis y a confitura inglesa.

PRIORAT, LA PUERTA DEL CIELO

Esta comarca, como otras de la antigua provincia que los romanos llamaron Tarraconensis, siempre tuvo plantaciones de viñas, pues, como territorio mediterráneo, era muy beneficioso para los cultivos leñosos de este mar de culturas. Pero su destino actual quedó marcado para siempre con la reconquista cristiana. En 1162, Alfonso el Casto, rey de Aragón, conquistó estas tierras montañosas de los últimos tramos de la cuenca del Ebro. Cedió esta comarca, situada al pie del Montsant y con el valle del Siurana, a los cartujanos, y allí se construyó la primera cartuja creada en España. Scala Dei fue fundada en el año 1194 gracias a las donaciones de tierras del caballero Albert de Castellvell y a la concesión real de Alfonso I, que autorizaba a establecer la cartuja. Eso fue antes de que comenzaran a construir las de Beaune y Dijon (Borgoña), y Vauclair (Dordoña). Los cartujos Ramón de Sant Esteve y Pere de Montsant llegaron a esta zona procedentes de la abadía de Saint-Gilles. Junto a ellos dos, unos eremitas del Montsant serían los primeros monjes de Scala Dei. Esta orden, creada por san Bruno, tenía, como las demás, una devoción económica y cultural por el vino. No solo la liturgia reclamaba la plantación de viñas; también había una petición social, la de los habitantes de la zona adscritos a las tierras dependientes de la cartuja, así como la necesidad de alimento y de un producto para comerciar. Scala Dei estaba situada junto a la «montaña santa», todo lo cual les hizo comprender a los cartujos que estaban en la puerta del cielo.

Las viñas de Scala Dei alcanzaron en el siglo xv las 3.000 hectáreas adscritas al cenobio. Los monjes plantaron dos variedades provenientes de Aragón, la cariñena y la garnacha, que soldados, siervos, escuderos y caballeros llevaban en sus alforjas como varas, sarmientos o esquejes atados en gavillas envueltas en yute. Los cartujos son conocidos por su famoso licor, el chartreuse, y por ser los monjes más austeros y solitarios. Pero también por sus vinos. Estos monjes comían y bebían solos, pero trabajaban juntos; ellos eran los viticultores de sus propias viñas. Cuando la viña estaba alejada de la cartuja, iban en grupo dirigidos por un hermano especialmente nombrado por el Procurator, que planificaba los trabajos y la estancia en cada zona; además, el Procurator también era el encargado de la bodega. Los cartujanos era frugales: tomaban una comida y media al día, y disponían en cada una de una jarra de 20 onzas (0,60 centilitros); en las grandes ocasiones se incrementaba la ración de vino, y era muy usual que esos días lo tomaran en copas de vidrio. Los cartujos elaboraron siempre grandes vinos en Borgoña, en la zona de Perrier, en Beaune y Brochon, cerca de Gevrey-Chambertin, y ya hemos hablado de sus vinos en Burdeos. En cuanto a las cartujas fundadas en España, en Portacoeli y Valdecrist (ambas en el País Valenciano) estos monjes también hicieron grandísimos vinos, que hoy, por desgracia, han desaparecido.

La garnacha fue la variedad que trajeron los hombres de Alfonso I el Casto, conocida en aquel tiempo como «aragonés». La otra variedad histórica del Priorat es la cariñena, una variedad originaria también de Aragón, de la actual población de Cariñena, que tiene una denominación de origen con ese nombre. *Cariñar* es un verbo del antiguo aragonés que indica sentir nostalgia o afecto por alguien ausente; en francés se la llamó como en el resto de la Corona de Aragón, aunque pronunciando *carignan*; en Castilla se llama mazuelo (indicativo de que es una variedad de nueva plantación), que en La Rioja hace los mejores tintos para la larga crianza. Mazuelo viene de *majuelo* o viña *nueva, viña recién plantada*. Pero el nombre de la variedad, como el de la población, viene de la *villa rustica* romana del siglo I, *Vila Caroneum*, y del vino que se hacía en ella, el *caroneum*, que ya menciona Lucio Columela en su *De re rustica*.

La comarca de la Scala Dei es un gran anfiteatro orientado al nordeste, que forma parte de la fosa tectónica de Móra d'Ebre y está abierta al oeste de la sierra prelitoral catalana. Esta sierra tiene, en esta zona, una abertura en su mitad que permite entender una de las identidades de la Denominació d'Origen Qualificada (D. O. Q.) y la causa de la singularidad de sus vinos, el suelo de licorella (*llicorella*), una piedra del Paleozoico. Esta área, también conocida como el Priorat histórico, es la que está protegida bajo la D. O. Q. Priorat. Pero la comarca tiene otras tres áreas, entre las que destaca la antigua subzona de la D. O. Tarragona Falset (el Baix Priorat), que tiene también su propia denominación de origen de vinos de gran calidad, la denominación de origen protegida (D. O. P.) Montsant. Falset es la sede de una excelente y prestigiosa escuela de enología.

El río Siurana y sus afluentes, el Montsant y el Cortiella, atraviesan la comarca; las laderas de sus cuencas están llenas de las terrazas y los pequeños gradientes que configuran este bello anfiteatro de secano mediterráneo, que contiene, además, un paisaje hídrico muy notable. Todo muestra una pureza y un ambiente silvestre, un biotopo salvaje, que eran el objeto de devoción de mi amigo y maestro Jaume Ciurana, el padre de la moderna vinicultura catalana. Fue el primer director y fundador del Institut Català de la Vinya i el Vi (INCAVI), desde donde luchó por devolver al Priorat su antigua gloria vitivinícola. En 1983 le acompañé a una visita y, desde La Morera del Montsant, cuando estábamos abstraídos por la poderosa imagen del valle, le pregunté por qué quería tanto esta tierra, y me contestó: «Me gusta tanto porque está puro». Seguro que había leído a T. E. Lawrence y su obra *Los siete pilares de la sabiduría*.

Esta comarca ha tenido una etnología injertada en su enología. El escritor Joan Santamaría, en su *Visions de Catalunya*, con su bellísima prosa, dejó una descripción que es digna de un estudio de la geografía humana: «Tienen una solidez secular, una costra empedrada, un redondeo geométrico, una apariencia de cuadro en una exposición. ¿Los ven? Buscan un rincón templadito, extienden la alfombra de terciopelo verde manzana moteado de amapolas y azuletes, y las casitas se amontonan y apiñan con un campanario en el centro, como en una mona de Pascua. Ya han vendimiado, ya están contentas. Y todo tiene un aroma azucarado de mosto, y una acidez de vino nuevo que hace que el pecho dé brincos de alegría».

La cartuja de Scala Dei y el monasterio de Bonrepòs fueron los centros monásticos que definieron la comarca. Los cartujanos dejaron su sello durante los más de seiscientos años que duró su égida territorial religiosa vitícola. Scala Dei pronto fue un señorío importante al que estaban adscritos los municipios de Poboleda, Porrera, Gratallops, La Morera, Torroja y la Vilella Baixa, así como parte del término de Bellmunt del Priorat; es decir, el Priorat histórico, que prácticamente coincide con la D. O. Q. Priorat y el subsuelo de licorella.

El Priorat tiene un clima mediterráneo de influencia mesoclimática continental, templado por la cercanía del mar, aunque en su lado occidental se acentúa la continentalidad. Las lluvias se concentran en primavera y otoño (550 milímetros de media anual). Los inviernos son templados, con temperaturas nocturnas bajas

(6 °C de media en noviembre y diciembre), y veranos cálidos y secos (23 °C de media en julio y agosto). El factor climático más importante es la *marinada*, el viento de procedencia marina que sopla fresco, húmedo y con fuerza en las horas de mayor insolación.

La D. O. Q. Priorat

Esta denominación de origen legendaria fue establecida oficialmente en 1932, aunque, como otras españolas, sufrió el atraso y la degradación debido a la Guerra Civil, la posguerra y la autarquía inicial del franquismo. Aunque hoy en día parezca imposible, durante los años que van de 1960 a cerca de 1980 el vino del Priorat se vendía a granel en Barcelona, donde, si era auténtico, tenía su público por ser un tinto sano, sabroso y generoso; no obstante, sin una protección aquel granel era víctima de fraudes y adulteraciones, hasta que su venta mayoritaria a granel y el destino para destilación oficial amenazaron la existencia de esta D. O. Q. y su comarca vitivinícola. Por fortuna, tuvo sus guardianes, defensores, divulgadores y apóstoles (entre los primeros, las bodegas llamadas precisamente Scala Dei y Masia Barril). Sus factores más importantes: el suelo, el clima y las variedades… estaban ahí, están ahí.

Hubo también escritores que lo defendieron y reclamaron una «salvación vitícola»; lo hicieron Xavier Domingo en *El vino, trago a trago*, José Peñín con su *Manual de vinos españoles* y Miguel A. Torres con su *Manual de los vinos de Catalunya*. Los tres proclamaban los valores intrínsecos y la necesidad de modernización, al tiempo que denunciaban los abusos y fraudes. Finalmente llegaron los apóstoles, que, de la mano de la tecnología y los planes de acción del Priorat establecidos por Jaume Ciurana desde el INCAVI, produjeron el milagro de su renacimiento. Álvaro Palacios, René Barbier y Sara Pérez… Sus esfuerzos combinados han situado al priorat entre los grandes vinos del mundo. Los planes de acción trajeron la tecnología, tan necesaria para extraer el factor de calidad, como dice Hugh Johnson en su *Atlas mundial del vino*, la plantación de variedades como la cabernet sauvignon, y sobre todo que se produjera una cognosis general cuando se empezó a avanzar por el camino abierto por Álvaro Palacios, José L. Pérez y Barbier-Pérez, que fueron quienes vieron y demostraron que la potencia y el vigor no estaban reñidos ni con la franqueza, ni con la elegancia, ni con el equilibrio de los grandes vinos. Así, tintos como Les Terrases, Martinet y Miserere mostraron excelencia y franqueza, además de singularidad, y con ellos el Priorat encontró su estilo definición. Dos devotos del país y de la tierra, Joan Manuel Serrat y Lluís Llach, dejaron allí también su impronta con los *cellers* Mas Perinet y Vall Llach. Poco a poco se iba produciendo la consolidación. De Muller, una histórica bodega de Tarragona, se reafirmó también en el Priorat con su clásico Legítim de Muller; y Scala Dei lo hizo con sus Scala Dei Cartoixa y Scala Dei Prior, que cierran el ciclo de renacimiento del Priorat con unos grandes tintos que nadie debería perderse. Otros *cellers* como Rotllan Torra, Viticultors Mas d'en Gil, Gratavinum, Cims de Porrera, Buil & Giné, Mas Alta, Casa Gran del Siurana, Cellers dels Pins Vers, Porta Ecològica, Bodegas y Viñedos Neo, Clos Figueras, Clos i Terrasses, Clos del Priorat, Ferrer Bobet, Joan Ametller, Noguerals, Sangenís i Vaqué, Terroir Al Límit y Viticultors del Priorat son la espina dorsal de esta D. O. Q. —una de las dos existentes en España— que tiene 1.924 hectáreas y que todo el que haya visitado recordará por su poderoso paisaje, sus vinos y su orografía. Una nueva calificación se ha desarrollado dentro de esta denominación, el *vi de vila*, que permite identificar las elaboraciones en variedades y lugares concretos a través de la etiqueta.

La aportación de las variedades foráneas fue más cultural que vitícola, pues enseñó a relacionarse con las especies propias de una manera que solo era posible con la exigencia que pedían las nuevas viníferas. De hecho, si se observan los porcentajes de las foráneas en los tintos, en el mejor de los casos todas juntas (cabernet sauvignon y merlot) no pasan del 30 %, y la mayoría vienen de las uvas tradicionales: garnacha y cariñena.

El estilo definición del Priorat es el de un tinto rico, especiado, bien construido, expresivo aromáticamente y con una graduación media de 14°; los hay de 13°, es cierto, pero son mayoritarios los de 14,5° y 15°, lo que demuestra que un vino tranquilo de mesa puede tener esa graduación, porque lo importante es su vinificación tranquila, aséptica, clínica y bien conducida por el enólogo, y que esa vinificación sea la continuación de un trabajo en la viña que permite entregar a la bodega unos granos limpios, naturales, sanos y de buena concentración fenólica, y cuya madurez azucarada haya ido avanzando a la par que la fenólica, cosa que en el Priorat es más fácil de conseguir que en otras zonas, al menos al final del envero.

La D. O. P. Montsant

Creada en 2001, esta antigua zona de la D. O. Tarragona actuaba generalmente como una despensa del puerto de la ciudad. Es el complemento ideal de esta comarca con dos DD. OO. que dan vinos excelentes, singulares, diferentes y complementarios. De igual climatología, se diferencian en el suelo. El Priorat histórico se asienta sobre el suelo de licorella, mientras que el Montsant los tiene más diversos: panal, arcilla, calcáreo y licorella; poco más de 2.000 hectáreas de las cuales más del 90 % son cultivos de viñas tintas: cariñena, garnacha, syrah, tempranillo y cabernet sauvignon, más algunas autorizadas como garnacha roja, monastrell, picapoll tinta y garnacha peluda; el resto son blancas. El territorio de la D. O. Montsant presenta una circunvalación casi completa de la D. O. Q. Priorat, y coincide con la sierra del Montsant en su mayor parte. Así, de Siurana y Cornudella de Montsant va girando por Ulldemolins, Margalef, La Bisbal de Falset... y así hasta La Torre de Fontaubella y también Datmos y La Serra d'Almos, situadas más atrás y que ya pertenecen a la comarca de la Ribera d'Ebre.

La producción está muy repartida porque la orografía y la tenencia de la propiedad (hay 760 viticultores) da parcelas pequeñas que son atendidas con gran devoción y cultura tradicional. El Montsant tiene una vocación vitícola ejemplar, que está recogida en numerosas bodegas pequeñas: Acústic Celler, Mas Margalef, Venus Universal, Celler Masroig, la Cooperativa Celler Uniò, Portal del Montsant, Celler Laurona, Orto Vins, Vinyes Domènech, Cellers Ca Blau y la cooperativa Celler de Capçanes.

Una nueva generación de viticultores y enólogos locales, más otros europeos atraídos por la fama recién conseguida del Montsant, por su historia y su paisaje, han conseguido una suavidad y elegancia de sus tintos compatible con su esencia de vinos bien estructurados en cuerpo, grado y sabor, que han puesto muy de moda esta D. O. P. Entre los vinos de las bodegas locales hay que destacar la pequeña bodega Mas Margalef, de la familia Castellnou-Ferré, con un tinto de sabor, fino y franco con aromas a frutas maduras, irisado de color y una gracia a matorral mediterráneo. Entre los vinos que se deben al trabajo de quienes han llegado de fuera está el Celler de Capçanes, con su enólogo (e ingeniero agrónomo) Jürgen Wagner. El presidente de esta cooperativa ha desarrollado una moderna gestión y una inteligente estrategia. Elaboran excelentes tintos (especialmente su crianza), pero hacen el mejor vino *kosher* del mundo, el Peraj Ha'abib (o Flor de Primavera). Son vinos excelentes, finos, de una naturalidad sorprendente. Son exquisitos y elegantes: prueben este vino *kosher*, producto de la cultura y la ética alimentaria judía, y verán qué felicidad. No es una manifestación religiosa solamente, es también técnica, pues *kosher* quiere decir «puro» (al igual que *cátaro*, del griego *katharós*); de hecho, el rabino que supervisa el trabajo de Jürgen es también un ingeniero y biólogo. Así pues, resulta lógico que el Peraj Ha'abib, hecho con garnacha, cabernet sauvignon y samsó (cariñena) sea un vino tan grande. Y si prueban el Peraj Petita Rosat, un *kosher* rosado hecho con garnacha, ull de llebre, merlot y syrah, creerán que es un regalo del cielo.

POBLET, DE DIOSES Y REYES

El monasterio cisterciense de Santa Maria de Poblet se halla en la Conca de Barberà (Tarragona), una comarca vitivinícola que tiene

D. O. propia. El monasterio fue fundado en 1150-1151 gracias a las donaciones del conde de Barcelona, Ramón Berenguer IV, y en 1153 era ya una abadía. Pronto desarrolló un sistema de granjas y de trashumancia, y ya en su carta fundacional se le obligaba a tener *hort, vinya i cementiri* (huerto, viña y cementerio).

Poblet es un monasterio muy importante en la Orden del Císter, fundado solo cincuenta y dos años después de la creación de la orden y del establecimiento en 1098 de la primera abadía en Cîteaux, en la Borgoña, junto a un inmenso bosque húmedo sobre tierras arcillosas. Los del Císter tuvieron siempre una estratégica inclinación a instalarse en lugares con abundancia de agua: Clairefontaine, Belleaux, Noirlac, Fontaine-les-Blanches, Aiguebelle, y también en la Conca de Barberà, con el Francolí. Se los llamó también «los monjes del agua y del vino».

Poblet fue ampliando sus instalaciones, y pronto tuvo su enfermería, su hospicio para pobres y, naturalmente, la bodega, famosa por su amplitud y gran voladizo, una espectacular vuelta sostenida por tensados nervios de sección cuadrada. Hoy es el locutorio del convento, pero allí estuvieron los grandes *cups* de piedra que vinificaban el mosto de las uvas del monasterio, el vino de las viñas de *intramurs*. Poblet fue ampliando su influencia y señorío en la comarca. Muchos fieles se vincularon a la comunidad e hicieron donaciones de tierras. Toda esta comunidad cultivaba la tierra y todos estaban convencidos de ser monjes «bajo la cruz y el arado». Pronto sus vinos obtuvieron un gran renombre. Desde el siglo XII, Poblet tuvo dominio señorial de derecho privado sobre algunos pueblos vecinos a su término, pero nunca fue un dominio feudal. Desde su fundación, la abadía de Poblet fue recibiendo monjes que llegaban procedentes de abadías al norte de los Pirineos, como la de Fontfreda, cerca de Narbonne, y con ellos viajaron al sur campesinos del Rossellò, Conflent, Fenolleda y el Languedoc. Gascones, occitanos y franceses repoblaron también la Conca de Barberà entre los siglos XII y XV. El 25 % de estos nuevos pobladores eran viticultores y boteros, y se fueron casando con mujeres catalanas.

En cuanto a las variedades, la Conca creció gracias a su *cépage* autóctono, la trepat. Sus sinonimias son bonicaire, carlina, embolicaire, negra blana, parrel, parrel-verdal, trepat negre o traput. Su cultivo se concentra en su zona de origen, con 960 hectáreas, y también hay en la zona del Clariano (Valencia) y en la sierra de Ricote (Murcia). Es una variedad que da tintos muy agradables, pero también rosados de superfrescura y aromas frutales. Además, es una uva que ha demostrado ser muy buena para hacer cavas, y actualmente en la D. O. Cava crece su porcentaje. Tiene un sabor fino y es de paso suave y aterciopelado por la boca; tiene una extraña y fina tanicidad y su color es de capa abierta, rojo intenso pero no denso (la definición exacta es bermellón). Su nombre, *trepat*, ya indica una de las características de la vid, pues esta palabra en catalán significa «trepar»: la vid, como vimos en el primer capítulo del libro, si no se podara cada año haría una parra, pues treparía con sus sarmientos por donde pudiese; de hecho, una de sus sinonimias en catalán, *parrel*, quiere decir eso precisamente, y *trepat*, según el *Diccionari general de la llengua catalana* de Pompeu Fabra, es similar a *trepadura*.

Orográficamente, la Conca es una depresión formada por los ríos Francolí y Anguera entre el coll de Deogràcies y las primeras estribaciones de las montañas de Prades, así como un altiplano próximo a la sierra del mismo nombre, la plataforma segarrenca y la parte alta del río Gaià. Es una bella comarca de clima templado y muy verde. Al desmontar el coll de Deogràcies aparece un paisaje natural y bello formado por suaves laderas onduladas, campos aseados y verdes viñedos junto a las casas de piedra y el histórico patrimonio. Es un valle fluvial configurado por la acción erosionadora de sus ríos, rodeado de montañas, algunas de 1.000 metros de cota. Los suelos son francos, calcáreos, con mezcla de arcilla, aluvión y piedra. Sus terrazas fluviales son tierras «dulces», como dicen los geógrafos, y en la época de la repoblación de los siglos XII y XIII fueron la causa de conflictos por su control, ya que había zonas de regadío natural.

Tiene un clima mediterráneo, y su proximidad al mar y el paso que abren el estrecho de la Riba y el cauce del río Francolí permiten la llegada de vientos marinos y sus refrescantes brisas. Sin embargo, las sierras occidentales y las cotas de su orografía generan un salto térmico notable en la condición climática día-noche, lo que beneficia a una característica de sus vinos, que es la frescura, y es desde luego ideal para la trepat y las variedades francesas importadas, que finalmente fueron la pinot noir, la chardonnay y la sauvignon blanc. La D. O. Conca de Barberà tiene 5.865 hectáreas y una parte de su producción está destinada al cava, además de elaborar vinos tranquilos blancos, tintos y rosados excelentes. No obstante, el espíritu monástico de Poblet y el halo del Císter en sus términos agrarios de producción, como Vimbodí, se ha mantenido y desarrollado hasta convertirla en una de las mejores zonas vinícolas del mundo.

Como decía, las uvas de los cistercienses borgoñones llegaron a Poblet y a Vimbodí, y fueron Codorníu y Torres los que trajeron esta herencia europea a la Conca. Concretamente, Codorníu estableció, en 1989, un pacto con los monjes de Poblet para recuperar la viticultura de intramuros, y de ahí han surgido dos maravillosos vinos, Intramurs y Abadia de Poblet. Intramurs es un blanco de chardonnay que resulta fino, exquisito y que, como su nombre indica, está hecho con uva de los viñedos situados en el recinto del convento. Este vino destaca por su limpidez cristalina y aromas frutales de ciruelo blanco. Es fresco, algo ácido y de intensa textura; sabe al jugo que suelta la manzana de Somerset (la braeburn inglesa) cuando la muerdes. El Abadia de Poblet Pinot Noir se ha convertido ya en el mejor pinot noir de toda España, lo cual no es fácil por el clima y por ser una variedad de ciclo corto. Pero la Conca tiene una condición climática fresca, rica en agua y de cierta influencia continental, y todo eso ayuda. Como ya he comentado, los cistercienses buscaban siempre lugares con agua, y los ríos, ramblas, pozos fuentes y *ullals* abundan en la Conca. Da que pensar, después de haber visto su excelente aclimatación al *terroir* de Poblet..., a no ser que, como algunos piensan, la pinot noir antiguamente estuviera plantada en esta zona, y entonces habría que ver si en efecto tuvo que ver con la trepat. Este pinot noir de Codorníu hecho en Poblet podemos situarlo entre los buenos pinot noir de Europa, y también en ese altísimo nivel da la talla. Es un tinto con 12 meses en barrica, tiene un seductor color rojo rubí con tonos granates, aroma a fruta negra y ligeras notas de casis, así como un atractivo aroma a huerto floral, a geranio. Destaca su gran elegancia y exquisitez, y es uno de los grandes vinos que uno puede beber.

Milmanda es la marca de vino blanco de Bodegas Torres en la Conca de Barberà, y honra con su nombre al castillo de Milmanda, situado en un altozano del término de Vimbodí desde el que se divisa un bello paisaje de viñas, bosques, caminos rurales y cursos de agua. Es un castillo, pero también fue una antigua granja muy productiva por su tierra y su agua. Hoy el paisaje que se divisa desde la torre del castillo de Milmanda es feraz, pero toda la tierra está cultivada y bien ordenada, con los bosques que rodean las viñas y el castillo con sus bellas dependencias para las vistas enoturísticas; Milmanda es una joya en la corona de la Conca. El vino es uno de los grandes chardonnay europeos y, al igual que el Intramurs, presenta una densidad fresca y ácida que le da una agradable estructura. Tiene los rasgos de los grandes Côte de Beaune, pero con la frescura afrutada de un blanco del Mediterráneo que se elabora —a pesar de haber sido fermentado en barrica— para ser apreciado en un consumo reciente, próximo a su añada. Milmanda Chardonnay de Torres tiene una madurez exquisita y elegante, su fragancia a frutas tropicales y prunas de barranco es el sueño de una noche de verano. No es fácil señalar cuál es el mejor vino de la casa Torres, pues tiene un buen hacer en muchos que son excelentes. Pero si digo que el tinto Grans Muralles es el mejor vino de Bodegas Torres, creo que habrá un consenso generalizado. Su propio diseño conceptual ya lo anuncia: samsó y garró (una monastrell procedente de Mallorca); son cepas autóctonas que han estado en la Conca desde su repoblación, y significan la tradición y el *heritage*. Pero este vino fue criado durante 18 meses en barrica de roble francés, lo que le ha conferido un gusto fino, elegante y maduro, con un pase de boca que recuerda a la mantequilla irlandesa, la

Kerrygold. Esta mezcla de tradición y modernidad, de localismo y cosmopolitismo, da un tinto soberbio, elegante, con notas de frutas silvestres maduras, moras de ribazo, y un gusto denso y especiado. Es sin duda uno de los grandes tintos del mundo. La trepat está presentada con gran altura por Carles Andreu, que en su *celler* de Pira hace el mejor trepat tinto criado, pues con 6 meses de crianza ha conseguido elevar esa fina y extraña tanicidad de la trepat a niveles de alto lujo. Proviene de la finca de Les Alzinetes, con viñas viejas, y tiene un color violáceo rojo que te atrapa, y un *bouquet* de frutos rojos maduros, regaliz y buen roble que da un posgusto muy elegante. La Conca tiene otras bodegas de buenos vinos, como Bodegas Sanstravé de Solivella, Mas Foraster de Montblanc y Cara Nord Celler de El Vilosell.

En Barberà, hay un par de testamentos del año 1199 que censan «terres, vinyes, horts i cases, i un celler amb una tona gran i una tina petita» (tierras, viñas, huertos y casas, y una bodega con un tonel grande y una tina pequeña). En Vimbodí, en el año 1171 ya consta la explotación de viñas Pere de Santa Susanna y su esposa Ermesenda, los primeros viticultores de esta heredad que se les ha concedido, y Arnau de Tapioles declaraba que en su casa tenía una parte destinada a *celler*. Tapioles servía el vino al monasterio, donde lo calificaban como de *vinum purum* (vino puro). Poblet tiene una importancia histórica que va más allá de su magnífico claustro y sus torres, capillas, patios empedrados y pórtico. Es el lugar donde reposan los reyes de la Corona de Aragón, con las reales tumbas de Alfonso I el Casto, Jaime I, Fernando de Antequera, Juan I, Juan II, Pedro III; grandes reyes para un gran monasterio. Los del Císter tenían otro *mot* tan bueno como los citados: «*Qui bon vin boit, Dieu voit*», es decir, «El que bebe buen vino, ve a Dios», que es un magnífico lema.

II

LA FILOSOFÍA DEL ORIGEN VINÍCOLA

La institución de la denominación de origen (D. O.) para los productos agroalimentarios es una creación genuinamente europea; su motivación se encuentra en la filosofía de la garantía de origen concebida como seña de identidad de la calidad. Se entiende que, gracias a su tipismo producido por las condiciones climáticas y orográficas específicas, las especies cultivadas, las prácticas culturales, por la artesanía rural y la memoria identitaria, los productos agroalimentarios que cumplan con estas condiciones tendrán una calidad y una singularidad muy notables. El origen moderno de este concepto es francés y de ideología girondina, pero la influencia espiritual que lo inspiró viene de los románticos alemanes, mientras que la idea de respetar la cultura procesal se remonta a una experiencia histórica nacida en l'Horta d'Alacant en tiempos del rey Fernando el Católico, con la aparición de la legislación foral del Reino de Valencia.

El romanticismo alemán, que generó el amor al país y la identidad colectiva, surgió como un rechazo a la dura oscuridad de las ciudades industriales y se expresó mediante el entusiasmo hacia la naturaleza y la vida rural. Todos estos factores llevaron a Jean Anthelme Brillat-Savarin a crear la filosofía del origen como garantía de la calidad. Fue él quien observó que la calidad de ciertos productos se basaba en la utilización de los procedimientos de producción artesanal y origen rural, armoniosamente relacionados, además, con el medio natural. Así, en su magnífico libro *Fisiología del gusto*, llegó a la conclusión de que un pueblo es lo que come, y así como la Revolución francesa aspiraba a que la Declaración de los Derechos del Hombre tuviese categoría universal, para él también la cultura del comer y del beber debía extenderse universalmente al paladar y a los estómagos de los ciudadanos de todo el mundo. Su aportación a la filosofía del origen fue magnífica, completa, absoluta, pues no solo creó los principios que rigen la producción, sino que también creó la *fisiología* del consumidor: el espíritu y las exigencias de los *gourmets* y de los consumidores en general. Brillat-Savarin escribió y publicó su ensayo años después de la Revolución francesa. Él mismo pagó la edición y, en cambio, ni siquiera la firmó con su nombre. El título completo del libro es: *Physiologie du goût, ou Méditations de gastronomie transcendante; ouvrage théorique, historique et à l'ordre du jour, dédié aux Gastronomes parisiens, par un professeur membre de plusieurs sociétés littéraires et savantes*; es decir, «Fisiología del gusto o meditaciones de gastronomía transcendente; obra teórica, histórica y a la orden del día, dedicada a los gastrónomos parisinos, por un profesor de varias sociedades literarias y eruditas». El libro se publicó en 1825. Brillat-Savarin era un filósofo práctico, un federalista que huyó de su país por la represión de Terror jacobino. Él era heredero de la fronda foralista. Y sin duda es paradójico que fuese en el país más centralista y jacobinista del mundo donde se creara la cultura más autonomista y localista que existe, la cultura del origen agroalimentario y gastronómico.

La gran influencia espiritual que generó esa filosofía del origen procedía de sus lecturas del Romanticismo: Schlegel, Madame de Staël, incluso Herder y el movimiento *Sturm und Drang*. El impulso creador que produjo el entusiasmo por la naturaleza, por un lado, y la pasión por lo rural y la producción rural armonizada con el medio, junto a la filosofía práctica de la escuela savariana, creó una idea de la garantía alimentaria por el origen.

No fue casualidad que la obra de Brillat-Savarin tuviera su primera traducción en Alemania, ni que los científicos de ese país mostraran gran interés por ella, ni tampoco que algunos considerasen que ese libro fue el texto social definitivo de la cultura europea. Los románticos amantes de la naturaleza, tanto alemanes como ingleses, temían que el inminente mundo industrializado fuera una amenaza contra la calidad alimentaria. Preveía Hoffman, como los románticos alemanes e irlandeses, que el mundo industrializado que venía sería una amenaza para la calidad alimentaria y, que las denominaciones de origen garantizarían la calidad y también el aroma y el sabor típico diferenciado.

En 1855 y después de terribles plagas de oídio que destrozaron sucesivas cosechas de las viñas, Burdeos organizó su famosa clasificación de vinos del Médoc, basada en los sistemas de elaboración *cru* y *domaine* que se aplicaban en pagos vinícolas diferenciados. Entonces las propiedades vitivinícolas fueron clasificadas cualitativamente y ordenadas de manera territorial. Esta administración de la producción, junto con la prohibición de mezclar los vinos locales con otros de procedencia foránea (costumbre que habían practicado hasta la fecha), y que incluso llegaba al extremo de prohibir que se mezclaran vinos de diferentes propiedades bordelesas, daría como resultado la creación de algo que aún no era una denominación de origen moderna, pero que ya señalaba el camino que conduciría hacia ese concepto.

Esto ocurrió en Burdeos setenta años antes de que el gobierno de París creara la ley de las Appellations d'Origine Contrôlée (A. O. C.), que, curiosamente, fue algo que el gobierno hizo a instancias judiciales. En efecto, fue una reacción ante la demanda interpuesta por el prefecto de Burdeos, Joseph Capus, un hombre de origen languedociano. El modelo francés lo copiarían posteriormente otros países como España e Italia, pero en ellos no se debió a una iniciativa judicial, sino por decisión del Estado, como ocurrió con la Segunda República española en 1932.

Debemos volver a recordar aquí el primer antecedente histórico de esta institución moderna, que hemos visto al hablar de los vinos renacentistas de Alicante. En efecto, la Junta d'Inhibició del Vi Foraster d'Alacant, creada en 1510 por el rey Fernando II de la Corona de Aragón, tenía como objetivo defender los vinos de Alicante, tanto prestigioso y afamado *alikant tint*, como el vino que fue su gran gloria histórica, el fondillón. Esa fue la primera D. O. vinícola de la historia. Alicante, durante los siglos xv y xvi, era el principal centro vinícola europeo. Producía tintos de gran calidad, apreciados por su gran estabilidad enológica, y que eran producto de la combinación de dos elementos claves: la relación del medio natural (l'Horta d'Alacant) con una variedad de uva traída de Grecia (la monastrell), y el asentamiento humano de la repoblación cristiana del Reino de Valencia iniciada en el siglo xiii, doscientos cincuenta años antes de la creación de la Junta.

Este mismo concepto de tipicidad y origen, unidos como un binomio inseparable, se manifestó también en la aprobación por parte del Parlamento de Toulouse, en el Languedoc, de un decreto que determinaba que los habitantes de Roquefort tenían el derecho exclusivo a elaborar el queso roquefort, y determinaba que solo hay un roquefort, el que se cura en las cuevas de este pueblo en Roquefort desde tiempos inmemoriales.

Esta filosofía del origen se vio consolidada por el edicto del gran duque de la Toscana, Cosme III de Médici, que delimitaba y reglamentaba, el 24 de septiembre de 1716, un territorio estricto para la producción vinícola de las cuatro zonas de la Toscana. Este edicto de los Médici de Florencia amparaba los vinos producidos a partir de las variedades autóctonas, pero también las prácticas culturales de sus viticultores, y hacía referencia a la orografía, suelo, clima y forma de producción de cada propiedad o *tenuta*, y creó el concepto del origen y el nombre específicos de la producción vinícola de cada zona específica. En la zona central del Chianti de la Toscana se definió como *classico* a los mejores vinos de una zona, vinculando además este calificativo a las pequeñas explotaciones vitícolas (*tenutas*) y sus bodegas (*cantinas*). La institución encargada por Cosme III para la regulación, protección y supervisión de toda esta compleja estructura fue la Nuova Congregazione Sopra il Commercio del Vino. En julio de 1716 la firmó su primer responsable, Giuseppe Maria Romoli, y en ella se establecía la estructura de los confines y términos de esta zona vitivinícola, que comprendía: Chianti, Pomino, Valdarno, Superiore y Carmignano.

Históricamente, vino a continuación la defensa de otra denominación geográfica de origen protegido que tuvo gran importancia histórica, delimitada por el territorio y también por el método de elaboración. Fue la del vino de Oporto, entendido como resultado de una práctica técnico-cultural, y enseguida tuvo gran fama. La Companhia Geral da Agricultura das Vinhas do Alto Douro fue creada en 1756 por el gobernante e ilustrado portugués marqués de Pombal para proteger la calidad y personalidad del oporto.

Estos antecedentes de las actuales DD. OO. no se pueden confundir con los edictos proteccionistas, simples frenos arancelarios, que surgieron en Europa durante la Edad Media y el Renacimiento, como el decreto del duque de Borgoña Philippe le Hardi en 1395 o el de la reina Leonor de Aquitania en 1195 para los vinos del Haut Pays. Durante todos esos siglos se promulgaron muchos edictos que solo buscaban la protección local de los vinos, y cuya función consistía solamente en obligar a los habitantes de cierta región a consumir primero los vinos propios. Pero las normas emitidas en Alicante, Chianti y Oporto fueron instituciones protectoras de la autenticidad y la calidad, no solo una defensa autárquica de la economía local. La de Alicante contaba con los órganos (*la junta de semaners*), reglamentos (*Capítols per l'observància de la inhibició del vi foraster*), contabilidad vinícola y registros (*el manifest del vi*), documentos (*l'albarà*) y el veedor (*l'home de l'albarà*), que son instrumentos e instituciones semejantes a aquellas de las que se han dotado los modernos consejos reguladores.

El método utilizado para definir la tipología de un producto, y que obliga a elaborarlo según procesos concretos y en un origen determinado, se concretó en la Champaña, cuando esta región reclamó la defensa de la especificidad del *méthode champenoise*. Esta defensa primigenia del método como parte integral de la filosofía del origen es esencial. Claro que es el método, pero también

PASIÓN POR EL VINO

algo más, cosa que saben bien los bebedores de champán del mundo entero, pues «solo el champán es de la Champaña».

La Borgoña aportó a esta idea del origen la integración de otros elementos en la definición: las uvas, el *terroir* y el método, más su herencia de las explotaciones vitícolas comunales, los *lieux-dits*, con su larga tradición de viñedos monásticos como el Clos de Vougeot, el vidueño más antiguo del mundo, cuyo origen se remonta a 1338. Y, por su parte, Burdeos, con su mencionada y trascendental clasificación de 1855, al establecer los *crus classés*, determinó el papel de la ordenación territorial y la clasificación de los vinos producidos por los *châteaux* y los *domaines*, y de este modo llevó esta filosofía del origen a su cima máxima, añadiendo el concepto de *climat*, que afina al máximo la configuración del concepto moderno de las DD. OO. En su forma actual, las DD. OO. nacieron con el vino, se han ido extendiendo a los demás productos alimentarios y son una de las bases de la buena gastronomía.

La creación en Oporto de la Companhia Geral da Agricultura das Vinhas do Alto Douro, sumada a la de las otras primeras instituciones de control y protección de la denominación de origen, produjo efectos en los mercados de destino y en el negocio de la exportación. Así, en toda Europa, las instituciones como la Nuova Congregazione toscana o la Companhia portuguesa se convirtieron en referencias de la garantía de calidad, la seguridad del origen y, en consecuencia, de la fiabilidad del valor, base del negocio. Pero esta filosofía no se extendió enseguida al resto de Europa. Es de señalar la coincidencia del nacimiento de estas instituciones, desde las más antiguas hasta las más recientes, con aquellos enclaves vinícolas de fama internacional en su momento, como Alicante, Oporto, Jerez, Málaga, Chianti y Champaña, que fueron pioneros y únicos durante mucho tiempo. Hasta la clasificación de Burdeos de 1855, los vinos respondían al tipismo de producción local o comarcal, pero con frecuencia se mezclaban los vinos locales con otros importados del sur de Europa, especialmente los procedentes del País Valenciano, que durante siglos fue un centro vinícola europeo. Ya fuera por la circunstancia de que se hubiesen dado cosechas problemáticas o escasas, o por las necesidades de garantía enológica, cuando el consumidor exigía alta graduación, mucho cuerpo y riqueza en taninos, o por la llegada de pandemias vitícolas, las zonas vinícolas del norte importaron, para mezclarlos con los locales, primero los vinos de Benicarló y Alicante, los famosos carló y *alikant*, y más tarde los de las colonias francesas del norte de África: Túnez y Argelia.

Cuando los bordeleses cambiaron la estrategia comercial, y después de la gran crisis de las epidemias criptogámicas del oídio y el mildiu se decidieron por la limitación y el control de la producción, se debió a que el gusto por el vino del consumidor europeo había cambiado. De hecho, la segunda mitad del siglo XIX se puede considerar que ya es el comienzo de la edad moderna por los avances en las comunicaciones, la tecnología, la sanidad y la alimentación. Los bordeleses renunciaron al viejo modelo de producción intensiva y masiva de vinos; hasta entonces, corregían su propio vino con la aportación de vino de otras procedencias, cuando las calidades, por las circunstancias que fuesen, no eran aceptables.

Luego llegó la crisis de la viticultura europea provocada por la epidemia de filoxera, que a partir de 1863 destruyó el 99 % del viñedo y sumió a la industria en el caos y la ruina. Es una época que las familias viticultoras con *pedigree* aún recuerdan con temor. Si esta desgracia no se hubiese producido, el proceso del desarrollo legislativo de las DD. OO. habría avanzado con más rapidez. Pero durante treinta años, hasta que se encontró la solución a la filoxera, la viticultura prácticamente desapareció del continente europeo y su industria vinícola sufrió una ruina de proporciones gigantescas. Cuando esta pandemia fue superada, el gobierno francés siguió los pasos de los pioneros bordeleses y creó la ley de las denominaciones de origen y el Institut National des Appellations d'Origene (INAO), y la pirámide de calidad que fue copiada por Italia y España:

En España se crearon las primeras diecisiete DD. OO. en 1932, como consecuencia del Estatuto del Vino de 1931.

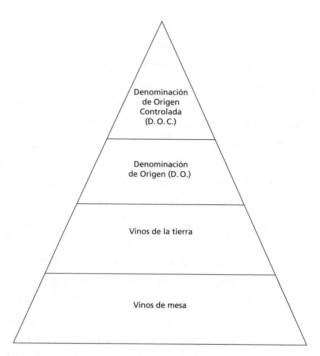

Pirámide del concepto clásico de la ordenación del territorio, que tan eficaz ha sido para los vinos franceses. Los sucesivos niveles de calidad controlada han sido sustituidos por la nueva Organización Común del Mercado (OCM), que ha reducido los niveles a solo cuatro: Denominación de Origen Calificada (D. O. Ca.), Vinos de Pago, Denominación de Origen Protegida (D. O. P.) e Indicación Geográfica Protegida (I. G. P.); a las que se añade la nueva denominación para los vinos de mesa, que pasan a llamarse Vinos con Indicaciones de Añada y Variedad.

Características que marcan una D. O.:

- El suelo (factor edafológico y tectónico)
- La orografía (altitud, niveles topográficos, pendientes, dimensión de las parcelas)
- Las viníferas (especies y su relación con el territorio)
- Las prácticas culturales

UN MUNDO DE DD. OO.

La filosofía del origen se ha extendido globalmente. Los productos agroalimentarios tienen su identidad y origen limitado, y con ello ofrecen la garantía de perpetuidad y rentabilidad de su negocio y la protección de su patrimonio cultural y medioambiental. Para ello hace falta, claro está, que se respete ese principio y se mantenga la fidelidad a unas ideas básicas. Además, este concepto protege al consumidor y cuida de la salud pública mediante el control de la naturaleza de los productos y la sanidad de los procedimientos de elaboración. La primera vez que se exportó esta filosofía fuera del continente europeo se hizo a las excolonias francesas: Marruecos, Argelia, Túnez y Líbano, que habían recibido de Francia su cultura y política agroalimentaria. Tras la independencia, en esos países se mantuvo la producción vinícola a pesar de que se trataba de países islámicos, afectados en diferente grado por el condicionamiento religioso. Pero en todos ellos quedó la estructura de la pirámide de la calidad con las A. O. C. vin de pays y el control gubernamental (INAO). El caso del Líbano, que tiene una antiquísima identidad vinícola, es diferente al de los países del Magreb, porque Francia devolvió al Líbano lo que de este país recibieron los franceses en la antigüedad.

La extensión de la filosofía del origen a los países vinícolas emergentes (Australia, Nueva Zelanda, Sudáfrica, Estados Unidos, Chile y Argentina), que concentran el 18,5 % de la producción vinícola mundial, ya está muy definida.

En Chile, por ejemplo, hay nueve zonas vinícolas naturales delimitadas por los valles andinos. En los otros países del nuevo mundo vinícola (Sudáfrica, California, Australia y Nueva Zelanda) su implantación es gradual en lo institucional, pero filosóficamente ha sido aceptada y respetada con el mismo rigor que en Europa. Cuatro de estos países son de cultura anglosajona, aunque cuentan también con viticultores de procedencia germánica (Austria, Suiza, Holanda y Alemania). La ética protestante les ha dado seriedad y rigor más allá de la norma escrita que haya existido en cada época de su corta historia vitivinícola. (Para entenderlo hay que leer *La ética protestante y el espíritu del capitalismo* de Max Webber.) En los países de Oceanía, la influencia de los colonizadores de origen celta (irlandeses, galeses y escoceses) se nota en la geometría de sus explotaciones. Y, además, el origen latino de algunos de sus vinateros les ha conferido clasicismo por herencia. En Norteamérica, la cultura del origen se inició en 1769 con las plantaciones de las primeras *Vitis vinifera* en California por el mallorquín fray Juníper Serra y sus veintiuna misiones franciscanas del Camino Real, que plantó con giró y malvasía. La labor de fray Juníper fue continuada por el bordelés Jean-Louis Vignes, que introdujo las variedades francesas en 1830. Todo ello ha enriquecido la cultura enológica de la costa del Pacífico de Estados Unidos. El vigor de estos países es extraordinario en cuanto a cultura y política vitivinícola. Pues en poco más de doscientos cincuenta años han tenido que sufrir un sinfín de procesos hostiles al vino, toda una serie de problemas con los que no han tenido que luchar los vinateros europeos: aislamiento continental, ley seca (casos de California, Australia y Nueva Zelanda); sufrieron también la pandemia de la filoxera (excepto Chile), y hoy ofrecen ya una calidad y excelencia comparables a las de los mejores vinos de Europa. Si esto es lo que han hecho hasta ahora, lo que vendrá en los próximos veinticinco años será espectacular. La única limitación de esta filosofía en Estados Unidos y Australia es su reducción al mundo del vino, ya que allí no se ha dado su ampliación —como sí sucede en Europa— al resto de la producción agroalimentaria. Este hecho puede entorpecer y detener su desarrollo, pues esta cultura del origen ejerce su bondadosa influencia cultural y sanitaria y la difunde en toda la sociedad. Lo hace mediante la gastronomía, actualmente limitada en estos países a ciertos guetos intelectuales y burgueses. Porque las masas, alienadas por la industria del *fast food* y los poderes financieros que la sustentan, viven aisladas de su influencia y, en consecuencia, sufren toda clase de trastornos alimentarios (obesidad, anorexia, transgénicos). Es el modelo que algunos operadores y financieros europeos quieren imponernos, como si no hubiésemos tenido bastante con el caso de las «vacas locas» y similares. Pero Norteamérica tiene una gran riqueza gastronómica alimentaria que necesita, al igual que la necesitaron los productos de calidad europeos, importar y aplicar la filosofía del origen para ordenar su producción. Producción como el de la gastronomía *cajun*, la de la cuenca de los Apalaches-Alleghenies, la de Virginia y la de Nueva Inglaterra, por no hablar de la rica gastronomía californiana, que sintetiza la cultura del viejo mundo y la feraz producción del nuevo (valles de Russian River, San Joaquín y Napa).

Pese a todo, el mayor progreso institucional en la filosofía del origen se está produciendo en Estados Unidos gracias a la creación por parte del gobierno federal de las *American Viticultural Areas* (AVA), y en Canadá con las *Vintners Quality Alliances* (VQA).

Hectáreas y número de AVA de los principales distritos vitivinícolas de California (*California's vinegrowing areas*)

Distrito vitivinícola	Número de AVA	Hectáreas	Distrito vitivinícola	Número de AVA	Hectáreas
Mendocino County	8	6.000	Napa County	12	16.300
Sonoma County	11	19.800	Livemore Valley	1	1.298
Santa Cruz Mountains	3	972	Monterrey County	7	17.400
Santa Bárbara County	2	4.800	San Luis Obispo	5	8.000

El progreso experimentado por estos vinos, así como su capacidad de competir con los mejores en los mercados internacionales, ha hecho que las indicaciones en su etiqueta de variedad, procedencia y tipología no sean solo atributos del elaborador y de la ética cultural propia, sino de la exigencia de la norma.

Australia ha comenzado a poner en marcha la definición de las DD. OO. y ya cuenta con varias: Granite Belt, Barossa Valley, Coonawarra, Hunter Valley, Margaret River..., todas ellas enclavadas en zonas vinícolas regionales *in progress* como Victoria, Queensland y New Wales. Sin embargo, en California, que posee una extensión de superficie vitícola equivalente al 30 % de superficie que España dedica al viñedo, existen ya 87 AVA (2012). Ya se ha abandonado hace decenios su concepto inicial de calificación de la calidad por precio, con tasas según el lujo del vino.

Thomas Jefferson, uno de los padres de la nación americana, ya se lo dijo a los otros creadores de la república independiente: Washington, Franklin, Carroll, todos ellos bebedores de grandes vinos (oporto, madeira, fondillón, málaga): «Yo pienso que es un gran error tasar con un duro impuesto de lujo al vino; todo lo contrario, el vino es la tasa de salud de nuestros ciudadanos».

De los 276,6 millones de hectolitros de vino que se produjeron en el mundo el año 2013, a la Unión Europea le corresponden el 62 % (210 millones), seguida por Ucrania, Rusia, Estados Unidos, Australia, Sudáfrica, Nueva Zelanda, Suiza, los países danubianos y Sudamérica. En el mundo existen más de 1.400 DD. OO. vinícolas limitadas y cerca de 300 regionales. En cuanto a las calificaciones de *vin de pays*, solo en Francia hay ocho de ámbito regional y treinta y seis de ámbito departamental. En España hay seis calificaciones regionales llamadas, con pésimo criterio, «vino de la tierra»; todas ellas responden a la filosofía del origen legislada bajo el concepto anterior de la Comunidad Económica Europea, y que lamentablemente mantiene la influencia del nombre «VCPRD» (vino de calidad producido en región determinada). El hecho clave es que el consumidor considera la existencia de una D. O. C. (A. O. C.) como el factor fundamental en la valoración de un vino. Los nuevos países vinícolas lo saben y por ello orientan toda la estrategia de la producción vinícola en un ámbito delimitado y con una personalidad determinada. Por lo tanto, el número de DD. OO.

seguirá creciendo, y también lo hará la calidad de los vinos que compiten en los mercados internacionales.

La Unión Europea es el primer mercado mundial de vino, y en este enorme espacio, pertenecer a una D. O. es un factor de aceptación. Los principales países importadores son Reino Unido, Alemania, Benelux (Bélgica, Países Bajos y Luxemburgo) y los países nórdicos, con 35 millones de hectolitros. Otros importadores notables son: Suiza con 1,8 millones, Estados Unidos con 4,3, Canadá con 1,56 y Japón con 1 millón. Estas cuatro áreas —Unión Europea, resto de Europa, Asia-Pacífico y América— forman el mercado global del vino. Su consumo mundial, ahora estabilizado, ha hecho que coincida por vez primera el consumo con la producción total. La tendencia del precio irá subiendo por este motivo. Así, se prevé un crecimiento del consumo, pero con un aumento del precio que se paga por el valor de cada vino. Un factor importante es Estados Unidos, que es ya el sexto exportador mundial, con una cuota del 3 %, y cuyo consumo total es de 29.145 millones de hectolitros (2012); con casi 10 litros per cápita, se acerca ya a niveles europeos. Francia tiene un consumo anual per cápita de 30.269 litros; Italia, 22.683, y Reino Unido, 12.801. Con más de trescientos millones de habitantes, Estados Unidos tiene un gran potencial de crecimiento, especialmente porque se está definiendo de manera civilizadora como país vinícola.

Un mundo de DD. OO. es un mundo de garantías para los activos de las bodegas y para el consumidor. La competencia entre las diversas zonas en un mercado global es menos agresiva que entre los vinos baratos sin origen delimitado, producidos y vendidos como una *commodity*, un producto envasado como cualquier otro que no se diferencia apenas del granel industrial. El consumidor, mediante la información y la promoción institucional, prefiere sin dudarlo el vino con D. O. y de calidad, pues valora el placer gastronómico, el significado y el prestigio del producto (marca, liderazgo del vinatero, estilo de la bodega), así como el valor geográfico y humano de la identidad de su conjunto, un conjunto producido por el origen y su filosofía.

El concepto cultural que he explicado en este capítulo es básico para que se pueda desarrollar una viticultura rentable y sostenible para los viticultores y las pequeñas y medianas bodegas.

Un mundo de DD. OO.

País	N.º DD. OO.	Hectáreas	Producción en hectolitros
Francia	610	448.720	20.943.000
España	71	895.284	21.468.779
Portugal	40	240.000	6.200.000
California	90	143.431	13.800.000
Sudáfrica	16	102.000	10.000.000

12

EL CAVA

En el concierto mundial, el cava es un vino singular y definido, con personalidad, notoriedad, calidad y origen propios. Cabría añadir que, entre los vinos espumosos elaborados en botella, el cava ocupa un lugar importante. Surgido en el siglo XIX, como otros vinos que incluyen los rioja, california y los de Nueva Zelanda, que ahora ocupan una posición de preeminencia global, el cava es un vino destacado en el consumo de más de cien países, y actualmente vende 250 millones de botellas anuales.

Aunque producido en su inmensa mayoría (un 96 %) en Cataluña, se hace también en términos municipales de seis comunidades autónomas más de la Península. Como cualquier otra denominación de origen (D. O.), su marco de delimitación administrativa son los municipios, aunque lamentablemente en el Estado español el factor municipal no está representado en los consejos reguladores de estos organismos, cosa que no tiene sentido puesto que en el reglamento de la D. O. se especifican; por ejemplo: «Este consejo regulador ampara y protege los vinos producidos por viñedos de Novelda, Monover, El Pinós, Elda-Petrer...», por citar algunos pueblos donde se elabora el excelente monastrell alicantino. En el caso específico de la D. O. Cava, dos pueblos de Navarra, dos de Aragón y uno del País Valenciano, otro de Extremadura, dieciocho de La Rioja y tres de Álava se unen a los ciento treinta y dos municipios catalanes que elaboran cava. Esta característica, la de ser una D. O. suprarregional, por mucho que la producción elaborada de fuera de Cataluña sea minoritaria, es consecuencia de la historia.

Costó muchísimo tiempo, desde el inicio y la creación del cava en Cataluña en 1872, que surgiera una institución que lo protegiese. De hecho, la primera institución reguladora del cava se creó solamente en 1996, dentro del reglamento del Consejo Regulador de Vinos Espumosos, que ordenaba, registraba y controlaba todos los vinos espumosos, cava, *gran vas* y gasificados que se producían en el Estado español; tardó, pues, noventa y cuatro años. Algo antes, en 1972, cuando el cava cumplía su primer siglo, un nuevo reglamento del Ministerio de Agricultura dictó el reconocimiento oficial de la denominación cava, de uso obligado para los vinos elaborados con el *méthode champenoise*, como se le llamaba entonces. Un siglo de actividad vitivinícola, geográfica, mercantil y cultural. Ese año el cava comercializaba 25 millones de botellas, lo cual habla de su importancia.

Pese a esa lentitud en la protección administrativa, y aunque se olvide demasiado a menudo, el cava es un valor estructural de grandísima importancia vinícola, cultural, económica y social. Un valor ahora reconocido y que el mundo del cava se ha ganado a pulso, puesto que tanto su valor ideológico (filosófico, espiritual y metafísico) como la existencia tangible del producto cava vivieron muchos años antes de que naciera lo organizativo.

En el *écran* construido desde el inicio de la creación del cava tuvo una enorme importancia la aportación de los ingenieros industriales de Cataluña, especialmente la del madrileño Luis Justo Villanueva, que se fue a Cataluña cuando cerraron la escuela madrileña de ingeniería (como contaron Antoni Roca Rossell y Enric Casassas Simó en su ponencia «Vinyes i vins, mil anys d'història»). Y la tuvo también la pedagogía estructural del Institut Agrícola Català de Sant Isidre, la férrea resolución de los *pagesos catalans* y de sus técnicos, que decidieron apostar por las variedades autóctonas frente a las importadas. El uso de variedades foráneas fue calificado por Luis Justo Villanueva de «vulgar imitación que conducía a la sumisión comercial, cultural». Tuvo también su papel en esta firmeza la interacción con los bodegueros de los consumidores visitantes de las bodegas de la Anoia, que al tener que elegir entre las tres posibilidades de «champán» que estas ofrecían —cava, *gran vas* y gasificado—, solían preferir *el xampany de la cava*, pues era el mejor espumoso. Tomaba ese nombre de la *cava*, la nave subterránea donde se elaboraba en su segunda fermentación, puesto que en la fase de toma de espuma son cruciales la humedad y la temperatura. Fueron determinantes la cultura procesal del campesino catalán, el *pagès*, su conocimiento empírico de los procesos y ciclos de la naturaleza, sufridos en las tareas del campo y observados desde la puerta del *mas*, como claves del éxito del cava de la zona. En la segunda mitad del siglo XIX, por todo el mundo se intentó hacer espumosos con el *méthode champenoise*, empresa que fracasaría en casi todas partes. Triunfó, eso sí, en Cataluña. Se intentó desde Castilla hasta Rusia, y desde el Mosela y el Rin hasta California. Algunos de los demás intentos perduraron, pero mediante el sistema *gran vas*. Porque no lo hicieron por el método champanés (*méthode champenoise*), mucho más duro, costoso, largo y, además, necesitado de una cultura manual de procedimiento que únicamente los franceses, los germanos y los anglosajones son capaces de interiorizar como los catalanes.

Se puede entender esta idea observando las coincidencias entre los procesos vitícola y cavista con los mitos de los días y las estaciones. El mito del inicio y el fin de los ciclos naturales; el vitícola y el del cava, lo que conecta con el origen de la mitología vinícola ancestral, la griega; con Hesíodo y su obra *Los trabajos y los días*, y con los dioses anatolios, el dios Tahuntas (el de las tormentas), llevándose racimos en el tiempo posterior a la vendimia, y la mitología helénica que muestra con la clave de todo lo anterior en la historia que narra la copa de Licurgo (ya explicada en el capítulo 1), grabada en un vaso conservado en el Museo Británico y donde se entiende la esencia de la relación del proceso vitícola con la mitología del proceso del vino, y con la propia mitología de la vida. Como se enseña en la historia del rey tracio, para que la viña crezca y dé su fruto, hay que podarla; y aquí surge la cultura procesal del *pagès* y del menestral catalán, así como la afinidad por el ritual que acompaña a todos los mitos. Nadie osaría decir que el cava no posee un

gran ritual, de principio a fin. ¡Por supuesto que sí! Es un vino procesal, un vino con método, el del método tradicional.

La institucionalización del cava como producto vinícola tuvo
unos hitos históricos. La obtención de la protección por parte de la
Comunidad Económica Europea (CEE) en 1989, tres años después
de la incorporación de España a las comunidades europeas, fue
universal y definitiva, pues garantizaba la marca cava como tipo
de vino, y le confirió legalmente lo que ya era una realidad: que el
cava era un tipo de vino diferenciado. También fue clave la incorporación española a la Comunidad Europea en 1986, año durante
el cual la exportación de cava a la CEE fue de 115 millones de botellas. Esto es así porque entonces se delimitó por fin una zona de
producción para el cava, y con ella se le otorgó el reconocimiento
legal de calificación europea de VECPRD (vino espumoso de calidad producido en región determinada), que es la figura del origen
legal en Europa para todos los vinos espumosos con D. O. Con
esta delimitación aparece oficialmente el concepto de «la región
del cava» como un ámbito geográfico que delimita la producción,
y que incluye los términos municipales antes mencionados.

Muchos acontecimientos estratégicos sucedieron aquel año; el
primero, la pertenencia a la CEE. En el registro vinícola y en el reglamento del consejo regulador permanecían las variedades históricas: macabeo, xarel·lo, parellada, subirat parent (malvasía riojana),
además de garnacha y monastrell para los rosados, y se abría para
todas estas variedades un nuevo mundo comercial. Estos avances
legislativos en la constitución de la D. O. Cava confluyeron, en los
años 1991-1993, con la constitución de un consejo regulador propio, una vez alcanzada la categoría mundial de VECPRD, un consejo como el de cualquier otra D. O. Con la publicación de la Ley de
la Viña y el Vino, que sustituiría al Estatuto de 1970, la D. O. Cava
se consolidaba como una D. O. totalmente diferenciada, con territorio suprarregional y un vino diferenciado en el concierto de vinos
del mundo basado en un método ancestral evolucionado hacia los
procesos propios del cava, y con unas variedades propias, diferentes a las del resto de los espumosos del mundo. En la larga marcha

del cava hacia su propia definición como vino del Mediterráneo sucedió un hecho, típico de la interacción que produce efectos no previstos, y finalmente bienvenidos, que fue el uso en el etiquetaje del término *cava*, y también la sustitución de la mención *méthode champenoise* por la de *método tradicional*. Como bien se pudo comprobar, aquello fue beneficioso. El Consejo Regulador de la D.O. Cava dice, en su documentación oficial, que «a exigencia de los elaboradores de la Champaña, hubo que sustituir la mención del *méthode champenoise* por la mención de *tradicional*, y lo que parecía inicialmente negativo, se transformó en favorable, ya que como consecuencia se potenció la denominación Cava». Y fue favorable sobre todo para el vino, pues acentuó tanto su definición identitaria como sus técnicas de elaboración, que en 1994, con 131 millones de botellas vendidas, ya eran bien distintas del método de la Champaña. La evolución hacia estos estatus de diferencia y alta calidad ha sido dinámica y sostenida; ningún vino alcanza grandes ventas en tipos y países si no tiene estos valores. La misma evolución hacia cavas más naturales y «milesimados» ha permitido invertir el porcentaje relativo de venta de semis y bruts. Actualmente son los bruts, con el 63 % del total, los mejor posicionados en los mercados. Y, sobre todo, la D.O. Cava ha mantenido su fidelidad a las variedades autóctonas, las mismas con las que inició su viaje por la historia.

El proceso se inició en pleno tsunami de la filoxera en Cataluña (1870), que trastocó durante años la viticultura catalana y forjó la relación cava-variedades autóctonas durante más de cien años. Es este *ethos* una de las características más fuertes del cava, junto con su dinamismo y cultura procesal. La muestra evidente de este dinamismo no es solo su crecimiento mundial en ventas, sino también su capacidad de evolucionar sin perder sus raíces. La (bendita) incorporación de la variedad trepat, que parece hecha exprofeso para el cava, es un ejemplo. Sus cavas rosados son una maravilla vinícola y un gran activo enológico por la capacidad transformadora del vino base-cava-rosado, durante la toma de espuma, y por su maravilloso *bouquet*. Una tradición que no ha cambiado con la incorporación de las variedades chardonnay y pinot noir, que no llegan al 10 % de la superficie vitícola del cava. Hoy en día se hacen los mejores cavas de la historia y el cava es un producto superior, íntimamente ligado al *ethos* procesal vitícola, y está cada día más vinculado a los propios *terroirs*. Deberíamos agradecer a los dioses la existencia de esta benéfica bebida.

Siguiendo la filosofía del origen, que para progresar en una marca colectiva recomienda la segmentación de la producción, la D. O. Cava ha dado otro paso adelante con la incorporación de una nueva cualificación, la de Cava de Paraje. El Cava de Paraje Calificado (C. P. C.) será la más alta categoría a la que un cava puede aspirar, la gama más *premium* de los cavas. Sus cualidades serán específicas y de una exigencia muy alta: entre otras cosas, para que un cava llegue a ser un C. P. C. será necesario que las viñas estén cualificadas, que de la vinificación se encargue la propia bodega, y la crianza mínima exigible será de más de 36 meses. Esta nueva categoría de cava fue aprobada en 2015 y pretende agrupar aquellos cavas producidos en un paraje cualificado llamado «área menor», que ha de estar homologada especialmente como extraordinaria y singular por sus condiciones edáficas y climatológicas. Se trata de una decisión acertada desde el punto de vista estratégico (futuro), y no solo táctico (el coyuntural de los precios y del día a día). Para alcanzar dicho objetivo, que consiste en lograr el posicionamiento de calidad máxima a largo plazo, es necesario pensar en términos globales, y para ello hay que predecir el desarrollo de los acontecimientos con precisión.

El cava concentra su mayor producción, un 92 %, en el Penedès, pero se elabora también en Alella, Conca de Barberà, Empordà, Requena, Costers del Segre, Aragón, Navarra y La Rioja. El factor común, además del método, es la condición climática y el uso de las variedades mediterráneas: macabeo, garnacha, monastrell, trepat, xarel·lo y parellada. Esta condición climática ya ha sido objeto de un intenso estudio por los científicos. Albert Winkler, que fue catedrático de viticultura en la Universidad de California en Davis y padre de esta especialidad, dice en *General Viticulture*: «Se puede trazar desde Oporto una línea en Europa que va de oeste a este, que la divide en dos regiones vinícolas diferentes y que tiene una importancia fundamental en los tipos de vinos que se elaboran a cada uno de los dos lados». Siguiendo este criterio, en la zona del Mediterráneo podemos encontrar desde Haro y Navarra hasta Aragón y Cataluña.

La condición climática del cava viene marcada por su situación geográfica. Entre Requena (39° 20' 50" N, 01° 20' 50" W), y l'Empordà (42° 15' 01" N, 02° 50' 00" E) se forma un arco abocado al Mediterráneo que recibe las influencias de la masa de aire regional consecuencia del calentamiento del agua en verano. Esta zona va desde el golfo de Valencia al cabo de Creus, y los valles fluviales del Júcar, el Francolí y el Fluvià son conductores de esta condición climática. La propia configuración de este espacio geográfico, que tiene la forma de un arco, acentúa esa condición, que se manifiesta por la biestacionalidad de su clima, el régimen de lluvias en la floración y la vendimia, además de una insolación anual por encima de las 2.700 horas. Pero el cava, resguardado como en el bello poema de John Keats que habla específicamente de los vinos añejos —«en la cava que en la tierra está excavada profundamente»—, puede conservar en la penumbra de esas instalaciones subterráneas la estabilidad de la presión atmosférica, de la humedad y de la temperatura tanto en la fase de la toma de espuma como en la de clarificación y la de crianza. El cava nació en el Mediterráneo, y mediterráneas son las uvas que facilitaron su desarrollo: la garnacha, nacida en Aragón, y que Alonso de Herrera censó en 1511, con una de sus sinonimias (aragonés); la monastrell, una uva de origen griego; la macabeo, también *orientalis*, y las autóctonas parellada y trepat, viníferas relictas, silvestres, domesticadas en la reconquista, al igual que la xarel·lo, surgida en las umbrías más inaccesibles entre Benifassà y Tortosa, que se extendió pronto por Cataluña y Baleares. (Con el nombre de *moll* o *prensal blanc* se conoce a la xarel·lo en Mallorca, pero también se la llama *pansa valenciana*, y *pansa blanca* en Alella.) La región de la D.O. Cava, como otras españolas, acogió como símbolo de modernidad la importación de variedades septentrionales, pero la *performance* de estas uvas alóctonas ha funcionado mejor para la elaboración de vinos base cava que para los tranquilos. Su tipología les obliga a una vendimia fresca, donde la graduación y la potencialidad aromática les favorecen.

La superficie vitícola de la D. O. Cava se basa en una mayoría de variedades autóctonas que se han mantenido con cavista fidelidad. Las hectáreas de las variedades plantadas en 2015 son estas:

Variedad	Hectáreas
Macabeo	11.846,89
Xarel·lo	8.566,34
Parellada	6.815,86
Chardonnay	2.926,07
Subirat parent	78,40
Pinot noir	836,91
Trepat	1.102,64
Garnacha tinta	1.377,30
Monastrell	40,81
Total	**33.591,22**

El cava es un vino que nace como un caldo tranquilo (es decir, sin espuma) y que ha tenido una segunda fermentación en el interior de la botella, y que cuando está ya listo para salir al mercado, puede ser finalmente presentado con diferentes gustos. Todo el mundo sabe que un cava pude ser dulce, semiseco, seco, extra brut, brut o brut nature, dependiendo del contenido en azúcar (gramos por litro), que en la mayor parte de los casos es un azúcar añadido. El azúcar alimentario mezclado con vino se añade al cava después del degüelle (*dégorgement*) durante el siguiente proceso por el cual se añaden a la botella unos pocos centímetros cúbicos del «licor de expedición», al que se le ha añadido azúcar, que contiene factores de endulzamiento propios y que conferirán a cada botella el gusto final. Este proceso se llama «de expedición» en el argot profesional cavista, pues se lleva a cabo justo antes de expedir el cava al mercado; por este motivo, a la cantidad añadida de vino o cava también se la llama precisamente «licor de expedición». Por supuesto, se trata de procesos que están codificados: a cada tipo se le puede añadir una cantidad máxima de azúcar. Esta codificación es igual para todos los vinos espumosos de la Unión Europea que han sido fermentados en botella por el método tradicional (espumoso, champán, cava). En la etiqueta, cuando vemos la mención de seco, brut o semi, nos informan del gusto que tendrá. En la siguiente escala de los tipos podemos ver y conocer esa codificación (muy parecida a la que vimos en el capítulo 8 para el champán):

Tipo	Cantidad (g/l)
Brut nature	0-3
Extra brut	0-6
Brut	0-12
Extra seco	12-17
Seco	17-32
Semiseco	32-50
Dulce	>50

Como cualquier vino, el cava también puede ser sometido a una crianza. Es más, como vino que tiene burbujas, que son la espuma natural de su fermentación, y que además tiene unas lías (resto de la transformación) que todavía se quedan mucho tiempo en la botella, el cava mejora con la crianza; dicho de otro modo, es el tiempo que el cava pasa a lo largo de esta fase de vino, espuma y sedimentos, antes de la fase de degüelle. El cava también se califica en diversas categorías según el tiempo que esté la botella en la cava antes de su expedición; así pues, el cava con indicativo de reserva ha de tener un mínimo de 15 meses en la tranquilidad y penumbra de la cava, mientras que el gran reserva ha de tener como mínimo

30 meses de crianza en la cava. Este es el tiempo mínimo que exige la norma para su calificación; no obstante, cada casa cavista puede darle más tiempo, por supuesto. Lo que se lee en la etiqueta significa que se cumplen los mínimos que exige el Consejo Regulador de la D. O. Cava, que garantiza estos mínimos. El cava del año es el que cumple la exigencia mínima del proceso. Para ser calificado como cava, debe transcurrir un mínimo de 9 meses entre el momento que se llena la botella con el vino base para hacer cava, es decir, un vino tranquilo seco, sin espuma, al que en ese momento inicial también se le añaden azúcar y levaduras. La botella se tapona y se baja a la cava, donde ese vino base tendrá que hacer su segunda fermentación, en la botella. Al final de este proceso se habrá convertido en un vino naturalmente espumoso, en un cava. Al proceso inicial de llenado de la botella de vino tranquilo más azúcar y levaduras, que pone en marcha el método del cava, se le denomina tiraje (de «tirar» las botellas a la cava subterránea).

El cava, una maravillosa bebida que, en su proceso histórico, se ha ido definiendo y perfeccionando de manera continua, es el vino español que se exporta en mayor cantidad y gracias al cual se conoce a Cataluña y España en muchos lugares del mundo; su evolución y progreso han trazado una espiral de crecimiento cualitativo.

La calidad y la definición del cava (que mejoran con el paso del tiempo), la relación con el patrimonio vitícola y su estructura de masía, junto al territorio vitícola, han hecho avanzar y progresar al cava hacia su propio estilo definición. Una «evolución creativa», como diría el gran intelectual francés y premio Nobel Henri Bergson, hacia una definición que lo convierte en uno de los grandes vinos del mundo.

CRONOLOGÍA DEL CAVA

1872   Josep Raventós pone en marcha las primeras elaboraciones de botellas de cava de forma estable y continuada en su hacienda vitícola del Penedès, Can Codorníu.

1874	Publicación del libro de Luis Justo y Villanueva *Laboratori quimich del pagés*.
1887	Llegada de los primeros problemas de filoxera al Penedès.
1892	El 90 % del viñedo del Penedès queda destruido por la filoxera.
1900	Se comercializan ya 400.000 botellas anuales de cava.
1914-1918	Primera Guerra Mundial.
1920	Se comercializan 1.000.000 de botellas anuales.
1931	Proclamación de la Segunda República española.
1931	Aprobación de la primera constitución vinícola europea, el Estatuto de la Viña y el Vino español de la Segunda República.
1932	Creación de las primeras diecisiete denominaciones de origen españolas.
1936-1939	Guerra Civil española.
1939	Inicio de la Segunda Guerra Mundial.
1940-1944	Ocupación alemana de Francia.
1940-1957	España, los años sombríos. Posguerra y autarquía.
1966	El Ministerio de Agricultura aprueba la Reglamentación de los Vinos Espumosos y Gasificados. Reconocimiento legal de la palabra *cava*, para que la usen los que elaboren por el *méthode champenoise*.
1972	Nuevo Estatuto de la Viña y el Vino, que sustituye y actualiza en parte el de 1931. Protección legal de la palabra «cava» y delimitación de su uso.
1978	Constitución española. Régimen democrático.
1982	Freixenet crea la vinería Gloria Ferrer en California.
1983	Las ventas del cava superan los 100 millones de botellas anuales.
1985	Gran éxito del cava catalán en Estados Unidos.
1986	Ingreso de España en la CEE. Creación de la Región Cava, un área delimitada y exclusiva para la producción de cava histórica.
1989	La Unión Europea reconoce la denominación Cava como un VECPRD.

1991   Aprobación del Reglamento del Cava y de la creación de su consejo regulador, con sede en Vilafranca del Penedès. Codorníu crea su vinería Artesa, en California.

1994   Sustitución de la mención *méthode champenoise* por la de *método tradicional*, por exigencia de los elaboradores de la Champaña.

1999   Las ventas de cava en Estados Unidos alcanzan más de 14 millones de botellas. Por vez primera las ventas del cava superan con creces los 200 millones de botellas (230 millones).

2001   Evolución cualitativa de los consumidores en su aprecio por el cava; por primera vez, los brut y brut nature superan en ventas a los secos, semisecos y dulces (51 % frente a 49 %).

2003   Nueva Ley de la Viña y el Vino. Reconocimiento de que la denominación Cava tenga, a todos los efectos, la consideración de una D. O. y queda consolidada como tal.

2007   Se alcanza la cifra de 273 empresas inscritas en la D. O. Cava.

2010   Nueva cifra récord en la historia del cava, cuyas ventas alcanzan los 244,8 millones de botellas anuales.

2015   Las cifras de venta del cava en Estados Unidos superan los 19,79 millones de botellas.

2016   Nuevo reglamento de la D. O. Cava, con el que se inicia el reconocimiento del Cava de Paraje.

13

LA GLORIA DE FRANCIA

Francia es el país vinícola más importante del mundo. Lo es por su producción de grandes vinos: champán, burdeos y borgoña. Lo es porque Francia produce y vende casi 1.500 millones de botellas cada año. Pero lo es, sobre todo, porque en este país el vino es un sentir «cultural, nacional» que forma parte de la cultura cotidiana, y porque el vino no es un objeto, sino un sujeto más de la república de ciudadanos que es Francia. Es un sujeto activo y bien activo. Los colonizadores, administradores y soldados de Francia que han ido por el mundo construyendo su imperio a lo largo de los siglos siempre exigieron tener vino a su disposición. La falta de vino fue la causa más común de la «huelga militar», como lo llamaban las tropas galas en el exterior. Francia llevó su cultura y su administración al norte de África y al Líbano, y generó una influencia por imitación en la Palestina judía durante gran parte del siglo XIX.

Francia ha ejercido una influencia enriquecedora en estos países y en su cultura y su economía gracias a esta actitud. Argelia pasó de no tener viñedos a ser uno de los más grandes exportadores mundiales de vino; incluso llegó a ser el mayor del mundo durante la década de 1950. Esta influencia también ha tenido mucho peso cultural: una de las primeras Appellations d'Origine Contrôlée (A. O. C.) mundiales de moscatel fue la A. O. C. Muscat de Tunisie en 1945, lo cual tiene más valor si recordamos los duros y terribles años de la posguerra mundial. Esta denominación de origen del buen moscatel de Alejandría, hacedora de un *vin doux de muscat*, es más antigua que otras del Languedoc y la Provenza en la metrópoli. Francia generó cosas similares en países muy diversos en cuanto a etnología, religión y cultura. Las poblaciones de Líbano e Israel, independientemente de sus religiones, son semitas occidentales y los árabes son semitas orientales. Francia fue capaz de desarrollar este espíritu cultural y político del vino en sociedades muy complejas y muy diversas, con religiones incluso contrarias a esta cultura. A pesar de la prohibición coránica de tomar bebidas alcohólicas, también ahí esa influencia tuvo una gran repercusión.

Por otro lado, la viña y el vino nunca han estado lejos en el imaginario de estas tierras. La herencia de romanos, fenicios y griegos es bien visible en el patrimonio arquitectónico y en la toponimia: Medea, Thalassa, Romani..., lugares y villas cuyo origen etimológico es griego o romano. El retorno de la viña y el vino al Magreb se debió a la colonización francesa. Fueron peones musulmanes los que trabajaron la viña en las bodegas de los colonos galos, españoles e italianos que estuvieron allí hasta la década de 1960. Yo tengo un buen recuerdo profesional y humano de un musulmán del Atlas marroquí, Mohamed, que trabajó en una bodega de Requena que yo dirigí entre 2004 y 2008. Era una buena bodega, con modernas instalaciones, una casa modernista rural valenciana del XIX de gran valor y belleza, buenas viñas y excelentes vinos. El propietario lo había contratado y traído legal y dignamente. Mohamed era el casero y el capataz de la bodega. Era un buen musulmán: rezaba sus oraciones, cumplía los ayunos y era solidario con los suyos, como mandan los preceptos coránicos. Llevaba la bodega a las órdenes del enólogo, con gran profesionalidad y capacidad técnica, pues era culto e inteligente. Prensaba las uvas, vinificaba los mostos, llenaba las barricas, hacía análisis..., pero no bebía vino, jamás se interesó por hacerlo; era un buen musulmán y su religión se lo prohibía. Además, era un buen viticultor; él mismo podaba y vendimiaba las cepas viejas de bobal plantadas en el cerrito que rodeaba la bodega. Pero no bebía vino. Es evidente que, además de ser un buen y leal empleado, honrado y profesional, gozaba de la confianza y la satisfacción de la propiedad y la dirección de la empresa. Mohamed era una persona a quien la viña no le era lejana, formaba parte de su imaginario cultural. Como digo, era un buen musulmán, pero no árabe, ya que pertenecía a una de las más antiguas etnias del Magreb, y de hecho procedía de una tierra que había tenido viñas desde la Edad del Bronce.

En Marruecos, desde su independencia en 1956, el Ministerio de Agricultura instauró un sistema de denominaciones de origen, las Appellations d'Origine Garantie (A. O. G.), influido por el sistema cultural y comercial francés de ordenación del vino, y que continuaba la primera delimitación que Francia hizo en 1934, solo veintitrés años después de que a ese país le fuera asignada esta parte del Reino de Marruecos como protectorado colonial. Ya entonces se crearon unos reglamentos y una clasificación de vinos. El poeta Abdul 'Ala Al-Ma'arri decía que los habitantes de la Tierra se dividen en dos: «Los que tienen cerebro pero no religión, y los que tienen religión pero no cerebro».

En esto consiste el valor civilizador francés aplicado a la cultura cotidiana. La esencia de este valor lo identifica enseguida quien conoce el gran valor de la lengua y la literatura francesas. Es su cultura aplicada. Es la cultura como valor estructural. Esta cultura y su ciencia aplicada a las funciones de la agricultura se suman al trabajo de ordenación del territorio para crear unas costumbres y estructuras que suponen el respeto desde la cosa pública (desde la *Res publica*, la república) de la vida y la economía de *l'homme des champs*. Son numerosos los tratados de *la maison rustique* durante los siglos XVI al XIX, y esta *maison* es heredera de la *villa rustica* romana. ¿Les suena? Y al igual que su ciencia, desde Lavoisier hasta Ladrey y Pasteur, ha tenido una influencia muy positiva en el desarrollo de la agricultura y la alimentación francesas, que alcanza su máxima expresión en el negocio del vino y la gastronomía. *Gastronomie* y *enologie* son dos neologismos creados a partir de estos valores después de la Revolución francesa, hace poco más de doscientos años. Es la gloria de Francia, como yo la llamo, y su *élan* creó una vocación que condujo a ordenar el territorio, calificar la producción para realizar su valor y crear la cultura de su negocio y su consumo en países tan distintos como Marruecos, Argelia, Túnez, Israel y el Líbano.

Esta vocación fue recogida también por Theodor Herzl, el creador del sionismo político, en su libro *Der Judenstaat* (1896). En *El Estado judío* dice que los comerciantes se podrán volver agricultores y que se fomentará «el cultivo por cuenta propia de sus parcelas». Con esto estaba aplicando una teoría influida por el modelo agrícola francés surgido después de la revolución de la Comuna.

Las creencias antiguas en todos estos países respondieron bien a esta influencia francesa, que en cierto modo prolongaba algunas prácticas ancestrales de esos territorios. Algo que ya se encontraba en la mitología de esos pueblos, como señala el historiador Martiniano Roncaglia en su obra *In the Footsteps of Jesus, the Messiah, in Phoenicia/Lebanon*, donde cuenta que las bodas de Caná, donde se convirtió el agua en vino, se celebraron en la ciudad libanesa de Kafr Kanna, actualmente en Galilea.

En el norte de África, la invasión musulmana de los siglos VII-VIII, como ha señalado el historiador francés Lucien Febvre, encontró más resistencia que en Hispania, y por ello se necesitaron décadas para conquistar la zona. Ese espíritu, que se refleja en la lengua y la filosofía, permaneció en forma de mixtura histórica de las culturas antiguas romanizadas y las culturas llegadas más tarde de la mano de los bárbaros al norte de África. El vino, después de que se arrancaran las viñas en el siglo VIII, pervivió sin embargo en el Magreb y en el Rif, siguió formando parte de la fantasía colectiva. Muestra de ello es el que tal vez sea el mejor canto al vino que conozco, el que escribió el poeta bereber Ibn al-Farid, en un poema del siglo XIII:

> El vino es una limpidez que no tiene el aire,
> una fluidez que no tiene el agua.
> Es una luz sin fuego,
> un espíritu sin cuerpo.

MARRUECOS, EL ATLAS DEL VINO

Situado en una posición estratégica a caballo de la cordillera del Atlas, el peñón de Gibraltar, el Atlántico y el Mediterráneo, y con influencia climática múltiple (continental, atlántica y mediterránea), Marruecos resultó ser un sitio adecuado para la vid cuando los fenicios plantaron allí sus esquejes en el siglo IV a. C. Los romanos organizaron, al igual que en Iberia y la Galia, el territorio productivo, el *ager*. Con la llegada del islam, la viticultura de vinificación desapareció y el destino de las viñas era producir tan solo uva de mesa, especialmente la moscatel, que en Marruecos se conocía como zibibbo.

En los primeros años del siglo XX se asentaron en Marruecos numerosos colonos procedentes de Francia, y en 1912 se estableció —por acuerdos internacionales entre las grandes potencias— el Protectorado francés de Marruecos. Esto produjo un nuevo impulso en todo el país. Francia organizó la economía, la agricultura y el comercio mediante fórmulas que suponían una síntesis de su propia cultura con el espíritu comercial musulmán y su sentido de responsabilidad social para la *umma* (comunidad). Con el Protectorado hubo una tolerancia respecto al vino y la expansión vitícola fue tan importante que llegó a tener en producción 80.000 hectáreas.

Las regiones vinícolas se establecieron de forma que relacionaban bastante bien la historia moderna con la antigua. En la franja mediterránea está la Berkan; en la costa atlántica están Souk el Tleta, Sidi Slimane, Bouznika, Ben Slimane y Boulaouane, y en el Atlas, las interesantes Fez, Mequinez, Tiflet y la reveladora Romani. A partir de ahí los procesos históricos han producido un carrusel de avances y retrocesos. En muchas épocas ha predominado el interés por mantener la tolerancia hacia este sector, beneficioso por sus exportaciones y por la posibilidad de ofrecer al sector turístico una vinicultura singular que se ha sabido vincular a su particular gastronomía. La emigración de los viticultores franceses después de la independencia —muchos de ellos se fueron al Languedoc, Córcega y la Provenza— significó un abandono de la viticultura.

Muchas de las parcelas donde se había plantado la viña estaban en llanuras calurosas, pero las mejores cepas y los vinos más interesantes se encontraban en los piedemontes y en las cotas intermedias de las sierras; incluso hay algunos viñedos a 1.200 metros de cota. Tanto los suelos como los climas son diversos; en la zona mediterránea el suelo es calcáreo, como en tantas otras zonas ribereñas de las costas del Mediterráneo occidental; en las zonas encaradas al Atlántico las tierras son aluvionarias, y en la fabulosa Mequinez son arenosos. La viticultura marroquí, con esta doble influencia climática, es rica e interesante. Su aspecto es muy parecido al de los viñedos del Languedoc, Provenza y Córcega. Sus variedades son también similares y pertenecen al panel de variedades de la Francia meridional, que son, por otra parte, las de mayor antigüedad. De aquellas 80.000 hectáreas en producción de la década de 1950 quedan en 2016 poco más 21.000 hectáreas. La zona de mayor producción es la de Mequinez-Fez, con 450.000 hectolitros. Casi medio centenar de bodegas elaboran vinos, y dos terceras partes son cooperativas que tienen participación del Estado.

Un tipo de vinos singular es el rosado de Boulaouane, un vino gris elaborado con uvas tintas casablanca y marrakech. El tinto de Guerrouane es quizá el más famoso de todos; su color es un rojo de subido brillo, y tiene aromas especiados y sabor a frutos rojos. De Mequinez es el interesante *premier cru* Les Coteaux de l'Atlas, un *coupage* de syrah, cabernet sauvignon y merlot cultivadas en altas cotas de la cordillera del Atlas; es un vino de montaña bien soleado, con influencia de las nubes y los vientos atlánticos y elaborado por las bodegas Château Roslane. Marruecos es además un país que elabora singularidades, como los vinos «bereber» y «judío». El Zénat es un excelente tinto de la zona Ben Slimane, situada entre Rabat y Casablanca, elaborado por el Château Béni-Amar, nombre que les sonará a los valencianos (un barrio marítimo de excelente playa se llamaba Benimar); esto es así porque los musulmanes que llegaron en el siglo VIII al País Valenciano no eran árabes, sino bereberes. En esta región de Ben Slimane se producen tintos bien vivos, intensos de aroma y brillantes de color, y de un sabor muy agradable. El Rabbi Jacob es un vino *kosher*, natural y de gran pureza, muy afrutado y de *bouquet* delicioso, que ha sido elaborado para la minoría hebrea de Marruecos, cuyo origen remoto está en la expulsión de los judíos ordenada por el emperador Adriano, que se asentaron en Fez y Rabat; lo mismo ocurrió con los judíos de la diáspora de Sefarad, que se produjo cuando los Reyes Católicos los expulsaron de España.

Un pequeño país vinícola como Marruecos, situado entre el Atlas y el estrecho de Gibraltar y con influencia de dos mares, tiene un potencial muy grande reconocido por todos, pero que todavía necesita ser llevado a la realidad.

ARGELIA, *PIEDS-NOIRS* Y *VINS ROUGES*

De todos los países del Magreb, Argelia fue el que más sufrió en su viticultura las consecuencias de la independencia de la metrópoli: de las 400.000 hectáreas —casi la mitad de la extensión del viñedo español— y los 20 millones de hectolitros, se pasó a 50.000 hectáreas y los 200.000 hectolitros (cifras de la década de 1990). No solo tuvo que ver con el regreso de los colonos franceses a la metrópoli (dos millones en 1962), también fue crucial una decisión del gobierno revolucionario que, debido a la huella dejada en todo el país por la guerra, cortó el suministro de vinos a Francia, que era su primer cliente. Argelia, por otra parte, es el país que fue colonia de Francia durante más tiempo (1830-1962). Dos millones de franceses y un número muy importante de españoles (especialmente de Alicante y de La Marina, que fueron a Argelia a buscar trabajo y que ya habían ido allí a partir de 1830) formaron parte de ese país, y la viticultura era una de sus principales actividades. Argelia perdió parte de este patrimonio, pero ahora se inicia una franca recuperación. Como en los otros países musulmanes del Magreb, el vino está prohibido por la religión; además, los pueblos de ascendencia árabe no son aficionados a esta bebida. Con todo, las viñas de los hacendados vinícolas franceses en Argelia fueron cultivadas por gente del país, por argelinos musulmanes, en fechas que se remontan al segundo decenio del siglo xx.

Hubo en el siglo xix dos clases de emigraciones de agricultores alicantinos. Por una parte, la emigración de *oroneta* (golondrina), que era temporal (de ida y vuelta), pues era gente que marchaba en febrero para la poda de las viñas, continuaba trabajando en Argelia para la *esporga* de oliveras, la poda de almendros y otros trabajos en la viña, seguían con la vendimia y acababan con la recolección de la aceituna. Por otra, la emigración de asentamiento, y como era una población en su mayor parte del mundo rural del campo del País Valenciano, se instalaron en Argelia. Algunos lo hacían para trabajar en las grandes haciendas europeas, las *ferma*, según el lenguaje *pied-noir*: fincas agrícolas, algunas de grandes dimensiones que podían llegar a 1.000 hectáreas. Pero también hubo entre ellos hacendados y especialistas en muchos oficios necesarios, como boteros, herreros, carpinteros, heladeros, taberneros o peluqueros. Argelia fue un emporio económico en el xix y eso se debió en gran parte a su riqueza agraria, un potencial que los franceses ordenaron e impulsaron.

Las variedades plantadas desde el siglo xix fueron una reproducción del panel vitícola francés; un *cépage* que se amplió cuando, entre 1863 y 1870, la filoxera se extendió por toda Francia y destruyó los viñedos. A partir de 1865, Argelia aumentó mucho la zona de viñedos y atrajo a viticultores de todas las regiones francesas. Por esta razón se plantaron entonces muchas variedades. Del Beaujolais llegó la gamay; de Burdeos llegaron la cinsault, la cabernet y sus hermanas girondinas, y del Languedoc, la aramon, la carignan y la grenache; procedente de Alicante llegó la monastrell, y de La Marina, la giró (variedad del clan de las garnachas). Argelia tiene dos distritos vinícolas, Argel y Orán. Siguiendo el modelo francés, se creó la Office National de Commercialisation des Produits Vitivinicoles (ONCV), que, como otros institutos similares (INAO de Francia, INCAVI de Cataluña o ITASCyL de Castilla y

León), ordena el territorio, clasifica la producción y regula el vino. El organismo argelino es una entidad privada sujeta al derecho público y sobre todo sirve para contingentar la comercialización del vino argelino. De este organismo dependen en este aspecto las denominaciones de origen argelinas, las Appellations d'Origine Garantie (A. O. G.), que son las siguientes: Aïn-Bessem-Bouira, Côteaux du Zaccar y Médéa en el distrito de Argel, y Côteaux de Mascara, Côteaux de Tlemcen, Dahra y Monts du Tessalah en el distrito de Orán.

Argelia fue famosa por sus vinos tintos, llenos de color y con buena graduación, muy apreciados en el comercio internacional de graneles por su estabilidad enológica. En la década de 1970, después de la independencia, aún eran buscados y cotizados, lo cual es natural, pues entre sus variedades —monastrell, garnacha, mourvedre, alicante-bouchet y alicante— está localizada la mayor concentración de material colorante de las uvas (antocianos), y el sol mediterráneo de Argelia hace el resto. La mayor parte de la producción está en manos de cooperativas participadas por el Estado. La decadencia de su industria vinícola llevó al gobierno argelino a relanzar la plantación, pues en la década de 1980 fue reduciéndose debido a la falta de la demanda interna y a la pérdida de sus mercados tradicionales del granel, y a unas infraestructuras atrasadas. Hoy en día quedan solo 20.000 hectáreas de viñas en el que fuera el primer país vinícola de África. No obstante, los tintos son en verdad buenos. El progreso de la vinificación le debe mucho a la enóloga Anissa Djani, bereber y formada enológicamente en Francia (Burdeos), que con su Cuvée Monica de la excelente zona de Medea ha hecho un carignan de maceración carbónica que después pasa 18 meses en barrica de roble francés. Se trata de una enología *mix* de alta inteligencia y concepción, sobre todo de cultura enológica. La maceración carbónica no suele funcionar bien en barrica, a no ser que se disponga de gran conocimiento y cultura, además de técnica. Anissa Djani los posee todos. Gracias a ella y su trabajo se ha producido la última expansión de viñas en Argelia, que ha superado otra vez las 20.000 hectáreas. Otros vinos clásicos argelinos son el Cuvée du Président, un *coupage* estilo Côtes du Rhone, que resulta franco, especiado y aromático, con una presentación increíblemente bella, clásica y árabe; el famoso Koutoubia (grenache, cinsault y alicante... ¡Ahí es nada!) de Côteaux de Mascara, excelente y conocida zona desde la época colonial, situada al sudeste de Orán; así como el Château Romain, un tinto especiado, típico argelino.

Argelia fue un importante país vinícola y ahora está en fase de recuperación. La viña y el vino llegaron, como en el resto del norte de África, desde la antigüedad, gracias a fenicios y griegos. Los romanos ordenaron su territorio, y allí nació san Agustín, en lo que entonces era la provincia romana de Numidia, en la población actualmente conocida como Souk Ahras, la antigua ciudad de Tagaste. Los siguientes pueblos vertieron allí su ser, y los europeos del siglo XIX y de gran parte del XX enriquecieron la tierra. Hay viñedos que tienen junto a ellos barracas de piedra viva (piedra seca), otra huella de las antiguas culturas mediterráneas. Ya es hora de que la viña vuelva a extenderse en esa tierra.

TÚNEZ, LA DIOSA DEL VINO

La ciudad de Cartago, a 17 kilómetros de la actual ciudad de Túnez, estaba situada en la costa, muy cerca del cabo Bon y a un paso de Sicilia, de la que la separan solamente 145 kilómetros. Fue fundada por Dido de Tiro, hija del rey de esta ciudad de Fenicia, en el siglo IX a. C. La llamó Ciudad Nueva, en su idioma Qart Hadasht, que los griegos transformaron en Karchedon y los romanos en Cartago. Como ha señalado Edward Hyams en su libro *Dionysus: A Social History of the Wine Vine*, la influencia fenicia se extendió por medio de la red de ciudades púnicas y enclaves comerciales por todo el norte de África y desde allí también al sudeste de la Península Ibérica. La vid llegó con los fenicios de Tiro, al igual que ocurrió en otras partes del Mediterráneo, y pronto floreció en la zona una importante actividad agraria. En Cartago nació y vivió Magón, un sabio que en el siglo II a. C. escribió un tratado de agricultura que ya mencionaba cada uno de los procesos de la viticultura: poda, laboreo y vendimia.

De todos los países del norte de África que vivieron bajo la administración francesa, Túnez fue el que menos sufrió vinícolamente la llegada de la independencia y su desconexión con la metrópoli. La antigüedad de su estructura social favoreció que ocurriera así. La viticultura se desarrolló en Túnez siguiendo el modelo francés, del que ha quedado un activo importante, con jerarquía de *crus* incluida. Túnez tiene su propia organización creada según el modelo del INAO, la Office du vin tunisien.

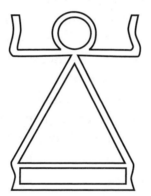

Representación estilizada de Tanit, diosa púnica,
frecuente en las estelas cartaginesas.

En el siglo VII, con la llegada de los árabes, este territorio se islamizó, pero su arabización fue escasa. Además de la típica estructura social del islam (árabes, mozárabes y muladíes), estaba presente una numerosa población de bereberes y bizantinos, y permanecían fortísimas las huellas de la romanización. En el siglo X, los bereberes consiguieron constituirse en estado libre e independizarse, bajo el gobierno de una dinastía propia, los Ziríes. Túnez recibió también la influencia de la Corona de Aragón, que conquistó allí varias plazas en el siglo XIV, y la influencia de España en el siglo XVI.

Todo esto duró hasta que los turcos la conquistaron en los tiempos de la batalla de Lepanto. Quizá por todo ello y a pesar de que los otomanos erradicaron la viña para vino, y por ser una buena sociedad musulmana pero poco arabizada, Túnez tiene hoy más hectáreas de viñedos que Argelia o Marruecos a pesar de ser un país pequeño, con solo el 20 % de la superficie de Marruecos y el 10 % de la de Argelia. En la actualidad se cultivan en Túnez 25.000 hectáreas, de las que se vinifican 300.000 hectolitros. Aun así, una parte de la uva también se destina al consumo de mesa. La mayor cantidad de viñedos se concentra en la zona de Gombralia y en el triángulo Túnez-Mateur-Bordj Toum, no muy lejos de la capital. Esta situación les permite combinar el clima mediterráneo con el continental que tienen estos viñedos a su espalda, del que los protegen las sierras y montes del Atlas oriental, que los salvan de padecer los fuertes vientos saharianos. No obstante, la condición climática influye en los tintos y hace que sean concentrados y alcohólicos, además de especiados. Por ello y por haber introducido variedades de maduración rápida y rápida oxidación, como la alicante-bouchet, necesitaron compensar su presencia en los vinos con otras variedades de ciclo más largo como la monastrell (en tintos) y con las blancas merseguera y pedro ximénez, llevadas de España, y la nocera, de la vecina Italia.

Las más destacadas A. O. C., por la calidad de sus vinos, son: Grand Cru Mornag, Côteaux de Tébourba, Sidi Salem, Thibar y Côteaux d'Utique. Las vinificaciones son profesionales y técnicamente muy buenas. Sus enólogos se han formado mayoritariamente en una de las mejores escuelas del mundo, la de Montpellier. El tinto Château Khanguet es una buena muestra de uno de los excelentes *crus* tunecinos; es de la A. O. C Sidi Salem y está hecho con carignan, cinsault, alicante-bouchet, mourvedre y syrah; su cuerpo y aroma evocan un Túnez orientalista y mediterráneo, con esa mezcla entre glicerina y especia que lo hacen tan glamuroso. Lo mismo para el Château Mornag, que conozco bien pues la bodega suiza en la que trabajé era su importadora para ese país, donde es muy apreciado, al igual que en Alemania. Estos dos países centroeuropeos son sus principales clientes, quizá porque allí, tan al norte, se percibe bien ese mundo oriental soleado y mediterráneo con el que te encuentras en cada botella.

EL LÍBANO, BELLEZA EN LAS VIÑAS

La antigua Fenicia fue el lugar donde se hicieron los primeros vinos del Levante mediterráneo. Del puerto de la ciudad-estado de Tiro partieron los fenicios que acabarían fundando Cartago. Patrick E. McGovern, en el capítulo 8 (subtítulo «The Fine Wines of Aram and Phoenicia») de *Ancient Wine*, dice: «La estrecha franja de tierra que se extiende a lo largo de la costa mediterránea desde el sur del monte Carmelo hasta el norte de la ciudad siria de Latakia, cerca de la excavación francesa de Ugarit (Ras Shamara), es conocida por los autores clásicos como Phoenicia. Las ciudades-estado de Dor, Tiro, Sarepta, Sidón, Beritos (moderna Beirut), Biblos, Trípoli y Arad abrazan la costa. En sus bien protegidos puertos, los barcos fenicios cargaban sus famosos tejidos, su tinte púrpura y otras mercancías, y las transportaban hacia Egipto, Grecia y las islas occidentales del Atlántico, adonde llegaban sus naves cruzando las columnas de Hércules, para seguir rumbo norte hasta Cornualles y rumbo sur por las costas occidentales de África. Estos mismos navegantes fueron los responsables de la transmisión del alfabeto, de nuevas artes y tecnologías, y de la ideología del vino». Fenicia recibió la viticultura y la vinicultura en una era temprana. Se han encontrado vasijas y vestigios vinícolas del 2800 a. C., y la Biblia cita con admiración los buenos vinos producidos en Biblos, Sidón y Sarepta (al norte de Tiro).

En el valle de la Bekaa, llamado por los romanos «el granero de Roma», se encuentra una de las maravillas del mundo. Situado en Baalbek, una ciudad fenicio-romana, el templo de Baco es enorme, magnífico, tan impresionante como la Acrópolis de Atenas y mejor conservado; es un templo erigido en nombre del dios del vino y, naturalmente, en un valle privilegiado para la viticultura y el vino.

Tintos como el Château Kefraya, tan excelente como el Château Petrus, y en ocasiones tan caro, muestran la felicidad de la decisión de los antiguos romanos al levantar este templo. Lo recuerdo como si fuese ayer, y hace más de veintiséis años que caté por primera vez el Château Kefraya. Fue cenando con mi maestro y amigo Zino Davidoff, en el *restaurant* Lyon d'Or de Montreaux, a orillas del lago Leman, y con una vista incomparable en una noche de verano que parecía un sueño. Después de elegir la cena, Zino me pidió que le dejase elegir el vino. Yo no podía negarme, era un hombre de cultura exquisita y un intelectual con vivencias como para llenar tres vidas. Eligió, como digo, el Château Kefraya Reserva. Fue una idea acertadísima, porque aquel vino estaba fragante, equilibrado, balsámico, muy bien integrada la fruta con la madera. Y entonces me dijo: «Tú que amas tanto la historia y el vino, y que has hecho un trabajo sobre la syrah y su origen, debes ir al Líbano y visitar el valle de la Bekaa. Conocerás las viñas de ese país, y viendo sus pámpanos moviéndose al viento de las montañas sabrás que ya no habrá para ti ninguna experiencia más sublime».

Líbano está situado en el oriente del Mediterráneo, entre Siria, Israel y el mar. Tiene una superficie de 10.400 kilómetros cuadrados, similar a la de la provincia de Valencia. Es una fachada marítima sobre el mar y su transpaís. Entre el mar y la cordillera del Antilíbano, se eleva a unos 30 kilómetros de la costa una pequeña sierra prelitoral que va de norte a sur en paralelo al mar. Entre esta y las montañas del Antilíbano se extienden unos maravillosos valles vitícolas. Al norte de Beirut están los buenísimos *terroirs* de Batroun y Koura, con viñas a 900 metros sobre el nivel del mar, en el valle de Qadisha. Entre esos montes y la cordillera se encuentra el famoso valle de la Bekaa. La cordillera del Antilíbano está a unos 120 kilómetros de la costa. Es el país de los cedros, un hermoso paisaje que hace del interior del Líbano un territorio tan bello como el de la costa mediterránea occidental. Su climatología es mediterránea, influida por una condición continental producida por las cordilleras de Anatolia, por los montes Taurus y por las altas tierras del Araxes. Los veranos son secos y calurosos durante el día, y el salto térmico nocturno es grande, pues las noches son frías. Este fenómeno es una de las causas de la maravillosa frescura de sus vinos. Y esa frescura, combinada con la fragosidad de las características mediterráneas de algunas de sus uvas, produce uno de los mejores tintos del mundo. En la Bekaa hay meses en los que las precipitaciones son nulas. Tienen 300 días de sol al año. El Mediterráneo genera una beneficiosa influencia, pues modera la condición climática cálida. En las cotas altas de las sierras, el clima es frío. La vendimia se inicia a finales de septiembre.

La agricultura, sobre todo frutales y viñedos, y tabacos, así como la ganadería, la sericultura y el turismo son sus principales riquezas económicas. La República del Líbano tiene cuatro millones de habitantes, la mayoría cristianos maronitas, pero también hay drusos, musulmanes, árabes cristianos y judíos, hasta un total de dieciséis confesiones distintas. El equilibrio interétnico e interreligioso es imprescindible para el bienestar del país.

La actual superficie vitícola es de apenas 2.000 hectáreas de viñedos para vinificación; sumando las que se dedican a la uva para fruta de mesa y para hacer el licor Arak, pueden llegar hasta las 15.000 hectáreas. La cultura enológica del Líbano y sus vinificaciones actuales son claramente francesas, y esto se debe a la influencia que tuvo Francia tanto en el renacimiento de la viña y el vino en el Líbano como por la época de administración francesa que vivió el país después de la Primera Guerra Mundial. La misma influencia se nota en sus modelos de dominios vinícolas y en la organización de sus *terroirs*. Una parte de la viticultura del Líbano es de montaña. Batroun tiene viñedos desde los 400 hasta los 1.300 metros de cota. Chouf, donde se elabora el famoso Barouk Reserva, cultiva viñas desde 800 hasta 1.000 metros de cota; la Bekaa oriental tiene sus viñedos a 1.000 metros y las viñas de Jezinne se cultivan desde los 600 hasta los 1.300 metros de altitud. Es, por lo tanto, una viticultura de montaña en el interior bello y natural de un hermoso país.

El Líbano produce ocho millones de botellas al año, con un rendimiento medio por hectárea de 5.000 kilos. Los suelos de los

viñedos son diversos: los hay de creta, calcáreos, pedregosos...,
pero además abunda la piedra basáltica en muchos de los *terroirs*;
también son arcillosos en las plateas, y de grava en las partes más
bajas de las riberas fluviales. Hasta la llegada del islam en el siglo
VII, los vinos del Líbano gozaron de gran comercio y prestigio en el
mundo mediterráneo. Después del siglo IX, el islam se fosilizó y el
vino fue erradicado. A las minorías cristiana y judía solo se les permitió hacer una elaboración residual para sus usos litúrgicos. Durante las cruzadas el vino volvió al Líbano. Los caballeros de San
Juan del Hospital elaboraron vino en el Krak de los Caballeros, situado en la llanura siria de Homs, en los siglos XI y XII.

En el siglo XIX comenzó el renacimiento del vino. Algunas bodegas actuales fueron fundadas en la época durante la cual el Imperio otomano abrió sus puertas a la relación con Occidente. De
esa época son Château Ksara (1857) y Château Kefraya (1846),
pero también cuenta con muchas y buenas bodegas aparte de las
citadas: Château Oumsiyat, Château Musar, Domaine des Toure-
lles, Clos de Cana, Château Saint Thomas o el monástico Aydar
(inspirado por dios, hecho por los monjes). Entre la Primera Guerra Mundial y el proceso de la independencia en 1943-1944, el Líbano estuvo bajo gobierno francés. Los soldados, comerciantes y
administradores galos exigían que hubiera vino, ya que para un
francés el vino es un elemento básico de su dieta. Durante ese mandato se crearon bodegas monásticas. Fueron los jesuitas, como
propietarios vinícolas, los que lideraron la plantación de la cabernet sauvignon y la moscatel de Alejandría, una variedad que retor-
naba así a esta tierra después de siglos de ausencia. Estas bodegas,
por presión islámica, fueron vendidas a *négociants* libaneses. El
estilo definición de los vinos del Líbano consiste en la unión del estilo francés y el *terroir* libanés. Posteriormente, la guerra civil en el
Líbano destruyó la viticultura de este país. Antes de la guerra civil,
que duró de 1979 a 1990, con sus diferentes fases de treguas y
combates, había 19.000 hectáreas de viñas. Durante esta horrible
época las cosechas no se pudieron recolectar. Solo Château Musar,
que ha pasado a la historia por esta circunstancia, consiguió vendi-

miar y vinificar (lo hicieron los miembros de la familia Hochar con sus propias manos). Solo en dos añadas no lograron hacer vino. El 25 % de su producción se exporta y el resto se consume en el país.

La excelencia es la característica de los vinos del Líbano. El Château Ksara Blanc de Blancs es uno de los excelentes vinos libaneses. Hecho con chardonnay, sauvignon blanc y semillón, es un vino fresco y con notas maduras a la vez, un fino blanco tan grande como el mejor blanco francés de la Borgoña, el Loira o la Gironda, pero con esa voluptuosidad que solo tienen los blancos del Mediterráneo oriental. Esta bodega tiene un *opus magnum*, su Réserve du Couvent, que hace mención a la creación de este dominio vinícola por los jesuitas en 1857. Los seguidores de Ignacio de Loyola compraron esta propiedad, que había sido una fortaleza de los cruzados. Ahora Ksara cultiva allí cabernet sauvignon, franc y syrah, unas variedades con las que hace este gran vino, criado en barricas de roble francés. Tiene un color rojo rubí brillante; un *bouquet* especiado (vainilla) y frutas maduras, con buenos taninos maduros que redondean el posgusto final. La modernidad de los vinos libaneses se ve en el juvenil rosado Sunset, hecho con syrah y cabernet franc del valle de la Bekaa.

El 14 de octubre de 2014, el periodista Tomás Alcoverro publicó en el diario barcelonés *La Vanguardia* un magnífico reportaje sobre los vinos del Líbano y su reciente vinicultura. Su crónica no es solamente un testimonio pasajero; Alcoverro estaba levantando acta de un testimonio histórico y contaba cómo la sociedad libanesa más democrática y abierta disfrutaba de la feria estival del vino libanés en el hipódromo de Beirut. Muy sabiamente comentaba que, no lejos de allí, estuvo la línea de fractura entre las comunidades musulmana y cristiana durante la guerra civil. Lean este párrafo de su relato: «Como cada año se organiza este certamen inusitado en cualquier otro país árabe en un ambiente de picnic familiar y juvenil. Desenfadadas muchachas con vaqueros acompañadas por novios y amigos se detenían ante las casetas cuyos dependientes les escanciaban vino mientras, en un estrado junto a los pinos, grupos musicales cantaban canciones en inglés, francés y árabe. Este año el festival ha cobrado, en medio de este tiempo de amenazas del terror cada vez más asfixiantes, un aire más festivo. Frecuentado por un público sobre todo cristiano, no deja de ser una peculiaridad del variado estilo de vida libanés». Y como muestra de esta cultura moderna, humanista y liberal está el rosado de Château Kefraya La Rosée du Château, un rosado brillante fresco, afrutado y *fashion*, y el Château Musar cabernet sauvignon, cinsault y garnacha (uno de los mejores tintos del mundo), de una gran finura y exquisitez, criado en roble francés, que es la unión de dos mundos, Burdeos y el Mediterráneo..

El Instituto de Viticultura y Enología libanés, creado a semejanza del INAO francés por el gobierno de la época, fue suspendido por las amenazas de integristas islámicos. No toleraban su existencia y mucho menos su web, que estuvo accesible solo unos pocos días. Y tampoco toleraron la imagen de una pareja en un restaurante de Beirut pidiendo ella el vino y disfrutando los dos de su comida y bebida. Hacer vinos en este entorno requiere de un valor inusitado. No hay nada comparable en este negocio.

LOS VINOS DE ISRAEL

Israel se halla situado en el oriente del Mediterráneo, en el auténtico Levante, en la misma latitud que va desde el extremo sur de *l'arc del Mediterrani* al norte de África. Aquí también la condición climática y la persistencia histórica relacionan la vid y el vino con el pueblo de esta tierra, el pueblo judío, con su *homeland, Eretz Yisrael*. En *Historia del Estado de Israel*, libro comprometido y a la vez crítico de Shlomo Ben Ami y Zvi Medin, se comprende bien esta relación. La neolítica Canaán, la ancestral tierra prometida de Israel, la antigua Judea, la Palestina del emperador Adriano y la medieval Tierra Santa, está situada en el puente que conecta Asia con África y el Mediterráneo con Mesopotamia y Arabia. Es un lugar de paso y de pesadilla estratégica para todos los que han dejado allí su huella; y no solo para naciones, pueblos, imperios, religiones que se han disputado esa tierra, sino también por ser una de las vías de salida para la viticultura caucasiana, y su vía de salida hacia Occidente.

La condición climática es, naturalmente, mediterránea, pero en el interior y en el Néguev se hace dura, distinta, de influencia continental. El rey David eligió para la capital de su reino un lugar que tenía condicionantes que iban más allá de lo climático, más allá de lo mítico, porque añadían un condicionante psicológico y otro místico. Pues, como dijo Benjamin Disraeli, «Jerusalén es la única ciudad del mundo que existe dos veces, una en la tierra y otra en el cielo». Por eso el gran escritor árabe Ka'ab al-Ahbar dice en su *Fadail*: «Un día en Jerusalén es como mil días, un mes es como cinco mil meses y un año, como mil años. Morir allí es como morir en la primera esfera del paraíso». Por este motivo, los interesantes vinos de los montes de Judea son de verdad sagrados. ¿En qué otro sitio de la Tierra puede decirse que su *terroir* es el mismo donde se elaboró el vino del rey David, donde crecían las viñas de las que salió el vino que utilizó Jesús en la última cena? ¿Y de qué otro vino puede decirse que sus viñedos fueron hollados por los sagrados pies? Los vinos de los montes de Judea son vinos definidos, puros, especiados, consistentes y nobles. Y míticos.

Israel tiene una superficie de 22.145 kilómetros cuadrados, muy similar a la superficie del País Valenciano. De norte a sur hay una distancia de 470 kilómetros y, de ancho, 135 kilómetros en su punto más amplio y apenas 50 kilómetros en la parte más estrecha, la que va desde la frontera con Palestina (Cisjordania) hasta el mar. De esta superficie, 5.500 hectáreas se dedican al cultivo de la vid para hacer vino. Las variedades cultivadas son: carignan, syrah, petit syrah, petit verdot, merlot, cabernet franc, argaman, garnacha, pinotage, malbec, french colombard, moscatel de Alejandría, chardonnay, chenin blanc, pinot blanc, muscat canelli, moscatel de Hamburgo... Algunas variedades han incrementado su porcentaje en los últimos años, como la cabernet sauvignon y la merlot, mientras que otras, como la colombard y la garnacha, han reducido su plantación, mientras que la autóctona argaman va incrementando poco a poco

su presencia. Muchas de ellas fueron plantadas a mediados del siglo
XIX, cuando se inició el regreso del pueblo de Israel a su tierra, sobre
todo las variedades francesas. Sin embargo se plantaron bajo un
prisma cultural inglés, pues fueron los mecenas sir Moses Montefiore y el barón Rothschild quienes hicieron plantar estos viñedos. Las
plantaciones hechas en la periferia de Jerusalén dieron lugar al nacimiento de la ciudad llamada Nueva Jerusalén, ya que el filántropo
británico Montefiore pagaba una libra palestina a los obreros que
pernoctaban extramuros para plantar viñedos y construir su histórico molino; y también porque, en esta centuria, los tintos finos bordeleses del Médoc, Graves y Saint-Émilion eran de los más afamados del mundo, incluso por encima de los grandes borgoña.

La industria vinícola israelí actual se ha modernizado y elabora
vinos de altísima calidad, de estilo franco-californiano pero de inspiración mediterránea, ya que esta condición se va imponiendo
cada vez más en los mercados. Esta industria no ha parado de cre-
cer, tanto en superficie vitícola como en volumen de negocio; a esto
ha ayudado, y mucho, el turismo. Los visitantes de todo el mundo
van a ver los sagrados monumentos y tierras que pueblan Israel y
Palestina (en Cisjordania hay también santos lugares de las tres religiones). Hoy en día Israel ha recuperado su ancestral legado vitícola. Todo comenzó cuando en el siglo XIX el retorno de la diáspora
unió a los judíos del éxodo con los que habían pervivido en Palestina, principalmente en las ciudades santas para el judaísmo: Jerusalén, Safed y Hebrón, pues durante siglos los judíos que se resistieron
al éxodo se habían quedado a vivir en las zonas rurales, donde con-
servaron la vid para el autoconsumo. La viticultura israelí de nuestros días se concentra en cinco zonas: Galilea, Samson, Shomron,
Judean Hills y el Néguev. De todos modos, si hoy esos viñedos recuerdan a la antigua tierra bíblica, aquella en donde manaba la leche y la miel, y el vino corría por su abundancia de las viñas a los
lagares, es porque el pueblo judío, en su retorno, restauró el país, en
un esfuerzo ejemplar —uno de los mejores de toda la historia mundial— de regeneración del paisaje, restauración de la tierra y purifi-
cación del medio ambiente.

Zona	Nombre en hebreo	Área geográfica	Hectáreas	Porcentaje del total de viñedos
Galilea (norte de Israel)	Galil	Alta Galilea y Golán	2.225	41 %
Samson (centro de Israel)	Shimson	Llanura costera y laderas occidentales de los montes de Judea	1.485	27 %
Shomron	Shomron	Sur del monte Carmelo	935	17 %
Judean Hills (centro de Israel)	Harey Yehuda	Jerusalén, Etzion y Yatir	550	12 %
Néguev (sudeste de Israel)	Hanagev	Área de Ramat, Boker y Mitzpe Ramon	275	3 %

En el Génesis se dice: «Cuando Noé salió del arca, plantó la viña y bebió su vino, recibiendo una bondadosa sensación». El año 1400 a.C., Moisés (coetáneo de Príamo, rey de Troya) recibió a unos mensajeros que le llevaban noticias de la tierra de la leche y la miel. En una carta que los arqueólogos encontraron en Egipto, con muestras de vino datadas de ese mismo año, se describe un país donde «higueras y viñas abundan en más grande cantidad que el agua, y donde cada infante de Israel se reposa en sus higueras y sus viñas». El profeta Amós dice en su libro (9.14): «He aquí que vienen días —oráculo de Yahvé— en que sin interrupción seguirá al que ara el que siega, el que vendimia al que siembra. Los montes destilarán mosto, y se derretirán todos los collados. Yo haré retornar a los cautivos de mi pueblo, Israel; reedificarán las ciudades devastadas y las habitarán, plantarán viñas y beberán su vino, harán huertos y comerán sus frutos».

Los antiguos hebreos hacían diferentes tipos de vinos, y su enología empírica sabía aprovechar las diferencias estructurales de la vinificación en blanco y en tinto. Elaboraban vinos blancos, rojos (también llamados vinos bellos o alegres) y vino negro; conocían el valor rico y seguro de los vinos hechos de uvas secas (pasificadas); hacían también una especie de *glühwein* (vino caliente con esencia) mezclándolo con leche caliente; y eran especialistas, como otros pueblos de Oriente, en vinos con hierbas y verduras, pues hacían un vino hervido con espárragos, así como vinos con miel y pimienta, y vinos secos con hierbas y pimientas. La mayor parte de estos vinos se consumían en el año de su elaboración, pero algunos eran sometidos a envejecimiento y los conservaban tres años en la cava. El salmo 104 del rey David dice: «El vino alegra el corazón del hombre». Y un bello salmo de Salomón dice: «Vámonos temprano a los viñedos, vamos a ver si la viña ha florecido, si la tierna uva ha aparecido».

La cultura clásica judía influyó también en la nueva mitología cristiana. Las bodas de Caná, en las que Jesús hace el milagro de convertir el agua en vino, son el símbolo de la nueva alianza del hombre con Dios: Jesús es el nuevo vino, el símbolo de la nueva y eterna alianza. En la diáspora, cuando celebran los esponsales, los novios judíos rompen la copa después de beber el vino, y lo hacen en recuerdo del Templo de Salomón.

La decadencia del reino judío se produjo a partir de que el emperador Tito mandara destruir el Templo en el 70 d. C. Después prosiguió con las persecuciones de los emperadores Trajano y Adriano, que forzaron la diáspora, y llegaron hasta el genocidio. Pero ya en el siglo II de nuestra era, la viticultura y el judaísmo iniciaron un moderado pero persistente ascenso gracias a las replantaciones realizadas en Siquem, Cesarea, Lod y Ascalón. Juliano el Apóstata, emperador de Roma y filósofo, reinstauró el judaísmo; a partir de ese momento la producción se incrementó y el vino de Judea tuvo una apoteosis coincidente con la construcción de la basílica de Santa Sofía en Constantinopla, inaugurada en el 537, por parte de la emperatriz Teodora y de Justiniano I. En la segunda mitad del siglo VII, la espada flamígera del islam conquistó Judea. La invasión árabe aplicó aquí, con mucho más rigor que en Berbería e Hispania, la prohibición coránica de la elaboración y el consumo del vino. En el territorio de Israel incluso fueron arrancadas las viñas utilizadas para uvas de mesa, sin saber que de ellas no se podía hacer vino. La persistencia del espíritu de frontera intentaba eliminar las huellas de las civilizaciones anteriores. El califa Abd al-Malik construyó la Cúpula de la Roca sobre la sillería del Templo de Jerusalén, para significar así que eran los continuadores de la civilización judía y de su profeta Nebi Musa (Moisés). Abd al-Malik transformó el islam, y lo hizo alejándolo de la concepción ecuménica y misericordiosa de su origen. La tolerancia islámica hacia los pueblos del libro, que el profeta Mahoma predicó, volvió a Judea después de un momento de resplandor que se produjo en tiempos del césar árabe Muawiya, comendador de los creyentes, que fue llamado por los judíos «el amante de Israel», y con el califa Solimán, que autorizó el regreso de los judíos de Irak e Irán y la plantación de viña. En esos períodos la convivencia era fluida, y judíos, cristianos y musulmanes se entremezclaban en Jerusalén. Las cruzadas significaron el regreso del vino a esta tierra de forma generalizada. El reino cruzado latino conoció un auténtico esplendor vitícola, desde la llanura siria de Homs hasta San Juan de Acre y desde Edesa hasta el Néguev. Los cruzados aún encontraron unas pocas viñas junto al monte Carmelo y Belén. Con las cruzadas nacieron las órdenes religioso-militares del Temple y del Hospital, que tuvieron una gran importancia en la elaboración de vino en Tierra Santa y más tarde por toda Europa, como hemos visto a lo largo del libro, pero también las órdenes piadosas y mendicantes, que nunca olvidaron el vino. Los carmelitas, que se llaman así porque nacieron junto al mítico monte Carmelo, fueron una de las órdenes con propiedades vitícolas más extensas de la Edad Media. Desde el monte Carmelo en Israel trasvasaron sus variedades y enología a Europa: en Savigny-lès-Beaune y en Les Carmes Haut-Brion.

Finalmente, la presión del islam les hizo abandonar sus viñedos y regresar a Europa. La decadencia del islam, la llegada de los reinos mamelucos, las invasiones mongolas y la larga égida del Imperio otomano significaron la decadencia y la residualidad de la viticultura en Palestina, que ya no se recuperaría hasta el retorno de los judíos de su diáspora a *Eretz Yisrael*. La tradicional devoción por la tierra de los judíos se convirtió así en un objetivo moral de redención. La viticultura inició su renacimiento en Judea a principios del siglo XIX. En 1831, el generalísimo albanés Ibrahim Pasha abrió Palestina a los europeos. El retorno de los judíos a *Eretz Yisrael* se había mantenido en la historia como un pequeño goteo. Lo llevaron a cabo en 1750 los judíos polacos de Grodno; en 1830, muchos sefardíes que vivían en los países árabes regresaron, y así incrementaron la población, la sociedad hebrea local y sus necesidades. De 1830 data la primera vinería de Palestina, la de la familia Shor, en la ciudad vieja de Jerusalén. En 1882, el barón Edmond de Rothschild fundó la vinería Carmel, que instaló junto al mítico monte donde antaño los judíos primero y los carmelitas después habían cultivado la vid y elaborado vino. Naturalmente, hizo plantar varas de su viñedo bordelés Château Lafitte. Entre 1890 y 1892, los pioneros establecimientos comunales de Rishon LeZion y Zikhron Ya'akov construyeron sus bodegas, que hoy en día son bodegas con solera, antiguas y de las más grandes en Israel.

La ejemplar y modélica restauración del territorio que hizo el sionismo, como *volksgeist* del retorno del pueblo de Israel a su tierra, sirvió de magnífico entorno para el desarrollo de la viticultura de calidad israelí. Los judíos plantaron millones de árboles; sus pueblos comunales —el *kibbutz* y el *moshava*— sanaron con su agricultura las llagas de Palestina. El trabajo físico y el retorno a la tierra contribuyeron a elevar la condición moral del pueblo de Israel. Palestina era entonces «un país de llagas abandonado por todos», como se había dicho con acierto. Todas las zonas que elaboran grandes vinos del mundo tienen el bosque y los árboles como marco. Muchos de los testigos olfativos que los enólogos detectamos en las catas son los mismos que los del arbolado y el matorral circundantes; es un efecto que se produce gracias a la emulsión carbonada de los árboles y la conexión radicular de las plantas. Si en Borgoña, el valle de Napa y Stellenbosch esto es consecuencia natural del territorio, en la viticultura israelí se debe a la regeneración que la *yishuv* hizo cuando se produjo el renacimiento de Israel.

La orografía es también determinante. Aparte de la llanura costera, hay viñedos en cotas de 450 metros de altitud, donde se cultivan rodeados de las típicas garrigas y altiplanos mediterráneos. Pero también escalan las viñas hasta las altas mesas y sierras que suben a cotas de 1.200 metros. La edafología de los viñedos israelíes es diversa, como le corresponde a un país que es una alargada fachada marítima con las típicas llanuras costeras y las montañas y altos a su espalda. En el norte encontramos suelos volcánicos; y en cambio aparece la famosa y apreciada *Terra Rossa* en la costa; están los limos y creta en las colinas, y un siempre singular suelo arcilloso y arenoso en el sur, que da tintos frescos y minerales a pesar de la calidez ambiental y aridez paisajística. Los veranos son largos y secos; los inviernos, cortos y húmedos. Se trata de un sistema climático biestacional, donde las transiciones de primavera y otoño parecen prolongaciones o anticipos del verano o del invierno; las lluvias se concentran en la primavera y el otoño, y nieva en invierno en las altas cotas. En el interior, el clima, predominantemente mediterráneo, tiene el influjo de cierta continentalidad; y la aridez y sequedad predominan en el Néguev, que tiene también la influencia marina del golfo de Áqaba y el Mar Rojo. Debido a estas condiciones climáticas diversas, las vendimias se llevan a cabo desde agosto hasta octubre, pero ha habido cosechas que ocasionalmente se han recogido a finales de julio y otras a principios de noviembre. Israel tiene una producción de 371.000 hectolitros de media anual (casi 50 millones de botellas de ¾). La exportación se reparte del siguiente modo: Estados Unidos, un 55 %; Europa occidental, el 35 %, y el resto del mundo, un 10 %. El mercado doméstico israelí es uno de los más interesantes hoy en día para los países del mundo vinícola con actividad exportadora. Se trata en su mayoría de vinos que provienen de Francia, Italia y Chile. El estilo de los vinos es naturalmente moderno, de origen francés pero modernizado, pues se ha ido impregnando de un concepto que les viene del clasicismo californiano, siguiendo la línea de los países emergentes en el mundo del vino. Su modelo es ecléctico, respetuoso con la cultura del vino, la ecología y las prácticas biodinámicas, con el *terroir*, las tendencias nuevas, procurando sintonizar con el importante legado milenario de viticultura israelí y con su huella mitológica, como demuestran el cultivo de la moscatel de Alejandría y de la syrah. La inspiración mediterránea viene dada porque los vinos de Israel son vinos mediterráneos. Puede que su modelo original estuviera influido por los prestigiosos vinos de 1855, que su enología sea moderna y su tecnología sea puntera, pero los vinos de Israel responden a lo que es la tierra, el clima, el hombre; son vinos muy definidos enológicamente porque ya están en la más avanzada enología: la enología civilizadora.

La cata de vinos israelíes es un verdadero placer porque permite degustar vinos naturales, francos y expresivos, pero al mismo tiempo finos y frescos. El blanco Admon Chardonnay de bodegas Carmel, elaborado sobre sus propias lías, es un blanco muy moderno y completo al que su elaboración sobre lías ha restado oxígeno en la fermentación. Gracias a eso, este blanco sale afrutado, puro y natural, y es de una finura y cremosidad en la boca inolvidables. El Carmel Syrah, o como lo llaman los de esta magnífica vinería, Carmel Mediterranean, es un tinto de 14°, de color rojo cardenalicio, frutoso y especiado, algo balsámico y de posgusto largo y elegante. Pero es mucho más que eso. Se trata nada menos que de un syrah del monte Carmelo, y beberlo es como conocer la historia a sorbos; alta calidad y mito en un solo vino. El Barkan es un tinto hecho con la variedad argaman y un poco de merlot. La vinífera autóctona israelí es resultado de un cruce. Este vino Barkan del Kibbutz de Hulda, situado al este de Tel Aviv, una zona donde se siente el Mediterráneo, es un tinto que mezcla sabiamente valor local y gusto cosmopolita. Exquisito. Impresionantes resultan, por transmitir la sensación varietal y el *terroir* mediterráneo, el Rosé (hecho con las variedades sangiovese, barbera y garnacha más un poco de pinot noir) de la bodega Galil Mountain, en la Alta Galilea, en unas mesetas situadas entre el Mediterráneo y el Mar de Galilea. Esta bodega hace también el riquísimo Yarden Syrah que resulta especiado a frutas maduras, rico en especias pero suave y tierno en el posgusto, y que además deja una sensación muy elegante en la boca. Un vino muy israelí. Y muy francés, posiblemente el mejor *coupage* bordelés elaborado fuera de Burdeos, es el mítico Black Tulip de Tulip Winery. Hecho con uvas de los montes de Judea que tanto atraían al rey David y de la vecina Alta Galilea, ha estado 24 meses en barrica del mejor roble francés; así, las variedades tan bien mezcladas (cabernet sauvignon, merlot, cabernet franc y petit verdot) expresan el clasicismo bordelés de su esplendor en el siglo XIX, cuando todo el mundo lo tomó como modelo; *clásico* quiere decir eso precisamente: «Aquello que sirve para ser tomado de modelo».

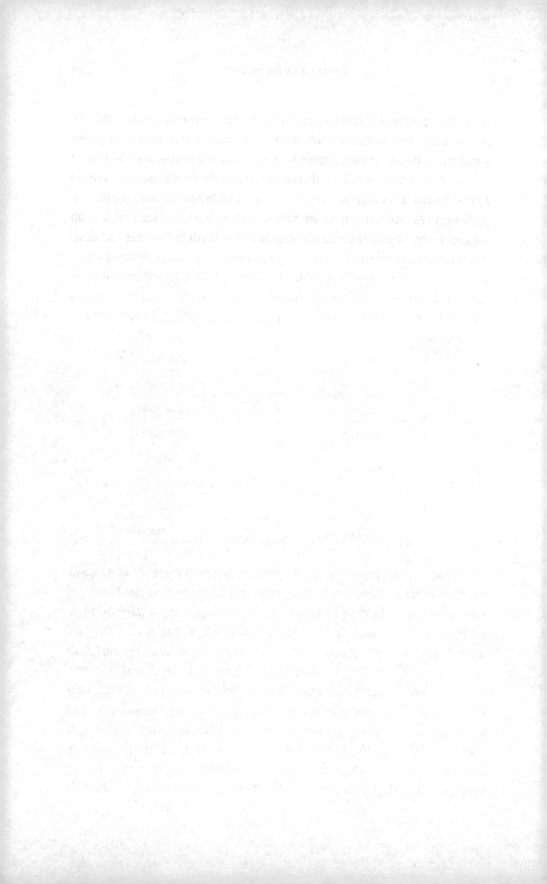

14

LOS NUEVOS PAÍSES VINÍCOLAS

Los países del Nuevo Mundo son, literalmente y sin exageración alguna, «nuevos» países vinícolas; lo son desde el punto de vista vinícola y geográfico. A diferencia de Eurasia y el norte de África, el vino era desconocido en todos ellos. Y también vitícolamente, pues la *Vitis vinifera* L. subesp. *sylvestris* no crecía en su territorio, con la sola excepción de la costa este de Estados Unidos y de la actual California, donde crecía una cierta forma de vid vinífera; de hecho, un cruce de una silvestre americana intervino incluso en la colonización vitícola, que se hizo con especies importadas, en California. Así, nos encontramos desde el primer momento con una de las claves del nuevo mundo vinícola, el mestizaje. Y también captamos ya que, tal como ocurre con los procesos humanos en general, el nuevo mundo vinícola nace como un *melting pot*, al principio vitícola y finalmente también vinícola, pues todos esos nuevos países avanzan por un proceso histórico que va en busca de una civilización vinícola propia, en busca de su estilo definición. En ninguno de ellos se elaboraba vino, por tanto la colonización no fue solo humana y política, sino también vitícola, y la civilización europea marcó desde el inicio el avance de la civilización del vino en todos ellos. Vides y técnicas, herramientas y procesos llegaron desde Europa, y así con esta cultura vitivinícola europea nacieron como países vinícolas y se incorporaron al proceso histórico del vino, a su corriente milenaria, a su evolución, a sus modas y a sus técnicas.

La vid y el vino en los nuevos países vinícolas (2013)

País	Viñedos	Hectolitros	Consumo (en hl)
Sudáfrica	131.000	7.300.000	3.700.000
Chile	207.000	11.000.000	3.130.000
Estados Unidos	408.000	22.000.000	30.000.000
Australia	163.000	12.456.000	5.289.000
Nueva Zelanda	38.000	3.132.000	921.000

Fuente: Organización Internacional de la Viña y el Vino (OIV).

EL VINO EN SUDÁFRICA

La República de Sudáfrica (Republiek van Suid-Afrika, en afrikáans) se encuentra en la punta del África austral, entre los océanos Índico y Atlántico, en el hemisferio sur. Su hito geográfico e histórico más destacado es el cabo de Buena Esperanza, bautizado así para dar ánimos a los navegantes que aguaban en la bahía adyacente, antes de tomar el rumbo hacia la India y la ruta de las especias. El cabo es la punta sudoeste del continente africano, pues el más exacto extremo sur del continente es el cabo Agulhas (de las Agujas), llamado así por los portugueses por la forma de su roca. La Unión Sudafricana es la unión de las repúblicas bóers independientes y las colonias inglesas, pero sobre todo es también una metáfora del progreso de la justicia, ya que ese país consiguió considerar iguales a todos sus pobladores cuando se liquidó el sistema del *apartheid*.

Los primeros europeos llegaron con el explorador Bartolomé Díaz en 1487 a lo que hoy es el cabo, la punta atlántica del África austral. Tal fue la furia del mar sufrida por Díaz y su tripulación, y tan aterradores los vientos, que lo llamó «el cabo de todos los tormentos». En 1497, Vasco de Gama circunnavegó las costas sudafricanas con cuatro navíos y estableció así la ruta entre Portugal y el cabo. Solo en 1510 el virrey portugués de la India, Francisco de

Almeida, con 65 soldados, ocupó Table Bay (bahía de la Mesa). Todos fueron exterminados por los hotentotes, y el asentamiento del cabo quedó en el olvido hasta que la Compañía Holandesa de las Islas Orientales estableció allí una base para hacer escala en sus viajes a Indonesia; comerciaba con productos orientales. En nombre de esa compañía holandesa, Jan van Riebeeck fondeó, en 1652, el *Dromedaris* en Table Bay, después de ciento cinco días de navegación desde Ámsterdam. Van Riebeek fue el primero en plantar esquejes de vides en el sur de África.

A falta de vides silvestres, los holandeses llevaron de Europa esquejes de viñas jóvenes procedentes del Rin. Van Riebeeck dejó escrito en su diario, el 2 de febrero de 1659: «Hoy, expresando la bendición del Señor, hemos hecho por primera vez vino con las uvas del cabo». La Compañía Holandesa lo escogió a él para liderar el puesto de aprovisionamiento naval camino de las Indias.

La República de Sudáfrica tiene una superficie de 1.219.912 kilómetros cuadrados, casi dos veces y media la de España y tanto como Alemania, Italia y Francia juntas. Su población es de 53 millones de habitantes, de los cuales un 79 % son de raza negra. Del resto, además de la raza blanca, hay importantes proporciones de origen hindú, población mestiza y miembros de otras razas africanas de diversa procedencia. Tiene once lenguas oficiales, de las cuales dos son de origen europeo (afrikáans e inglés), y entre las de origen africano son mayoría las del tronco bantú. El afrikáans deriva de una forma arcaica del flamenco, y es el idioma mayoritario entre la población mestiza e india. Su himno nacional, tan querido por el gran presidente Nelson Mandela y cantado en honor de la «nación del arcoíris» que veía la luz después del fin del *apartheid* en las Olimpiadas de Barcelona, es *Nkosi Sikelel' ¡Afrika* y su lema, «Unidos en la diversidad». Su economía, de la que el vino forma una parte importante, es la más rica del continente africano, y no se basa solamente en sus riquezas naturales y minerales. Por no ser una sociedad colonial que enviaba las plusvalías a la metrópoli, tuvo un impulso económico autónomo debido a la reinversión sostenida. Los afrikáner amaban y aman Sudáfrica, porque para ellos es su país en sentido estricto, no una capital lejana en la historia y el espacio. Así fue como Sudáfrica consiguió sus espectaculares infraestructuras y el complejo industrial más importante de su continente: Johannesburgo y Kimberley tenían alumbrado público en 1880, cuando muchas capitales europeas como Madrid, Berlín y Londres carecían de él.

La República de Sudáfrica está situada en una latitud 25° 43' 32" S y una longitud de 28° 14' 38" E. Tiene 2.798 kilómetros de costa en los océanos Índico y Atlántico. Su clima austral y la permanente condición climática de influencia oceánica son una de las bendiciones de las que goza allí la viticultura. Si decimos que la influencia marina es determinante en muchas viticulturas porque beneficia el ciclo despierto de la vid, en Sudáfrica, donde las viñas están prácticamente rodeadas por esa influencia, la viña tiene un desarrollo muy equilibrado a lo largo de ese ciclo, que es de 180 días para la variedad de ciclo medio entre brotación, floración, maduración y vendimia. La corriente de Agulhas, un flujo de agua del océano Índico que avanza hacia el Atlántico Sur contorneando el extremo sur de África, tiene su origen en el sudoeste del Índico y transporta aguas de elevada salinidad al extremo sur de África. Parte de esas aguas escapan al Atlántico Sur, lo que contribuye a fortalecer la circulación global en este océano y a aumentar su densidad. La otra corriente que circula por la costa atlántica es la fría Benguela, procedente de la Antártida y que es la causa de que haya pingüinos en las mismas playas donde los bañistas toman el sol.

El clima en el que viven las *Wine of Origin* sudafricanas (D. O.) es de tipo mediterráneo, aunque más frío en invierno y más templado en verano, gracias al efecto de la citada corriente de la Antártida. Así, cuanto más al oeste y más cerca del mar, más llueve, una lluvia que se concentra a finales del otoño y el invierno, que corresponde a nuestros meses de estío. La vendimia austral se hace en marzo-abril. La pluviometría varía según la orografía y por la influencia positiva de los vientos del oeste, siempre más fríos gracias a la corriente de Benguela, que, al chocar con los montes prelitorales atlánticos de Simonsberg y Roggeveld, produce las típicas lluvias de origen marino. Los montes Drakensberg, que forman una cordillera de 300 kilómetros de largo y cotas de 3.000 metros de altitud, y que se sitúan en la costa índica, retienen la influencia eólica de este océano.

Sudáfrica tiene una flora y una fauna de enorme diversidad que hace honor al país; de hecho, los organismos internacionales la califican como uno de los países megadiversos. La belleza de su territorio es variada y sus paisajes y orografías son tan diferentes entre sí como la piedra arenisca de Table Mountain (montaña de la Mesa), las pizarras de los montes, los verdes prados, los *necks*, que son depresiones del terreno entre dos montañas, típicas de la orografía sudafricana, las onduladas llanuras y los suaves valles fluviales que acentúan la belleza del ordenado y geométrico paisaje vitícola. Es quizá, junto con Nueva Zelanda, el país vitícola más bello del mundo. Un país capaz de dar el mayor salto climático desde la costa del cabo hacia el este y el norte, desde los vientos templados costeros hasta los fríos y cortantes del interior. Los colonos dejaron escrito en sus viajes que los ríos de largos cauces, como el Tugela, cuyo curso recorre 500 kilómetros, así como los valles, mesetas, llanuras y laderas, se funden en el horizonte sin solución de continuidad.

En 1688, tres años después de la revocación del edicto de Nantes por Luis XIV, que cercenaba la libertad religiosa en Francia, los hugonotes franceses huyeron, unos a Holanda y otros a Sudáfrica, y junto con los inmigrantes alemanes y los colonos holandeses se fusionaron en una tribu blanca que se conoció como los bóers (literalmente, «campesinos», «granjeros»). Los hugonotes franceses se asentaron en Franschhoek (la esquina francesa) y Paarl en el Stellenbosch, zona de grandes vinos. Estos refugiados llevaron consigo las vides y el conocimiento de la viticultura necesarios para poder desarrollar los cultivos en Sudáfrica. Pero los holandeses conocían y dominaban el negocio del vino, como lo demostraron en la creación del Médoc en Burdeos. Fueron ellos los creadores de la industria del brandy sudafricano (brandy viene de la palabra holandesa *brandewijn*, que significa «aguardiente»).

El Imperio holandés plantó la *Vitis vinifera* con propósitos comerciales a mediados del siglo XVII, y en 1659 se empezaron a prensar las primeras uvas de las viñas plantadas en el cabo y enseguida fueron transferidas a cubas cargadas en barcos con rumbo a Java. En 1679, el nuevo gobernador de la colonia de Mauricio, Simon van der Stel (1639-1712), dio todo su apoyo a una viticultura floreciente que aún producía vino de baja calidad. La zona vinícola Stellenbosch lleva su nombre. En 1685, Simon adquirió algunas tierras del gran estado de Ciudad del Cabo, y creó su dominio vinícola, Groot Constantia, pionero en la elaboración de vinos finos y también generosos. Constantia es hoy en día una de las grandes zonas viticultoras de Sudáfrica, e incorpora más de 100.000 brotes de parras procedentes de Europa. Posteriormente, en 1778, el dominio de Groot Constantia fue vendido a un alemán, Hendrik Cloete, que plantó esquejes de frontignac (*muscat blanc à petits grains*), un moscatel de grano menudo. Con ella se hace todavía uno de los vinos más afamados de la zona, el vino constantia. Este vino acompañó en el exilio a reyes y emperadores de Francia, así como a Luis Felipe I y Napoleón Bonaparte.

Cuando la región pasó a estar bajo el control británico en 1814, Gran Bretaña se convirtió en el principal mercado para los vinos de Sudáfrica. El descubrimiento de minerales preciosos generó un incremento de la población y, con ello, una mayor demanda de vino. El mercado local creció hasta la llegada de la *Phylloxera vastatix* en 1885, que devastó todas las plantaciones. El vino sudafricano no se recuperó hasta el final de la Primera Guerra Mundial.

En 1925, el enólogo sudafricano Abraham Izak Perold cruzó dos variedades de la *Vitis vinifera*: pinot noir y cinsaut, o hermitage, que era el nombre de esta última en Sudáfrica. El cruce se denominó pinotage (*pinot* [hermit] *age*). El nuevo tipo de uva se convirtió en la variedad autóctona, la identitaria de Sudáfrica, y de allí se exportó a otros países del Nuevo Mundo como Nueva Zelanda o California. Esta variedad tinta es de ciclo corto, tiene unos granos cubiertos de pruina y da tintos de buen color, frescos y con buena capacidad de envejecimiento; su gusto es característico y necesita decantación cuando se oxigena. Es un vino franco y atractivo.

Las regiones vinícolas sudafricanas están en su mayoría alrededor de la región del Cabo y en la costa atlántica, pero también hay algunas al norte y el oeste de ese núcleo:

- Región litoral: Swartland, Tulbagh, Paarl, Stellenbosch, distrito de Constantia, distrito de Durban
- Región del río Breede: Worcester, Robertson, Swellendam
- Región de Klein Karoo
- Región del Cabo Septentrional: río Lower Orange, Douglas
- Región del río Olifants
- Otros distritos: Overberg, Piketberg

Además, y dada la larga tradición de elaborar vinos encabezados y licorizados, hay que añadir la región de Boberg para estos vinos, que se superpone con las zonas de Paarl y Tulbagh.

Los vinos de Sudáfrica son modernos y cosmopolitas, pero con identidad. Su belleza orográfica vitícola y la excelencia de su clima hacen vinos finos y de fresco afrutamiento. Sudáfrica ha hecho un gran esfuerzo desarrollando una viticultura sostenible basada en prácticas ecológicas y biodinámicas. El respeto a la biodiversidad y el respeto a la abundante flora sudafricana, la más rica del planeta, forman parte del plan Biodiversity and Wine Initiative, que se ha convertido en una identidad moderna de estos vinos. Los *coupages* más habituales son de syrah, cabernet y hermitage (cinsaut) o con pinotage. El Cape Blended es muy conocido y está hecho con pinotage, syrah y merlot. Son vinos de graduación moderada (13°), de buena acidez pero también moderada (5,9) y un pH de 3,6. Algunos suelen tener un mínimo de azúcar residual no convertido con 2 gramos más o menos, lo que les da una cierta estructura fina y agradable.

Vino constantia, el mito austral

El mito del vino austral lo encarna el vino de Constantia. Es cierto que Stellenbosch y Paarl son las zonas más famosas en los mercados británico y norteamericano, además de ser algunos de los vinos preferidos en Holanda, Flandes, Suiza y Alemania. Pero la leyenda se llama constantia. Fue el primer vino con identidad elaborado allí, y como vino de postres es muy posible que naciera para aprovisionar a las naves que fondeaban en el cabo para avituallarse de agua, comida y vino camino de Oriente. Su especificidad como vino de postre avala que entrara en la corriente de los vinos demandados en las travesías oceánicas, junto a los madeira, oporto, málaga y alicante.

Constantia está en el istmo del cabo, es un área residencial y silvestre situada en la península del cabo y orientada a la bahía Falsa. Está en las afueras de Ciudad del Cabo. Las poco más de 400 hectáreas de viñedos están dentro del parque nacional, en el lado oriental de la montaña de la Mesa. La zona es de gran belleza y singularidad; además, tiene un valor simbólico. No muy lejos del límite entre Constantia y la ciudad está el jardín botánico de Kirstenbosch, donde una hilera de almendros salvajes (*Brabejum stellatifollium*) son herederos de los árboles que Van Riebeeck plantó junto con la valla para separar y proteger el asentamiento europeo de los hotentotes que hacían pastar allí sus vacas. Un viñedo como el de Constantia, en un parque nacional junto a la montaña de la Mesa como extrarradio residencial de Ciudad del Cabo, sufre la presión urbanística y también su especulación. Urge la actuación del gobierno para ordenar la economía y el territorio.

Además de la muscat frontignac, arquetipo de los históricos constantia y también de sus encabezados, otra variedad destacada por sus exquisitos vinos, la sauvignon blanc, que se beneficia aquí por la acción del Cape Doctor. Este viento del sudeste es fuerte y seco y sopla desde la primavera hasta finales del verano (de septiembre a marzo); es un viento fresco por su paso por el Índico, y se le llama Cape Doctor por su benéfica influencia en Ciudad del Cabo, pues limpia su atmósfera. Su influencia beneficia especialmente a las variedades blancas, a las que les libra de cierta sensación herbácea, y así ocurre con la sauvignon blanc, pero también lo hace con los tintos de cabernet sauvignon, syrah, pinot noir y pinotage. Su acción deja libres los vinos de la piracina, uno de los compuestos que generan los sabores herbáceos en la uva; pero ni que decir tiene que un viento así también libera a los viñedos de las enfermedades criptogámicas, el mildiu y el oídio, pues seca las viñas. El mítico constantia, el clásico vino generoso del muscat austral, se embotella aún en las frascas tradicionales del *vin constantia*, y sigue siendo tan bueno hogaño como antaño, tan franco, generoso, aromático y selvático.

Los vinos de Sudáfrica están calificados bajo el sistema de la filosofía del origen: *Wine of Origin* es el sello al que sigue el nombre de la zona o distrito. Para ser calificado con el nombre de la bodega, pago, dominio..., el vino debe proceder de uvas cultivadas al 100 % en la propiedad. En este sistema se destaca como valor el tipo de uva, además del de la zona. La legislación nació en 1973 y se desarrolló progresivamente. Existe también como organismo investigador y supervisor el instituto Wines of South Africa (WOSA), que divulga y promociona la producción vitícola, y que ha influido mucho en la estrategia de biodiversidad como elemento identitario del vino sudafricano.

CALIFORNIA, VIÑAS Y VINOS

Los viñedos de Estados Unidos son los más importantes en extensión, producción y valor del continente americano. Según la Organización Internacional de la Viña y el Vino (OIV), Estados Unidos tenía una superficie de 408.000 hectáreas en 2013. Ese mismo año se consumían ya 29.145.000 hectolitros de vino, y en 2016 se superó el hito de los 30.000.000, equivalente a una cosecha normal de España en la década de 1990. El promedio es de 10 litros per cápita.

Aunque el consumo del vino cada vez está más difundido por todo el país, Estados Unidos cuenta, sobre todo, con un país del vino que ha hecho que el resto del territorio se hiciera vinícola; me refiero a California, con más del 50 % de las viñas plantadas en toda esa gran república. California ha ido condicionando el impulso norteamericano hacia la viña, el vino, su aceptación social y legal y su consumo, y es una de las regiones más atractivas vinícolamente hablando, de las más modernas y cosmopolitas, y es un nuevo territorio vinícola que ha hecho cambiar el vino en el mundo.

Cuando se introdujo la viticultura en el siglo XVIII, el territorio de California pertenecía al virreinato de Nueva España (México) y estaba poblada por tribus de amerindios que eran cazadores-recolectores. El estado de California está en la costa oeste norteamericana, y es una plataforma costera de origen tectónico, situada entre el Pacífico y la Sierra Madre. California tiene una superficie mayor que muchos países europeos (411.000 kilómetros cuadrados). De norte a sur tiene una longitud de 1.340 kilómetros.

El estado de California es la décima economía del mundo. Su sector económico más importante, a pesar de tener industrias como Hollywood, Silicon Valley, las navieras y el turismo, es precisamente la agricultura. Debido a su longitud y a la acción del Pacífico y la de los desiertos continentales, California tiene dos climas: el meridional y el septentrional. Pero el condicionante climático más determinante es la influencia de la corriente del Pacífico proveniente de Alaska, que alcanza la costa californiana a causa de los fuertes vientos. También tiene un papel esencial el clima del desierto. Por todo ello, sus paisajes son también muy variados. Las vegetaciones son de diferente tipo: mediterránea, continental-siberiana, cálida y subtropical. En el norte de California, Mendocino tiene una precipitación anual de 964 milímetros, mientras que la de Sonoma es de 1.073, y la de Napa, de 894. En el sur y centro del país hay zonas con una pluviometría de 314 milímetros. En su mitad sur es un país seco, pero en el norte es húmedo de tipo septentrional, y además se beneficia de las nieblas frescas permanentes que duran hasta bien entrada la primavera e incluso parte del verano, al interactuar los vientos cálidos del desierto con la fría corriente del Pacífico, cuya influencia penetra en el continente a través de los ríos y la bahía de San Francisco.

El fenómeno llamado *climb* es un gigantesco sistema de aire acondicionado, como lo han llamado, y tiene a la bahía de San Francisco como gran regulador. El *climb* produce un banco de niebla permanente, desde el 1 de junio hasta el 31 de octubre, y hace que las noches sean frías y las mañanas frescas, lo cual influye beneficiosamente en la frescura y acidez de los vinos.

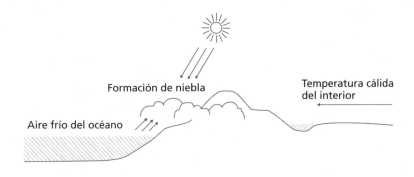

El profesor Albert J. Winkler, que ya he mencionado anteriormente en otros capítulos del libro, clasificó el clima de las diferentes regiones vinícolas californianas midiendo los grados de la temperatura ambiental entre el 1 de junio y el 31 de octubre, fechas en las que dicha temperatura media nunca bajó de los 10 °C. Esto da unos parámetros para conocer la temperatura ambiente en los meses en que la viña está despierta y desarrolla todas sus fases: brotación, floración, maduración y vendimia.

California, de una zona vinícola a otra, también tiene muchas diferencias en sus diversos suelos. En la costa septentrioal californiana se encuentran los prestigiosos condados vinícolas de Mendocino, Napa y Sonoma; sus suelos son variados: de grava con escasos nutrientes, rocas, cenizas volcánicas con presencia de óxido ferroso, y suelos de cuarzos y de margas arenosas, además de otras

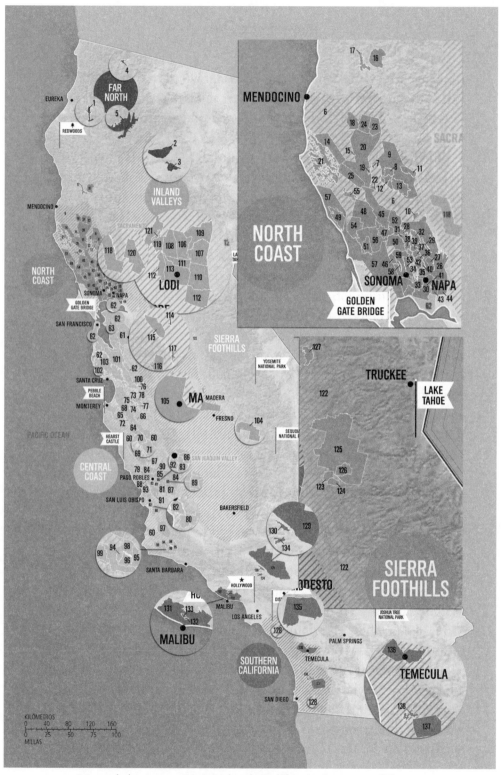

Mapa de las zonas vitivinícolas de California. Imagen cedida por
el California Wine Institute.

Listado numérico de las AVA* agrupadas por zonas geográficas

FAR NORTH

Humboldt County
1. Willow Creek *(limita con Trinity Co.)*

Shasta County
2. Inwood Valley
3. Manton Valley *(limita con Tehama Co.)*

Siskiyou County
4. Seiad Valley

Trinity County
5. Trinity Lakes

NORTH COAST
6. North Coast

Lake County
7. Benmore Valley
8. Big Valley District-Lake County
9. Clear Lake
10. Guenoc Valley
11. High Valley
12. Kelsey Bench-Lake County
13. Red Hills Lake County

Mendocino County
14. Anderson Valley
15. Cole Ranch
16. Covelo
17. Dos Rios
18. Eagle Peak Mendocino County
19. McDowell Valley
20. Mendocino
21. Mendocino Ridge
22. Pine Mountain-Cloverdale Peak *(limita con Sonoma Co.)*
23. Potter Valley
24. Redwood Valley
25. Yorkville Highlands

Napa County
26. Napa Valley *(incluye 27-42)*
27. Atlas Peak
28. Calistoga
29. Chiles Valley
30. Coombsville
31. Diamond Mountain District
32. Howell Mountain
33. Los Carneros *(limita con Sonoma Co.)*
34. Mt. Veeder
35. Oak Knoll
36. Oakville
37. Rutherford
38. Spring Mountain District
39. St. Helena
40. Stags Leap District
41. Wild Horse Valley *(limita con Solano Co.)*
42. Yountville

Solano County
43. Solano County Green Valley
44. Suisun Valley

Sonoma County
45. Alexander Valley
46. Bennett Valley
47. Chalk Hill
48. Dry Creek Valley
49. Fort Ross-Seaview
50. Fountaingrove District
51. Green Valley of Russian River Valley
52. Knights Valley
53. Moon Mountain District Sonoma County
54. Northern Sonoma *(incluye 45, 47, 48, 51, 52 y 56)*
55. Rockpile
56. Russian River Valley
57. Sonoma Coast
58. Sonoma Mountain
59. Sonoma Valley

CENTRAL COAST

Alameda County
60. Livermore Valley *(limita con Contra Costa Co.)*
61. San Francisco Bay *(incluye la totalidad o partes de los condados de Contra Costa, San Mateo, Santa Clara, Santa Cruz, San Francisco y Solano)*

Contra Costa County
62. Lamorinda

Monterey County
63. Arroyo Seco
64. Carmel Valley
65. Chalone *(limita con San Benito Co.)*
66. Hames Valley
67. Monterey
68. San Antonio Valley
69. San Bernabe
70. San Lucas
71. Santa Lucia Highlands

San Benito County
72. Cienega Valley
73. Lime Kiln Valley
74. Mt. Harlan
75. Pacheco Pass *(limita con Santa Clara Co.)*
76. Paicines
77. San Benito

San Luis Obispo
78. Adelaida District
79. Arroyo Grande Valley
80. Creston District
81. Edna Valley
82. El Pomar District
83. Paso Robles *(incluye 79, 81, 85-92)*
84. Paso Robles Estrella Distric
85. Paso Robles Geneseo District
86. Paso Robles Highlands District
87. Paso Robles Willow Creek District
88. San Juan Creek
89. San Miguel District
90. Santa Margarita Ranch
91. Templeton Gap District
92. York Mountain

Santa Barbara County
93. Ballard Canyon
94. Happy Canyon of Santa Barbara
95. Los Olivos District
96. Santa Maria Valley *(limita con San Luis Obispo Co.)*
97. Santa Ynez Valley
98. Sta. Rita Hills

Santa Clara County
99. San Ysidro District
100. Santa Clara Valley *(limita con los condados de Alameda, San Benito y San Mateo)*

Santa Cruz County
101. Ben Lomond Mountain

102-103. Santa Cruz Mountains *(limita con los condados de San Mateo y Santa Clara. Esta AVA no forma parte de la AVA San Francisco Bay ni de la AVA Central Coast)*

INLAND VALLEY

Fresno County
104. Squaw Valley-Miramonte

Madera County
105. Madera *(limita con Fresno Co.)*

Sacramento County
106. Alta Mesa
107. Borden Ranch *(limita con San Joaquin Co.)*
108. Cosumnes River
109. Sloughhouse

San Joaquin County
110. Clements Hills
111. Jahant *(limita con Sacramento Co.)*
112. Lodi *(limita con Sacramento Co. Incluye 106-111 y 113)*
113. Mokelumne River
114. River Junction
115. Tracy Hills *(limita con Stanislaus Co)*

Stanislaus County
116. Diablo Grande
117. Salado Creek

Yolo County
118. Capay Valley
119. Clarksburg *(limita con los condados de Sacramento y Solano)*
120. Dunnigan Hills
121. Merritt Island

SIERRA FOOTHILLS

Amador County
122. California Shenandoah Valley *(limita con El Dorado Co.)*
123. Fiddletown

El Dorado County
124. El Dorado
125. Fair Play

Yuba County
126. North Yuba

SOUTHERN CALIFORNIA
127. South Coast

Los Angeles County
128. Antelope Valley of the California High Desert *(limita con Kern Co)*
129. Leona Valley
130. Malibu Coast *(limita con Ventura Co.)*
131. Malibu-Newton Canyon
132. Saddle Rock-Malibu
133. Sierra Pelona Valley

San Bernadino County
134. Cucamonga Valley *(limita con Riverside Co.)*

Riverside County
135. Temecula Valley

San Diego
136. Ramona Valley
137. San Pasqual Valley

* Los orígenes geográficos de los viñedos de California se identifican por las divisorias políticas (por ejemplo, los condados) o por las zonas que han obtenido el reconocimiento federal, las AVA (American Viticultural Areas). Para que un vino pueda poner las iniciales AVA en la etiqueta, el 85 % de las uvas con las que ha sido elaborado debe proceder de esa AVA; para los vinos con denominación de su condado, ese porcentaje debe alcanzar el 75 %. Para que un vino pueda llevar el nombre California o el de cualquier AVA californiana, el 100 % de su uva tiene que haber sido cultivado en el Golden State.

que drenan muy bien las lluvias. En la costa central están los condados de Livemore Valley, Santa Cruz Mountains, Monterey, San Luis Obispo y Santa Bárbara; estos tienen suelos que, además de ser variados, presentan hitos considerables: grandes rocas que hay que partir para extraerlas antes de preparar los terrenos; suelos arcillosos, calizos y con algunas presencias afloradas de granito, además de suelos gravosos. En el sur de esta zona, más abajo de la bahía del Morro (Morro Bay) y en el eje de San Luis Obispo y el río Salinas, hay margas alcalinas (muy interesantes para la viña) y margas arenosas, piedra caliza y también suelos arcillosos. En el Valle Central —el corazón agrícola de California—, que está lleno de ricos pueblos y haciendas agrícolas, se encuentran los condados vinícolas de Lodi, Sacramento (que es la capital) y el gran valle de San Joaquín, espacio literario de una de las grandes obras de la narrativa del siglo XX, *Las uvas de la ira*, de John Steinbeck. La zona de Sierra Nevada está situada entre Sacramento y el valle de San Joaquín, y es la típica sierra prelitoral donde, en 1848, se descubrió oro en el molino de Sutter, lo que desencadenó la gran fiebre del oro, y el abandono de más de un cultivo. Se trata de colinas y laderas con viñedos en los condados de Amador, Calaveras y El Dorado, mítico nombre de búsqueda y aventuras y título de un inolvidable western. El Sur de California, según dice la canción de Albert Hammond, es un lugar donde no llueve nunca (*It Never Rains in Southern California*). No es literalmente así, pero casi. Esta zona tiene un clima más seco y la influencia de las brisas frías del Pacífico no la alcanzan. Las zonas vitivinícolas son el condado de San Diego (en la frontera con México), el área de Los Ángeles, Temecula Valley y Cucamonga Valley.

Esta tierra tan rica (en la lengua de los aborígenes, *napa* quiere decir precisamente «valle de la fertilidad») y que es hoy la despensa de Norteamérica, estaba poblada antes de la llegada organizada de europeos en el siglo XVIII por nativos amerindios, los verdaderos americanos cazadores, pescadores y recolectores. Hacían una harina de bellotas y eran hábiles constructores de sencillas embarcaciones (cestos embadurnados con brea) que utilizaban para pescar en el océano y en los ríos que bajan de la Sierra Nevada hacia el Pacífico.

La condición tectónica de la falla de San Andrés marca naturalmente una división orográfica y edafológica en California. Aparte de la gran rada, la bahía de San Francisco, la costa es bastante lineal, aunque ofrece otras bahías como la de Monterrey. El estado de California está compuesto por tres unidades físicas. La Sierra Nevada, la barrera que lo separa del clima del desierto, y que está formada por materiales de un plegamiento del Terciario, y hoy muy erosionados por la acción de las aguas, y de un antiguo glaciar, con un gran pico, el monte Whitney (4.148 metros). Avanzando hacia el océano está luego la gran depresión (o Gran Valle) que suman los valles de Sacramento y San Joaquín, de 800 kilómetros de longitud de norte a sur, es decir, dos tercios de toda la longitud de California; estos valles son una fosa tectónica que se hundió en el océano durante el Cretáceo y cuya superficie está cubierta de ricos materiales terciarios y cuaternarios, fluviales y volcánicos y con los depósitos acumulados durante su etapa submarina y que, al emerger de nuevo, surgió riquísima en materiales fértiles. Por último, está la Sierra Litoral, de formación geológicamente reciente, y cuyos plegamientos muestran grandes fracturas y quebradas, tanto longitudinales como transversales; prueba de este movimiento telúrico es la Valle Imperial, que está a 86 metros bajo el nivel de la superficie del océano, y que es el punto más bajo del continente.

La historia del estado de California es su historia vinícola. La viticultura fue introducida por el franciscano mallorquín fray Juníper Serra. En 1769 creó la primera de las veintiuna misiones franciscanas de lo que él llamó «Camino Real» (creía que algún día lo recorrería el rey de España), en lo que hoy es San Diego, y la llamó San Diego Alcalá. Fray Juníper plantó las varas transportadas desde su Mallorca natal, la tinta giró y la blanca malvasía. En el último tercio del siglo XVIII, Carlos III y el virrey de Nueva España decidieron colonizar la Alta California. La presencia española en América no había superado nunca el paralelo 29° N, donde se hallaba la misión de Santa María, que distaba 100 leguas (600 kilómetros) de la actual frontera de EE.UU.-México. Pero la presencia en la Alta California de rusos provenientes de Alaska y de ingleses hizo que la corte de Carlos III decidiera iniciar la expansión hacia el norte. La expedición salió por mar y por tierra. Un barco, el *San Carlos*, al mando del piloto Vicent Vila y Pere Fages, con el médico Pere Prats, cargado de herramientas agrícolas, mulos y varas de vides, se adentró en la bahía de San Diego. Por tierra, desde su base en Sonora, dos destacamentos mandados por los capitanes Ferrán de Ribera y Gaspar de Portolà (fray Juníper acompañaba a este grupo) iniciaron los asentamientos y la colonización de la parte de California que terminó siendo Estados Unidos, y crearon las bases de una cultura que ha tenido una grandísima influencia en la idiosincrasia de este estado. El grupo al mando del teniente Joaquim Morga y el franciscano Pere Font salió como segunda columna de colonizadores, en una larga marcha de 3.000 kilómetros que pobló y amplió las misiones de San Diego, Nuestra Señora de los Ángeles, San Luis Obispo, Monterrey y otros establecimientos que fueron el origen de las grandes ciudades californianas. El 5 de junio de 1779, Portolà tomó posesión del puerto de Monterrey en nombre de España. Dos años después, en 1781, llegaron las esposas y las familias de los colonizadores. Estas mujeres, catalanas y mallorquinas, marcaron el futuro desarrollo político y cultural de California. En 1780, los franciscanos de San Juan de Capistrano (una de las misiones del Camino Real) consiguieron importantes éxitos injertando parras americanas silvestres con sarmientos mediterráneos llevados de Mallorca. Y Pere Fages, como gobernador de estos territorios, envió un informe al virrey Bucareli, relatando el primer inventario de la riqueza agropecuaria de la colonización de la Alta California. Este informe es de capital importancia para entender el desarrollo de la viticultura en California.

Solo trece años después de la creación de San Diego y un año después de la llegada de las esposas de los colonizadores, la naturaleza californiana ya rendía excelentes frutos en torno a las poblaciones creadas por las nacientes misiones franciscanas, donde se plantaron las viñas llevadas por los franciscanos que actuaron como eje socializador, repitiendo así una tradición de la viña y el vino que se ha desarrollado desde la antigüedad en territorios muy diversos. La escritora norteamericana Frona Eunice Wait nos dejó un documento capital para conocer la California vitivinícola del siglo XIX, *Wines and Vines of California, or A Treatise on the Ethics of Wine Drinking*, y dejó escrito en su obra que, a finales del XIX, «muchos de estos viñedos están vivos y vigorosos como siempre en San Gabriel, Los Ángeles y Santa Bárbara, donde hay viñas que han estado produciendo durante casi 100 años. Los antiguos monjes cultivaban un único tipo de uva —ahora y siempre conocida como mission— de cepa y grano fuertes, que da en maravillosa abundancia un muy delicioso y nunca perjudicial fruto».

Desde 1812 llegaron para asentarse comerciantes y campesinos en los que hoy son los condados de Sonoma y San Francisco. También llegaron rusos provenientes de Alaska, que se asentaron al norte de la bahía de San Francisco (Fort Ross) y en el condado Russian River Valley.

En 1824, Joseph Chapman plantó 4.000 cepas en el condado de Los Ángeles y ayudó a introducir la variedad mission en los nuevos viñedos comerciales laicos. La segunda generación de vides importadas de Europa la llevó a California el jesuita bordelés Jean-Louis Vignes en 1830. Plantó casi todas las variedades francesas atlánticas, que son el origen remoto de los actuales y excelentes vinos de California: cabernet sauvignon, merlot, sauvignon blanc, cinsaut, semillón, muscadet y malbec. Y en esa temprana fecha queda marcado el destino de California como país vitícola. La mayoría de estas variedades fueron plantadas en el área baja del condado de Los Ángeles, y desde allí se extendieron hacia el norte. En 1833, el gobierno de México desamortizó las misiones franciscanas y las vendió. Algunas explotaciones continuaron con los nuevos propietarios, pero otras fueron abandonadas. Los monjes se sintieron frustrados y robados, como es lógico. En 1844, el inglés Robert Livemoore plantó numerosas viñas en el distrito que hoy lleva su nombre. Se convirtió al catolicismo y se casó con una hacendada mexicana. Livemoore es el eje de la comunicación entre las variedades cultivadas por los monjes, y su cultura vinícola de elaboración, con las nuevas variedades llevadas por Vignes. Livemoore fue enterrado en la misión franciscana de San José en 1858. En 1848, unos utopistas germanos (German Utopians) plantaron un extenso viñedo en Anaheim (cerca de Los Ángeles) donde hoy está la sede de Disneyworld, e introdujeron las variedades renanas blancas. De este modo, cuando California cambió de soberanía, ya era un microcrosmos europeo y con notable presencia anglosajona.

California se incorporó a Estados Unidos por el Tratado de Guadalupe Hidalgo, firmado en 1848, que ponía fin a la guerra de EE.UU.-México; a partir de entonces muchos territorios mexicanos pasaron a integrarse en su vecino del norte. Ese mismo año se descubrió oro en la sierra, y la fiebre que produjo pobló el nuevo territorio yanqui de inmigrantes. Su alta demografía permitió que el Senado estadounidense aceptara California como nuevo estado en 1850. El oro atrajo a muchos inmigrantes de Europa y América que incrementaron el consumo de vino. Además, muchos de ellos llegaban de zonas vitícolas europeas y aportaron conocimientos y técnicas. Eran también emigrados políticos que, huyendo de la represión contra las revoluciones democráticas en Francia y Alemania, llevaron consigo un nuevo espíritu, además de la enología europea, que en ese momento estaba en franco progreso.

La modernidad de la vinicultura en California llegó de la mano de un personaje ya citado en otros capítulos del libro: el conde húngaro Agoston Haraszthy, verdadero ilustrado e innovador. La primera plantación la realizó en San Diego, y después, en 1863, creó el famoso dominio vinícola Buenavista, que aún hoy existe, en el condado de Sonoma. Durante la década de 1860, el gobernador de California John G. Downey nombró a Haraszthy coordinador de la importación de variedades europeas. Este noble húngaro, también escritor, rastreó los países vitícolas europeos y acabó enviando a California 300 variedades distintas, muchísimas de la Europa central, danubiana, italiana, y de la región del Adriático: traminer, barbera, primitivo, pinot grigio, pinot blanc, chardonnay, tokaj y pinot noir, entre otras muchas.

En 1867, California y la costa este quedaron unidas por el ferrocarril cuando se ensamblaron las vías férreas de la Central y la
Union Pacific, las dos compañías ferroviarias que, saliendo de cada
extremo del país, crearon el ferrocarril transcontinental. Para el
vino de California fue un impulso definitivo, histórico, pues permitió su comercialización en los ricos mercados de Nueva Inglaterra y
Virginia y en los estados industriales de Ohio. Además, los vinos de
California llegaron también por este camino a Europa, donde causaron un impacto extraordinario. Por último, también la filoxera
visitó California. El Wine Bureau de California luchó eficazmente
contra la plaga, y los viñedos, como en Europa, fueron restituidos.
1882 fue un año muy importante para el vino californiano, pues se
fundó la magnífica bodega Greystone Cellars de la congregación
de los Hermanos Cristianos (Christian Brothers) en el Camino de
Santa Helena (la milla de oro) del condado de Napa, y así el vino
monástico regresaba a California, aunque ahora la libertad religiosa ya estaba consagrada. Los hermanos cristianos elaboraron y elaboran grandes vinos. La unión de esta orden y el *terroir* del valle de
Napa daría uno de los grandes «zin» (zinfandel). De hecho, en Europea los conocemos por otro nombre, ya que son la conocida Orden de La Salle (Jean-Baptiste de La Salle), nacida en 1680 en la
capital de la Champaña, Reims.

Siglo XX: *ascensión y caída*

Al iniciarse el siglo XX, el sector vinícola californiano tenía ciento
treinta años de edad, pero su desarrollo había sido espectacular.
Superó la lejanía de los centros de producción de la industria auxi-
liar, la independencia mexicana de España, la desamortización salvaje de las misiones franciscanas, el pase de soberanía de México a
Estados Unidos, la fiebre del oro, la mixtura de los anglosajones
con los hispanos, la filoxera, una grave crisis económica continental, había plantado con éxito ochenta variedades europeas (solo
entre 1880 y 1886 se plantaron 20.000 nuevas hectáreas) y creado

un importante servicio público oficial vitícola y una facultad de
enología en la Universidad de Davis (con una estación vitícola ex-
perimental dependiente de ella). La prensa de la costa este citaba
ya a California como una de las zonas vinícolas más importantes
del mundo, y en la década de 1890 producía más de 30 millones de
galones. El inicio de la nueva centuria parecía anunciar una época
de fortuna y gloria, pero jamás debemos suponer nada. Antes de la
Primera Guerra Mundial, el vino californiano ya tenía una buena
introducción en mercados como Japón, Panamá y la Columbia británica, e incluso llegaba a Inglaterra, Francia, Bélgica, Suiza. En
1920 se aprobó la 18.ª enmienda a la Constitución, que establecía
la prohibición para todo el territorio estadounidense de la manu-
factura, comercialización, distribución y venta de licores y productos alcohólicos. Esto detuvo de golpe la actividad de las bodegas;
solo unas pocas fueron autorizadas para elaborar vinos destinados
a la liturgia religiosa, y otras elaboraron paquetes envasados al vacío de uvas secas para el consumo particular, pues se autorizaba la
vinificación para autoconsumo en los domicilios particulares.
Groucho Marx recuerda en sus memorias *Groucho y yo* el sabio
consejo de su padre (eran alsacianos de origen) en su lecho de
muerte: «Y recordad, hijos míos, que el vino se hace también de las
uvas». La ley seca, como se la llamó, se puede entender en el contexto humano e histórico, la lacra del alcoholismo que la gran expansión americana (industrial, laboral, espacial) había generado
en el último tercio del siglo xx: los hombres eran explotados, frustrados y arruinados, caían en el abismo del alcohol despilfarrando
sus salarios y arruinando a sus familias, generaban violencia contra los inocentes de su familia (sus mujeres e hijos)... Así que con
razón el resurgimiento religioso protestante de esa época, las sufra-
gistas y el movimiento feminista hicieron de su objetivo la prohibición del alcohol. Esta circunstancia sin embargo abrió las puertas
del infierno a muchas fuerzas ocultas en la sociedad, y todo se
agravó además por la gran crisis del 29, la gran depresión, que extendió estos males, pues la gente se dedicaba al contrabando de alcohol para poder vivir. Las mafias se aprovecharon y se convirtie-

ron en un estado *condottiero* sumergido que amenazaba el futuro de la nación. En 1933, la 21.ª enmienda a la Constitución puso fin a la prohibición y cada estado pasó a ser el regulador local de la distribución y venta de los productos alcohólicos, entre ellos el vino. Las vinerías californianas pudieron trabajar de nuevo, pero con limitaciones legales y contingentes operativos que aún hoy existen en muchos estados. Trece años de ley seca produjeron una impronta socioeconómica muy especial en los operadores y la actividad vitivinícola. California tardaría en recuperarse tanto, que hasta 1966 no se construiría una nueva bodega.

Doce años después estalló la Segunda Guerra Mundial; el Pacífico esta vez fue un gran teatro de operaciones, y California, con su gran estructura industrial y especialmente la naval, dio un gran salto adelante, pero unas bodegas estuvieron en *standby* y otras cerraron. No fue hasta bien entrada la década de 1950 cuando un enólogo ruso formado en Francia, André Tchelistcheff, fue contratado por la mítica familia Latour (patriarcas del vino francés) para relanzar su bodega californiana, Beaulieu Vineyards, en el valle de Napa, cuyo cabernet había sido el preferido del presidente Roosevelt. Este enólogo consiguió unos excelentes cabernets de uvas maduras y cepas viejas; por ejemplo, el Georges de Latour Private Reserve. Tchelistcheff introdujo nuevas técnicas en la depauperada enología californiana: la fermentación controlada en los depósitos de acero inoxidable y la fermentación maloláctica en las barricas. También acompasó el ciclo de la uva con el *climb* organizando las prácticas vitícolas específicas para cada variedad. Asimismo, compartió estas técnicas con otros viticultores y bodegueros, lo que hizo mejorar notablemente el nivel cualitativo de las vinerías californianas. Lo mismo hizo el padre de la moderna industria vinícola de California, Robert Mondavi. Este gran vinatero de aspecto senatorial, de patricio romano, venía de una antigua familia vinatera americana. Sus estancias en Europa le enseñaron que el nivel de elaboración debería mejorar mucho. Además, y como él decía, «los grandes vinos del mundo están producidos por solo diez variedades». Él se concentró en las cinco primeras: cabernet sauvignon, chardonnay, sauvignon blanc, pinot noir y johannisberg riesling. Su familia no aceptó la propuesta, pues estaba apegada a las ancestrales mission y la zinfandel, por lo que Mondavi se independizó del todo. Entonces construyó su famosa bodega en el valle de Napa, de la cual fue el capitán. Mondavi modernizó el vino con su interés por las calidades y por programas de relaciones sociales. Su plan de enoturismo no solo fue pionero, sino también modélico. La pedagogía aplicada en las visitas, su programa de cocina relacionada con el vino, sus conciertos en el patio de su «franciscana» bodega, ya en la década de 1970, hicieron del vino un producto cultural y gastronómico por vez primera y definitiva para los ciudadanos estadounidenses. Inolvidables siguen siendo sus cabernet y su fumé blanc (sauvignon blanc), y más tarde su zinfandel, que causaron un impacto total en la década de 1980, como pudieron ver todos aquellos que visitaron su *stand* en la feria mundial del vino de VINEXPO, en Burdeos. Pero antes incluso se había producido el aldabonazo de la entrada en escena de los vinos de California en el que se llamó «el Juicio de París», en 1976, cuando los franceses organizaron un duelo amistoso entre los mejores vinos californianos contra los mejores de Burdeos y Borgoña. Este tipo de competición era ya una constante histórica en el siglo XIII, el rey francés Felipe Augusto (el último de los Capetos) organizó la llamada «batalla de los vinos» durante la cual se cataron los históricos caldos de la época, casi todos conocidos por su toponimia de la que procedían. En esta ocasión, cuando se descubrieron los orígenes de los vinos premiados (la cata fue a ciegas), se supo que ganaban los californianos, que habían superado a los grandes vinos franceses. Naturalmente hubo un *shock* internacional y una depresión francesa: los hijos habían superado a los padres. Y aunque hubo quien recordó luego que los grandes vinos franceses llevados a concurso eran de cosechas recientes —y estos grandes *crus* dan lo mejor de sí en el tiempo—, tuvieron que reconocer la gran valía y fina calidad rozando la perfección varietal. Los vinos triunfadores fueron el Stag's Leap (cabernet) y el Château Montelena (chardonnay).

La milla de oro

¿Cómo sucedió este milagro que permitió a los vinos californianos dar el salto a la *pole position* vinícola mundial? Después de sesenta años de crisis, prohibición y guerras, de largas fases de retroceso y abandono, los vinos californianos estaban situándose de nuevo allí donde ya habían estado, «una de las principales regiones vinícolas del mundo», como decía *The New York Times* en 1870. Tal como entienden los retos los estadounidenses, se ve que no miraron atrás y que su renacimiento fue una mezcla de ingenio, rigor, procedimiento, impulso juvenil, capacidad de abstracción y planificación. Comprendieron la gravedad de la situación y tuvieron la visión de lo que querían, sin lamentos ni resignaciones, y conectaron otra vez la máquina del progreso. Hoy en día, California es una zona vinícola de referencia mundial, su Facultad de Enología de la Universidad de California en Davis está al nivel de las mejores (Burdeos, Montpellier, Dijon, Tarragona, Adelaida). Su instituto vinícola, el California Wine Institut, es modélico. Se suele llamar a este proceso histórico *the californian wine revolution*. Se originó en el valle de Napa, pero se extendió a los demás condados vinícolas de California. Quien mejor lo ha explicado, aparte de Robert Mondavi, su creador, fue Charles L. Sullivan, escritor de vinos y profesor. En el prólogo a su libro *Zinfandel: a History of a Grape and its Wine*, escribe: «Yo no fui un amante del vino hasta mis veintitantos años; bebía cerveza en las comidas familiares mientras los demás bebían vino... Pero todo cambió cuando a mediados de la década de 1950 mi esposa y yo fuimos atrapados por ese entusiasmo, lo que llamaron luego la *wine revolution*, que es cuando el vino se introdujo en las comidas de muchos americanos; mi primer amor fueron los vinos dulces alemanes, pero todo se convirtió en pasión cuando descubrí el cabernet sauvignon californiano, y los tintos de Burdeos. Mi primer gran vino me lo vendió André Tchelistcheff, el famoso vinatero de Beaulieu Vineyards, cuando en el *tasting room* de esta bodega caté en 1961, durante nuestro primer viaje al valle de Napa, un BV 1956 Private Reserve Cabernet Sauvignon».

La base de ese éxito enológico, que tanto ha influido en los vinos de otros países de todo el mundo vinícola, fue la coexistencia de una condición climática singular, una naturaleza favorable a la viticultura, una enología avanzada para conseguir en las vinificaciones una mayor y más natural expresión varietal, una combinación equilibrada entre la frutosidad de la baya y la madera de la barrica, una potente relación social con los operadores comerciales y otra más potente aún con el consumidor final, mediante el enoturismo y las actividades en las bodegas; y, por último, unas magníficas vinerías de gran valor arquitectónico, histórico, tecnológico y vinícola. Su mayor expresión se ve en el Camino de Santa Helena, en el valle de Napa: la muy conocida, valorada y disfrutada «milla de oro». A lo largo de 30 millas y sobre un suelo feliz y fértil (*napa*) se alinean algunas de las mejores vinerías del mundo y unos viñedos superlativos en expresión frutal y vitícola. La lista impresiona: Krug (la histórica *maison* de la Champaña que se instaló también en Napa), Trefethen, los Christian Brothers o Greystone Cellars, Bourn & Wise Cellar, Beringer (nada más y nada menos que otra gran casa de la Champaña), Robert Mondavi (imprescindible visitarla), Stag's Leap (triunfadora del Juicio de París), Beaulieu (la mítica casa del *New Deal*), Sterling Vineyards, Château Montelena, Martini (sí, la gran *chiesa* italiana), Rutherford Hill, Freemark Abbey... Todas ellas excelsas vinerías en tecnología y viticultura, injertadas en sus viñedos, con sus dominios vitícolas, y sobre unos suelos que son el resultado de una acción geológica que ha dado esta riqueza vitícola.

Durante los últimos sesenta mil años, el río Napa depositó sobre su llanura fluvial suelos apropiados para el cultivo de la vid, y sobre todo el paisaje, las sierras cercanas, el valle, los viñedos y los bosques. La antigüedad de las bodegas también habla de su importancia: Beringer data de 1876; Château Woltner, de 1877; Concannon Vineyard, de 1883, y Château Beaulieu, de 1900. Otras son más recientes, pero ya tienen décadas de historia acumulada.

Siguiendo la tradición de los fundadores del país, las mujeres catalanas han vuelto a dejar su impronta. En 1975 Marimar Torres, de la casa Torres del Penedès, se instaló en Russian River Valley, condado de Sonoma, y creó una bella vinería que llamó Marimar Estate. Sus grandes vinos, el Acero Chardonnay y el Don Miguel Vineyard-La Masia, están entre los mejores del mundo. El Acero Chardonnay es para mí el blanco de esta variedad que mejor expresa, y de forma más pura y natural, el *feeling* varietal de la chardonnay entre todos los del mundo, que son multitud. Se llama Acero porque su vinificación ha sido realizada solamente en depósitos de acero inoxidable, en los que la pureza e intensidad frutal de sus uvas se convierte en aromas limpios, naturales, frescos y, como dice su hacedora, «su textura cremosa y su elegante final de boca realza la pureza de la fruta». El tinto Don Miguel Vineyard es un clásico pinot noir; de hecho, un gran pinot noir, de los mejores del mundo. Russian River Valley, por orografía, clima y viticultura, es junto con la Borgoña y la isla Norte de Nueva Zelanda, el mejor *terroir* para esta uva. Don Miguel Vineyard-La Masia tiene un gusto elegante, bien equilibrado entre fruta y crianza, y su estructura enológica, de fina combinación entre la acidez, frescura, frutosidad, alcohol y azúcar residual, es una gloria bendita. Y de esta bendita apelación es el nombre de otra gran vinería californiana, la de Gloria Ferrer, llamada así por el nombre de la líder y matriarca de esta familia catalana, propietaria de Freixenet, que en 1980 se estableció en Sonoma y Carneros, donde se hacen los mejores espumosos del mundo fuera de la Champaña y de la D. O. Cava. Naturalmente, con el método tradicional. Su Cuvée Carneros Gloria Ferrer es un espumoso *vintage* exquisito, de lo mejor que se puede probar, con un 53 % de pinot noir y elaborado con el sistema *blanc de noirs*, consistente en prensar una uva tinta de pulpa blanca, para luego, en una rápida extracción, conseguir un mosto limpio sin apenas color, lo que permite vinificarlo como un blanco. Es muy longevo y, como los champanes, se puede beber 12 años después de su vendimia. Su chardonnay es también excelente. Sonoma y Carneros son, en mi opinión, las mejores zonas, fuera de la Borgoña, para estas dos variedades. Su clima fresco, su nivel de lluvias, las colinas orientadas como las *côte rotie*, las más soleadas... contribuyen a ello. Completando este retorno catalán al origen de California, Codorníu creó su bodega californiana Artesa. Fiel a su estilo, que consiste en relacionar la actividad con el paisaje, Artesa, al igual que Raimat, está integrada en el terreno y su valor paisajístico incrementa gracias al respeto al medio donde está instalada. El edificio es de blanca belleza y estilo neomodernista; en su patio hay una imagen de la Virgen de Artesa, la que preside el pueblo de Artesa de Segre, comarca del Segrià (Cataluña), donde hace ahora ciento dos años se creó el dominio vinícola Raimat junto a sus viñedos. Situado en la parte sudoccidental del valle de Napa y perteneciente a la American Viticultural Area (A. V. A.) Carneros, desde lo alto de su colina se divisa la bahía de San Francisco, sus viñedos y parte del valle. Su Artesa Estate Reserve (reserva de la finca) es un pinot noir con buena estructura (14,5°) y una exquisitez de finura y frutosidad madura y elegante; un pinot noir en toda su expresión. Su Artesa Chardonnay Estate Vineyard Block 92 (reserva de la finca de una parcela determinada e identificada) es una esencia concentrada de la fruta pura de la chardonnay debido a la intensidad fructosa de sus bayas, con cítrico fresco, de completa textura en la boca; un blanco muy equilibrado de aromas concentrados que, además de saber a frutas maduras, tiene un elegante aroma floral (jazmín).

Estas vinerías catalanas asentadas en California, de femenino nombre, tienen una *wine legacy* de aquel espíritu de las mujeres catalanas y mallorquinas que llegaron en histórica y rememorada fecha para acompañar a sus maridos en la colonización de esta tierra de promisión.

Zinfandel, the mysterious grape

Con el habitual espíritu economicista que los anglosajones aplican a todo, las palabras, oraciones, toponimias... no se iban a escapar. Así, puedes pedir en el *wine bar* de una bodega de «Cal» (California), en la milla de oro, un «cab» y te darán un vino hecho con cabernet sauvignon, y un «zin» y te servirán una copa de zinfandel. Este es el nombre de la que se considera la uva autóctona de California, junto con la mission grape (la uva de la misión). La mayor parte de zinfandel está plantada en los distritos vinícolas de Kern, San Luis Obispo, Fresno, Madera, San Joaquín, Napa, Sonoma, Mendocino y El Dorado. Esta es una variedad tinta de porte erguido. Tiene unos sarmientos de color pardo amarillentos con estrías longitudinales y cubiertos con pruina malva; sus hojas son pentalobulares, con senos laterales marcados; el haz es de color verdoso y el envés, además de verde más claro, es algodonoso; los racimos son largos, troncocónicos y compactos; las bayas son bonitas, de forma esférica, de tamaño mediano y de color negro azulado, ese azulete tan característico de las variedades de este tipo, y la pulpa del grano es muy jugosa, sensible a la podredumbre. Esta variedad tiene un ciclo medio-largo, y la maduración es casi tardía (a finales de septiembre).

La zinfandel hace unos vinos muy pigmentados y con buena graduación (14°), su perfume es herbáceo seco (rastrojo de cereal viejo) y ahumado, pero también a frutas maduras de sabor fino y elegante, de gusto untuoso, sabor a regaliz y algo especiado. En la crianza desarrolla aromas maduros y de repostería (bizcocho) muy atractivos, y un posgusto a confitura francesa. Vendimiada fresca, no da buenos vinos; tiene que alcanzar su justa madurez, sin pasarse, ya que sobremadurada es desequilibrada. Grandes zinfandel son el mítico vino de los Christian Brothers, Beringer, Clos du Val Stags Leap, Fetzer Vineyards, Kendall Jackson, los dos de Ridge Vineyards, con sus marcas Zinfandel Lytton Springs y Zinfandel Geyserville, el Sonoma Zinfandel de Sebastian Vineyards, el Strafford Zinfandel de Amador County y el Zinfandel Sutter Home Winery del mismo condado. Magnífico y entrañable es el zinfandel de Dry Creek Vineyards, en Alexander Valley.

El estilo de los vinos californianos

Un país con una extensión vitícola, de norte a sur, de más de 1.000 kilómetros, 240.000 hectáreas y 80 variedades tiene una gran diversidad de tipos de vinos a los que responde su gama amplísima de estilo definición. Sus diecisiete regiones vinícolas diversas tienen 103 AVA (2016), que corresponden a la filosofía del origen semejante a las D. O./A. O. C., y se reparten por los tres niveles clásicos: comarcales (condados), regionales (distritos) y estatales (estado de California). Pero California no solo es diversa por sus más de 80 variedades, ni por la distancia de norte a sur (la misma que hay desde la Campania hasta el Friuli); también lo es por haber sido la tierra de recepción de la cultura vinícola de los diversos países vinícolas europeos: Francia, Italia, España, Alemania, Portugal o Hungría.

Como ya he señalado, fue en Napa donde empezó esta revolución. Hace más de treinta y cinco años que Robert Mondavi creó su fumé blanc, nombre que utilizó para calificar a su sauvignon blanc. Este blanco siempre me ha hechizado, y repito de nuevo que el del valle de Napa es para mí el mejor del mundo. Muy acertadamente Mondavi lo llamó fumé blanc, y no solo porque es una sinonimia de la sauvignon blanc, sino por ese aroma y sabor tan característico que tiene de ahumado, de salazón. Para un mediterráneo enamorado de las salazones de la comarca de La Marina del País Valenciano, de esas huevas, mojamas, *capellanets*..., encontrar un vino que marida tan perfectamente con esos bocados gastronómicos, mientras expresa una finura de esencia, una frutosidad tan elegante, un sabor tan fino y acariciador... es una experiencia maravillosa. El sauvignon blanc de Napa ha sido siempre una copa de placer e inspiración cultural. El sauvignon blanc de St. Supéry, del valle de Napa, muestra una característica muy «francesa» en su excelsa calidad debido a la influencia de su propiedad, que es de una empresa del sur de Francia. Qué grande es también el famoso Frog's Leap, que es un 100 % sauvignon blanc de la AVA Rutherford. El de Wente Vineyards, selección familiar, varietal de la AVA Livemore, sobre la bahía de San Francisco, une al gusto ahumado ese rico sabor salino que tan ideal hace este vino para pescados y mariscos. ¡Ah, ese *bouquet* de la sauvignon blanc, qué rico es!

California tiene variedades singulares en su amplísimo panel: la uva mataró, sinonimia de la mourvedre o monastrell, es una de ellas; otra es la carignan. En los condados más cálidos muestran todo su fulgor. Como el Cline Mourvedre Ancient Vine (cline de cepas viejas de monastrell), que da 15,3° en el condado de Contra Costa. Así como otros mourvedres-monastrells como el Edmunds St. John, el Old Telegram de Bonny Doon, el Sean Thackrey y el Jade Mountain, cuyo paisaje hace honor a su nombre. Los carignan surgen como en el Languedoc: plenos, expresivos, tánicos de buen color y de buena crianza. Son como, en el Pays d'Oc, vinos balsámicos, minerales y maduramente afrutados. Y el exquisito carignan de Pellegrini *family vineyards*, del sur de San Francisco, con sus intensos aromas afrutados y carácter maduro. California da, pues, excelentes carignans gracias a su suelo y su clima, y la buena adaptación de este estilo de vinos, como vemos en el grande de Pellegrini, el Trentadue de Old Patch y el especiado La Jota de Jackson *wine family* del mismísimo valle de Napa.

El meritage

El neologismo anglosajón *meritage* surgió de combinar la palabra *merit* y el sufijo *age* de *heritage*, es decir, la suma de mérito y tradición, herencia. Es una marca colectiva destinada a definir los vinos ensamblados de alta gama con que se define el estilo de vinos clasificados de California. Existe una asociación de *winegrowers* del *meritage* que es la que da derecho de uso además de la obligación de que la variedad expresada en la etiqueta signifique el 75 % del *coupage*. La acepción puede aplicarse a los tintos y a los blancos. En los tintos, la cabernet sauvignon y, en menor medida, la cabernet franc, la merlot y la malbec son las variedades más presentes;

en los blancos son, naturalmente, la sauvignon blanc, la semillón y la muscadelle en menor medida. Este nombre está en la etiqueta y clasifica hasta tal punto el vino que la lleva que los restaurantes californianos tienen en la carta una separata para indicar estos vinos, que son una jerarquía aparte. Finalmente, el *meritage* surgió como una consecuencia lógica del éxito y la evolución de los grandes «cabs» del valle de Napa cuando fueron la punta de lanza de la *California wine revolution* en la década de 1970. Aquel *élan* había que aprovecharlo, ordenarlo y clasificarlo (recuerden aquella conocida frase del barón de Rothschild: «Si al final todo vale, finalmente nada valdrá»). Las fincas (*estate*) son la base de la pirámide con la que construir esta ordenación que, con todo, tiene muchas menos restricciones que el sistema original francés. En el centro de este estilo, formando la espina dorsal de su *blend*, está la cabernet sauvignon, que es el 20 % de la superficie vitícola de California, debido a la dispersión de su encepamiento o panel varietal. Han sido los grandes «cabs» de Napa los que han conseguido la máxima finura y elegante expresión —y con capacidad de madurar— de estos grandes vinos, de sus *coupages*. El cabernet californiano expresa muy bien su *feeling* varietal con la riqueza en el gusto a vainilla, su expresivo aroma a pimiento y trufas del bosque; su elegante recuerdo a cerezas, arándanos y otros frutos negros del bosque. La cabernet sauvignon en California tiene otra gran virtud en la crianza, pues le permite mantener su carácter varietal y regustarse a sí misma. Se utiliza una cultura de crianza para envejecer el vino que es bastante diversa; hay barricas de roble francés, pero también de roble americano, y a veces son barricas nuevas, otras son viejas (de tres usos), de diversas capacidades (*futs* de 300, 400 y 500 litros) y jugadas con habilidad por sus *winemakers*. En el *blend meritage* se utilizan otras viníferas, pero fue con la cabernet sauvignon que se hizo su estilo. Su *label* se hizo famosa en la década de 1930, cuando acabó la prohibición; la calidad estaba ya ahí. Además de los cabernets ya mencionados y clásicos, encontramos otros más recientes, como el Niebaum de Francis Ford Coppola, el gran director de cine, que lo elabora en Rutherford sobre la base del antiguo viñedo de Inglenook. También están los magníficos cabernet sauvignon de esa *little big winery* que es Dry Creek Vineyards y su gran *meritage*, auténtico *blend* con 75 % de cabernet sauvignon, y el resto de cabernet franc y merlot. Tan clásico como el Clos du Val, *le petite france* del valle de Napa; o el cabernet de Concannon Vineyards de Livemore, y el mítico Glen Ellen, de Bedrock. El de Newton, de inspiración franciscana, con un sugestivo aroma a cedro y aceitunas negras de olivos ancestrales, es tánico y muy elegante. El varietal de Christian Brothers fue uno de los grandes seductores de Napa, hecho 100 % de cabernet sauvignon y criado en roble Limousin durante año y medio; resultó seco y algo astringente, pero especiado, elegante y muy longevo, uno de esos vinos que se abren en una cata años después y aún está fresco por su bajo pH y su alta acidez; va muy bien con sus más de 13° y nulo azúcar residual, y es un Napa Red rico, complejo y robusto.

Fue con esta nueva visión del vino, la combinación de la fruta y la madera, la continuación de fermentaciones en las barricas, el clima y el suelo de esta «isla de perlas y oro», como los caldos de California cambiaron el mundo del vino.

AUSTRALIA, AL OTRO LADO DEL MUNDO

Al otro lado del mundo de Australia está Europa, y viceversa, claro está. Hablar de Australia como un país vinícola es imposible, porque es todo un continente. Desde la zona vinícola más occidental de Australia Occidental hasta la costa de Victoria, en la otra punta sur (oriental) de esta isla continente, hay más de 3.000 kilómetros (más distancia que la que separa La Rioja del Tokaj, al nordeste de Hungría). Este continente tiene 7.692.000 kilómetros cuadrados (como once veces Francia) y posee 163.000 hectáreas de viñedos.

La viticultura y el vino llegaron de manos del gobernador británico sir Arthur Phillip, que al desembarcar en Sydney Cove plantó en su jardín del palacio de gobierno las primeras viñas.

Australia había sido una tierra imaginada, deseada antes incluso de descubrirse. Los geógrafos de los siglos XVII y XVIII decían que tenía que haber por fuerza un continente en el océano del hemisferio sur, la *Terra Australis*. Fue el capitán Cook quien, en 1769, en su primer viaje al Pacífico Sur a bordo del *HMS Endeavour*, contorneó y alzó mapas de las costas australianas, y al llegar a una bahía edénica la bautizó como Botany Bay (bahía Botánica), capturado por la diversidad de especies allí encontradas. Australia fue en sus inicios una colonia penal británica en la que los condenados tenían que trabajar y alcanzar la libertad al final de años de esclavitud.

La difusión de la viticultura organizada se debió al escocés James Busby, que consiguió transportar 342 vides desde Europa. Como es natural, la vid era desconocida en esta zona del mundo. La colonia penal empezó a recibir colonos y a liberarlos tras cumplir su condena. Los lotes de tierra distribuidos empezaron a crear el paisaje agrícola de Nueva Gales del Sur tal como se conoce hoy en día. Pero entre 1809 y 1821, el gobernador de Australia, Lachlan Macquarie, un escocés de las Hébridas, además de déspota ilustrado, se reveló como organizador social y gran urbanista. Junto con un arquitecto deportado, Macquarie diseñó el bello urbanismo de Sidney. Para evitar la dependencia de importación de alimentos, estableció poblamientos agropecuarios en las fértiles llanuras del río Hawkesbury y las montañas Azules (Blue Mountains), donde la vid ocupó un espacio. Sobre esta nueva y organizada estructura se asentó la nueva burguesía australiana, cuyos miembros y apellidos están ligados a la explotación vinícola desde su inicio; hoy en día podemos comprobarlo en las etiquetas al pedir un vino australiano: Penfold, Hardy, Lindeman, Reynell, Wyndham. El desarrollo se paralizó en 1875 con la llegada de la filoxera, y su recuperación posterior estuvo sujeta a los desastres de las guerras mundiales. Solo a partir de 1950 se empezó a escribir la historia moderna del vino australiano. En la década de 1980 se hizo presente en el mercado británico e irlandés, y en la década de 1990 ya había empezado su difusión más allá de las islas británicas. Los australianos eran vinos frescos, afrutados, atractivos, elegantes y más baratos que otros competidores. En los supermercados británicos, los ya establecidos se quejaron desconcertados de la competencia, como suelen hacer los «cartelistas». Pero no tenían razón. Australia no producía unas cantidades ingentes, todo lo contrario, y sus vinos viajaban muchísimo para llegar a los lineales británicos. El precio menor no se debía tampoco a la ausencia de reglas, pues en 1994 se introdujo definitivamente la filosofía del origen con sus figuras locales, las Geographic Indications. Los australianos actuaron de manera inteligente: cuando se crece en producción, hay que segmentarla.

¿Cuál es la clave de la producción australiana? ¿Cómo relaciona producción frente a calidad? Las viñas pueden dar una cantidad de kilos, pero a mayor producción por hectárea, menor concentración y menor calidad. Tres son las razones de que los vinos australianos hayan conseguido un equilibrio entre estos parámetros. No ha tenido mucho que ver en este asunto la conducción de las vides en espaldera, que es más rentable para el coste de la vendimia y poco más. Asimismo, cultivos en espaldera hay y ha habido en Europa desde hace dos mil años.

El primer factor decisivo es el rendimiento de la tierra. Australia era un continente poblado por cazadores recolectores, no había tenido agricultores. A diferencia de las tierras agrícolas europeas, las australianas eran tierras vírgenes cuando hace casi doscientos años se iniciaron sus cultivos, y dieron (y dan) desde entonces gran producción y calidad. Importan mucho las tierras vírgenes o tierras rosas. En superficie hay un suelo marrón de 2 a 50 centímetros que drena bien, después un horizonte petrocálcico, de caliza cementada de 15 centímetros de espesor, muy dura, que es preciso romper antes de plantar en ella. En el tercer estadio hay una capa gruesa de piedra caliza de buen drenaje. Al fondo está la roca saturada, donde se acumula el nivel hidrostático, que por supuesto, por estas razones, es freáticamente alto, en especial en Coonawarra. La segunda razón es la unión entre su orografía de valles fluviales y planicies con el diseño geométrico de sus viñas. El origen etnológico del ordenamiento de la tierra se remonta a la cultura celta que tuvieron los antepasados de muchos de sus viticultores, y por eso crearon esos viñedos «delineados», más que construidos. Las sagradas líneas celtas de los afiligranados libros de sus santos y sabios muestran que esta geometría concentrada es el origen del éxito. Por último, la tercera razón es la gran aportación que ciencia y técnica han hecho a la explotación vitícola, gracias a lo cual producción y calidad consiguieron estabilizar sus valores. El Departamento de Agricultura de la Universidad de Adelaida lleva décadas creando técnicas que han mejorado este equilibrio difícil. Richard Smart y Belinda Stummer han logrado maravillas con sus estudios, que luego han sido experimentadas con éxito en Australia.

¿Y cómo son los vinos australianos? Si la cohesión geoclimática no es posible debido a la dimensión continental que los marca, ¿cómo es su identidad de estilo? Muy posiblemente esa sea la gran revolución del vino australiano, su gran aportación, la extracción por encima del *terroir* del carácter varietal, universalizado y, en este caso, hasta continentalizado. Es un modelo que no se puede exportar, pero la fama la tienen los chardonnay australianos y su syrah, allí llamados *hermitage*, aunque esta es de imposible uso, ya que es el nombre de un gran vino de Francia. Y aunque la mayor parte de las zonas vinícolas reciben una influencia oceánica, incluida sobre todo la de la isla de Tasmania, donde está la interesante zona del mismo nombre, también las hay en el centro del continente, incluso en Alice Springs, no lejos de la mágica montaña de Ayers Rock (Uluru), que además da nombre a un gran syrah. Alice Springs es lo más parecido a una zona árida española. El estilo de los vinos australianos está dominado por las variedades blancas, cuya superficie vitícola es mayor que el de las tintas. Los chardonnay, semillón y sauvignon blanc de Penfold, cape mentelle, lidmans, montrose, clonakilla, mcguigan, casella wines (posiblemente su yellow tail sea el blanco más famoso de los nuevos países vinícolas)... Australia ha tenido un corto pero interesante pasado vinícola y tiene un esplendoroso y exitoso presente; sin embargo, el futuro es el problema. ¿Qué hacer? Esa es la cuestión, la gran cuestión de la Australia vinícola.

LOS VINOS DE CHILE

Dicen que Chile y la educación son lo mejor que han hecho los jesuitas. Hasta el criminal golpe de Estado de Pinochet, Chile era el
país sudamericano de estructura social y política más cohesionada-
mente democrática del subcontinente. En muchos aspectos era
como un país europeo; tenía mucho de Francia, de su cultura positivista y racionalista, así como un entronado valor cultural en el
país, y una gran etnológica derivada del pensamiento abstracto de
los jesuitas vascos. Era algo así como un país de girondinos vinícolas; un concepto a veces difícil de comprender si olvidamos la frase
de Lamartine: «¿Qué son los girondinos? ¡Todos los que no son
jacobinos!».

Chile está situado en el hemisferio sur del continente americano. Es una estrecha fachada oceánica encajada entre los Andes, el
Pacífico y el mar Antártico. Tiene 756.626 kilómetros cuadrados
(sin contar la parte insular y la del Antártico) y más de 15 millones de habitantes; puede reclamar ser el país con la mayor longitud del mundo (4.329 kilómetros de largo), y, naturalmente, al
ser un país que va desde el desierto de Atacama (el lugar con menos lluvia de la Tierra) al Antártico, tiene multitud de climas. Su
mayor ancho es de 468 kilómetros y la parte más estrecha, solo de
90 kilómetros.

Los valles centrales donde están los viñedos se hallan entre la
influencia del clima frío que baja de los Andes y el viento frío proveniente del océano Pacífico producido por la corriente de Humboldt, que se origina en el Antártico, y que al pasar a lo largo de la
costa (Chile tiene 8.000 kilómetros de costa), enfrían los vientos
oceánicos. Estos valles se hallan entre los Andes y una cordillera
litoral que produce una concentración de nubes bajas y niebla. La
altitud media de los viñedos en los valles centrales es de 470 metros. La temperatura media en julio (invierno) es de 20 °C y la pluviometría media anual es de 300 milímetros. La vendimia es en
marzo-abril (lo que nosotros tenemos como primavera), donde tienen una pluviometría de 5 milímetros.

Chile dispone de 200.000 hectáreas de viñedo: 29,9 % de viñedo de blancas y 40,1 % de tintas. Sus variedades principales son:
chardonnay, traminer, riesling, semillón, viognier, moscatel y sauvignon blanc para las blancas, y carménère, cabernet sauvignon,
país, merlot, syrah, pinot noir, tintorera, carignan y cinsaut para
las tintas.

Chile y Perú son elaboradores de un aguardiente de vino llamado pisco, que es un destilado blanco sin envejecimiento en madera.
Una parte de la superficie vitícola tiene el doble registro para vino
y destilado.

Chile tiene la variedad de origen francés carménère como vidueño nacional (una uva tinta de origen bordelés, muy antigua, de
la familia de las cabernet) y cuenta con la mayor extensión de esta
uva del mundo (casi 30.000 hectáreas). Existe también la tinta llamada país (denominada criolla chica en Argentina), muy productiva y de ciclo largo, que estaba en recesión en las últimas décadas
pero que ahora despierta un renovado interés entre viticultores,
bodegueros e instituciones. Un interés bien justificado, pues fue la
primera uva plantada en Chile, llevada desde España; como bien
señaló Alexis Lichine en su *Encyclopédie des vins et des alcools de
tous les pays*, se bautizó así porque a los colonos españoles les re-
cordaba al país de origen. Es una variedad productiva con uvas de
buen gusto, lo que avala que fuese elegida para plantar en el nuevo
país por su doble aprovechamiento para fruta y vinificación. Da
vinos de buen color y sabrosos, pero se desconoce a qué variedad
española corresponde. Cuando fue plantada allí, en el siglo xvi, el
encepamiento español era muy distinto al de ahora. Muchas variedades se han perdido, y más con lo ocurrido por culpa de la filoxera. Por sus características estaría entre la crujillón y la garnacha,
pero vete a saber... Luis Hidalgo, el gran maestro de la viticultura y
uno de los cuatro sabios que esta ciencia ha dado desde mitad del
siglo xx (A.M. Negrul, A.J. Winkler, P. Galet y él), dejó escrito que
podía ser que proviniese de semillas de uvas pasificadas. Chile
también tiene una característica singular y determinante: allí no
llegó nunca la filoxera. Sus vides están plantadas directamente en

pie franco. Son como las milenarias vides europeas hasta la llegada de la filoxera en 1863. Tampoco han sufrido jamás el mildiu, por lo que no hace falta tratar las viñas contra esta criptogámica. La causa es la bondad ecológica de sus comarcas vitícolas, la condición ambiental y la climática, pero también las exigentes e infranqueables —gracias a Dios— condiciones de cuarentena para cualquier importación vegetal en sus puertos, pasos fronterizos y aeropuertos. Allí el Estado ha mantenido su soberanía en las fronteras y la sanidad exterior del puerto no es una cosa baladí. Es por los puertos lo que ingresa en el circuito ecológico, insectos, plantas y animales que no son las propias, que los biólogos califican descriptivamente como «invasoras». Harán bien en mantener esta firmeza el gobierno y los chilenos, pues se juegan su patrimonio vitícola, su negocio y también una reserva vegetal única en el mundo, junto con Chipre.

Las principales zonas vitivinícolas chilenas son: valle del Aconcagua, valle de Casablanca, valle de San Antonio, valle de Leyda, Maipo, Cachopal, Colchagua, Curicó, Santa Rita, Maipo y Chimbarongo. El vecino Pacífico y la cordillera de los Andes condicionan el clima —especialmente en el ciclo despierto de las vides— en todo el Valle Central, donde se ubican esas zonas. Los vientos frescos marinos producidos por la fría corriente del Humboldt, que sube con orientación sur-norte a lo largo de la costa, sumados al viento terral, provoca nieblas y nubes que entran en los valles a través de las depresiones entre laderas de la sierra de la costa, una pequeña y típica sierra prelitoral de entre 300 y 750 metros de cota. Estos factores de buena temperatura de día se combinan con lo que ocurre por la noche, cuando llegan los aires fríos de los Andes, siempre coronados de nieve durante el ciclo despierto de la vid; sumadas estas dos fuerzas, dan lugar a una combinación de noches frías y días calurosos. La consecuencia para la vid es que se incrementa la acidez de las uvas, potencia la maduración fenólica e intensifica un color que resultará estable y dará fuerza a los aromas frutales. Los viñedos de Chile no sufren de falta de agua. Por las ramblas y rieras de agua fresca que llegan desde los Andes y atraviesan el Valle Central, torrentes de nieve fundida circulan hacia el Pacífico, creando, además de un bello paisaje, un edénico medioambiente. A pesar de que hay 1.000 kilómetros de viñedos en dirección norte-sur, las diferencias climáticas son más notables de este a oeste. Los viñedos de las laderas occidentales están a una cota de casi 500 metros sobre el nivel del mar, y los de las laderas de los Andes llegan a más de 800 metros. Por eso encontramos climas mediterráneos y septentrionales, a lo que se añade la mencionada influencia del viento marino. Las cordilleras son determinantes en el vino chileno, por eso la bodega Miguel Torres tiene allí un excelente tinto llamado precisamente Cordillera, en homenaje a este condicionante que hace grandes a los vinos chilenos.

La historia de la vid y el vino en Chile se inició poco después de la expedición de Diego de Almagro para incorporar la tierra de Chile a la Corona de Castilla (1525-1537). La Capitanía General de Chile introdujo la vid entre 1541 y 1554. Las primeras vides fueron plantadas por los jesuitas en las misiones de Colchagua, Maule e Itata. En general, se trataba de cepas de la variedad país, de baja calidad pero abundante productividad. Otros sacerdotes, como Bartolomé de Terrazas y Francisco de Carabantes importaron también varas de viña. A partir de la vendimia en La Serena, valle de Elqui, durante marzo de 1551, dirigida por los encomenderos Francisco de Aguirre y Pedro de Cisternas, se hicieron los primeros vinos de Chile. Las crónicas citan a don Diego García de Cáceres y al soldado Juan Jufré de Loayza y Montesa como algunos de los primeros cultivadores. Estos inicios vinícolas tenían como objetivo, claro está, tener vino para la eucaristía, pero una incipiente actividad vitivinícola estaba ya en marcha en 1560 cuando el presbítero jesuita Alonso Ovalle mencionaba en su informe el cultivo de variedades ya identificadas: moscatel, torrontes, albillo y molar, además de la misteriosa país.

Pero el verdadero desarrollo del Chile vinícola y su extensión territorial no llegó hasta casi mediado el siglo XIX, cuando un agrónomo y enólogo muy capacitado, Claude Gay, presentó un plan al gobierno chileno para la creación de una estación y un vivero ampelográfico. El proyecto fue aprobado y él mismo creó la Quinta Normal, destinada a cultivar las especies más exóticas (para Chile, claro está) y las vides europeas. Este hecho supuso una base capital para que, en 1851, Silvestre Ochagavía Echazarreta —considerado como padre de la viticultura chilena, conocedor de que podría ser uno de los mejores países vinícolas del Nuevo Mundo por sus condiciones orográficas, edafológicas y climáticas— atrajera a un numeroso grupo de expertos franceses y, además, importara miles de esquejes de variedades francesas, que plantó en los valles centrales de Chile. Ochagavía estaba fascinado por las ideas y la cultura francesas, y también por sus vinos. Su exitoso ejemplo cundió y el gobierno apoyó la extensión de la viticultura. La presencia de las variedades francesas como cabernet sauvignon, petit verdot y carménère empezó así en Chile, donde la cabernet es la más extendida hoy, aunque la importancia de la carménère es capital; esto es así no solo para su *coupage* identitario para el *blended* chileno, sino porque en 1851 esta variedad era una de las más plantadas en Burdeos, como ya he comentado, y porque 1851 se sitúa doce años antes de la invasión filoxérica de Francia, y por tanto el viñedo original chileno de esta vinífera es de pie franco: de planta directa, sin injertar. En 1845, la carménère era la segunda variedad plantada en el Médoc, con un poco más de 40.000 hectáreas, solo superada por la carmenet o petit vidure.

A la carménère se la llamaba también cabernelle, y es una variedad muy poderosa, con uvas gordas cónicas de color negro azulado. Da vinos plenos, suaves, que ganan mucho en botella. Tiene una brotación temprana y una maduración precoz. Pero además de estudio y voluntad de recuperación de la tinta país y de la joya carménère, Chile tiene el proyecto Vigno, al que se han incorporado varias bodegas, con el que quiere hacer un vino de alta calidad y gran singularidad de las cepas viejas carignan. Esto es una maravilla, y no todos pueden hacerlo. Las cepas chilenas de carignan están plantadas en pie franco, sin injertar. Las variedades prefiloxéricas producen menos que las injertadas, pero viven más, mucho más, y este proyecto pretende recuperar la cultura histórica expresada por la larga vida de estas cepas. Los tintos bien maduros que tienen una fina evolución y este proyecto excelente conseguirán algún día su propia D. O. Bodegas como Torres y Viña Gilmore están muy metidas en el proyecto. La asociación Vignadores de Carignan del Valle del Maule la dirigen Andrés Sánchez y Eduardo Brethauer, que son además vinateros y viñadores.

Los vinos chilenos han tenido en los últimos veinticinco años un éxito internacional muy grande, y han ido incrementando las hectáreas de cultivo. Esto es gracias a sus finas y singulares calidades, debidas a muchos factores: variedades, condiciones climático-orográficas y el buen hacer de sus viticultores y bodegas. Ayudó a su desarrollo el fin de la dictadura pinochetista, que atrajo inversores y le abrió mercados.

La modernidad y la excelencia de los vinos chilenos empiezan a ser proverbiales. Lo que gusta, y esta es ya una moda y una exigencia cosmopolita, es su mezcla de fresca frutosidad, con la acidez y la golosidad del azúcar residual no fermentado. El *bouquet*, por lo tanto, es espectacular. Gracias a su buena estructura fenólica, su bajo pH y su equilibrio alcohol-acidez, tienen además un buen envejecimiento, aunque el etiquetado de reserva no tiene la

Producción vinícola de Chile en 2015 (en hectolitros)

Zona	Vinos amparados con D. O.	Vinos sin D. O.
Coquimbo	219.875	12.028
Valparaíso	116.282	1.060
Metropolitana	828.402	86.177
LGB O'Higgins	2.904.818	213.204
Maule	3.937.029	636.900
Bío-Bío	103.236	193.539
Los Lagos	169	11
Total	8.109.811	1.142.919

misma exigencia que en España. Reserva, por ejemplo, es en Chile un vino selecto que destaca por su singularidad y calidad, así como por su producción controlada. Las vinerías chilenas son de gran profesionalidad y moderno sentido empresarial, pero con devoción a las tradiciones de la tierra y el viñedo. Concha y Toro (Maipo) fue fundada en el siglo XIX; otras excelentes bodegas son Santa Rita (Santa Rita), Almaviva (Maipo), Miguel Torres (bodega catalana que se instaló en el valle de Curicó en 1980), Carmen (Maipo), Cono Sur, (Chimbarongo), Casa Lapostolle (Colchagua), Echeverría, Errazuriz (Aconcagua) y Caliterra (Colchagua).

LA NUEVA ZELANDA VINÍCOLA

El más pequeño en extensión vitícola de estos nuevos países vinícolas es también el más reciente en sumarse al grupo, no solo porque las primeras viñas se plantaron en 1819, sino porque hasta la década de 1980 Nueva Zelanda no inició su desarrollo vitivinícola de forma normalizada. Desde que el reverendo anglicano Samuel Marsden plantara en la zona de Northland, la punta más septentrional de la isla Norte, hasta hace cuarenta años, la Nueva Zelanda vinícola fue un tobogán de aciertos y errores, prohibiciones y permisos. La neozelandesa era, a finales del siglo XIX y buena parte del XX, una sociedad colonial conservadora y de hábitos y costumbres moderados, y ciertamente alejada del mundo. Situada a 1.600 kilómetros del punto más próximo de Australia, consideró el vino como una bebida alcohólica y peligrosa, y en consecuencia se sucedieron leyes secas hasta que al terminar la Primera Guerra Mundial, y con los soldados acabados de regresar, se hizo un referéndum en 1919 para continuar la prohibición o acabar con ella, en el que venció la decisión de acabar con la ley seca, aunque por poca diferencia. A pesar de la compleja relación de la sociedad con el vino, el gobierno neozelandés había contratado a un especialista, el enólogo dálmata Romeo Bragato (formado en Italia y poseedor de un gran conocimiento técnico-científico), y entre 1890 y 1909 la viticultura y la enología neozelandesas experimentaron un avance importante. Después llegaron nuevas prohibiciones y hasta la Segunda Guerra Mundial, con la presencia de las tropas americanas en el país, no se activó de nuevo el sector. Nueva Zelanda sufrió, además de estos avances y retrocesos, todas las plagas posibles: la filoxera, el mildiu y el oídio. De modo que con idas y venidas, la viticultura y la enología no se desarrollarían de manera consolidada y continuada con normalidad hasta la década de 1980, cuando las prohibiciones fueron eliminadas gradualmente. La más importante y restrictiva era la que prohibía la venta de vino en los supermercados, que hoy en día significa el 40 % de la venta de vino en Nueva Zelanda.

Actualmente, la viticultura y la enología neozelandesas son muy modernas y activas, y elaboran vinos exquisitos, francos y elegantes. Ha sido una evolución rápida y en paralelo a la evolución de la sociedad; ahora es una vitivinicultura abierta, moderna y polisémica, pero con origen.

Nueva Zelanda es un país insular de 268.021 kilómetros cuadrados con dos islas principales (llamadas Norte y Sur) separadas por el estrecho de Cook, y con numerosos y diminutos archipiélagos e islas, en buena parte territorios vírgenes o habitados solamente por técnicos y funcionarios del Servicio de Medioambiente neozelandés. El conjunto de todo el país se extiende más de 1.600 kilómetros de norte a sur, entre el Mar de Tasmania y el Pacífico Sur. Es un país independiente vinculado a la Corona británica a través de la Commonwealth, y cuyo jefe de Estado es la reina de Inglaterra. Tiene un régimen democrático parlamentario muy avanzado. El idioma oficial es el maorí, que se enseña a todos sus habitantes junto con el inglés; también tiene como idioma oficial el lenguaje de signos de la isla Sur. Se trata de un país que crece en población y en todo, y el futuro, no la tradición o la historia, es la clave de los vinos neozelandeses. La isla Norte es la más habitada por sus buenísimas condiciones geográficas y climáticamente diferentes, gracias a su situación austral y longitud del país (coordenadas medias: latitud 41° S longitud 174 E).

El país es de una gran belleza y diversidad, el paraíso en la Tierra. La isla Norte es más grande y tiene extensos bosques de kauris, volcanes y géiseres, y llanuras moduladas y costas recortadas... que la hacen inolvidable. La isla Sur la cruzan sus alpes longitudinalmente y con sus glaciares alpinos, sus frondosos bosques y sus fiordos; parece un regalo que la naturaleza le hizo al hombre. La viticultura se inició en su mayoría en la isla Norte, pero se ha ampliado mucho en los últimos años en la isla más austral, hasta llegar a tener la zona (Marlborough) con mayor número de hectáreas. Desde el punto de vista vitícola, Nueva Zelanda es un potosí. Su viticultura, con esa geometría de parcelación de diseño celta, tan propia de los escoceses, galeses e irlandeses que poblaron las islas, con su enjaezado de viñedos en colinas, ríos y bahías (¡qué belleza la bahía de Hawke!), te hace pensar que es un magnífico sitio para plantar un viñedo, crear una bodega y hacer vinos.

El clima de la viticultura neozelandesa es, naturalmente, diverso. Desde la zona de Auckland, en la isla Norte, hasta la de Queenstown, en la isla Sur, hay casi 1.400 kilómetros, la misma distancia que encontramos en Europa entre las zonas más separadas de la viticultura según las líneas que el profesor Winkler estableció para clasificar las diferencias entre lluvia-insolación y mesoclima que hay entre la Champaña y Alicante. Precisamente el clima ha sido un condicionante para las estrategias de plantación. Las variedades alemanas y también alguna borgoñona como la pinot noir no acabaron de funcionar en la isla Norte, donde el clima es más cálido; por este motivo esta variedad de ciclo corto no dio todo su *feeling* varietal. Sí lo dio en la isla Sur, donde encontró un medioambiente y un clima similares a los de la Borgoña. Nueva Zelanda goza de altas pluviometrías. Las temperaturas medias mínimas son de 10 °C, lo que clasifica a las zonas vitícolas de Nueva Zelanda como de Región I, la misma que tienen Burdeos y la Borgoña, solo que la Borgoña tiene una influencia continental y Nueva Zelanda la tiene oceánica. Los vientos predominantes son del oeste, provenientes del Mar de Tasmania. Los suelos, como corresponde a un país del Nuevo Mundo, son fértiles. En la isla Norte encontramos

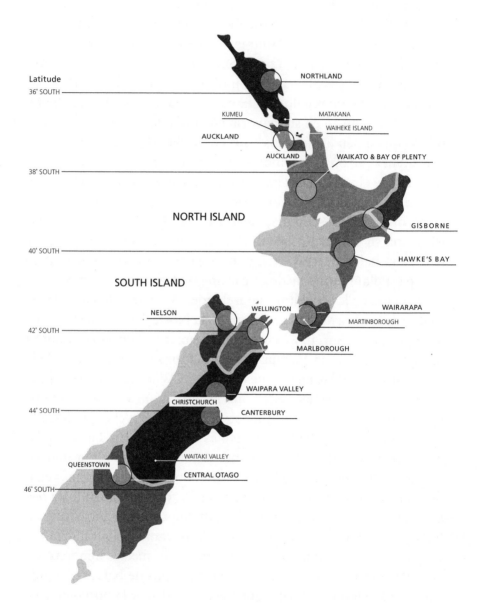

Latitude

36° SOUTH

NORTHLAND

KUMEU

MATAKANA

WAIHEKE ISLAND

AUCKLAND

AUCKLAND

WAIKATO & BAY OF PLENTY

38° SOUTH

NORTH ISLAND

GISBORNE

40° SOUTH

HAWKE'S BAY

SOUTH ISLAND

NELSON

WELLINGTON

WAIRARAPA

MARTINBOROUGH

42° SOUTH

MARLBOROUGH

WAIPARA VALLEY

CHRISTCHURCH

CANTERBURY

44° SOUTH

WAITAKI VALLEY

QUEENSTOWN

CENTRAL OTAGO

46° SOUTH

Mapa de las zonas vitivinícolas de Nueva Zelanda. Imagen cedida por NZ wine.

el típico limo de las tierras no cultivadas; es un terreno franco, terroso, lleno de guijarros, aunque en Auckland y Northland predomina la arcilla y la marga, mientras que en la bahía de Hawke son, naturalmente, tierras aluviales por el arrastre de las laderas asomadas a la bella bahía. En cuanto a la isla Sur, a ambos lados de la cordillera predomina la grava aluvial y la marga de limo aluvial. Existen también áreas de *terra rosa* (losa de caliza), marga y grava aluvial, más tierras de *loess*. En general, son suelos que drenan bien y la relación suelo-viña es favorable al cultivo de viníferas que den vinos de calidad, lo que ha ayudado a la espectacular expansión de la viticultura en esta isla.

Estos agradecidos suelos drenan mal las abundantes lluvias, aunque dentro de medio siglo, con muchos años de cultivo, drenarán mejor, pues la actividad agrícola y su roturación es un continuo acto de entropía sobre la tierra por el trabajo de los hombres y por el de las raíces de sus cepas. Pero esta circunstancia crea aún condiciones de humedad excesiva que atrajo las enfermedades criptogámicas (mildiu, oídio, botritis), contra las que sus viticultores lucharon y padecieron mucho en el pasado. Una de las técnicas más innovadoras de la viticultura mundial en la lucha contra esta plaga es la de la cubierta vegetal, ya utilizada por los viticultores neozelandeses para evitar el mildiu y el oídio.

En 1975 se creó para la administración del vino el Bureau of Commerce y el Wine Institute of New Zealand que ordena, investiga y promociona estos vinos. Nueva Zelanda tiene 36.192 hectáreas de viñedos (dato de 2016, según este último organismo), de las cuales 28.232 son blancas y 7.960, tintas. Tiene 2.040 viticultores, cuya propiedad media es de 17,4 hectáreas.

Las principales variedades tintas plantadas en Nueva Zelanda son: pinot noir (70 %), merlot (16 %), syrah (6 %) y cabernet sauvignon (4 %). Las principales variedades blancas cultivadas son: sauvignon blanc (presente en un 74 % de los vinos blancos), chardonnay (11 %), pinot grigio (9 %), riesling (3 %) y traminer (1 %). Algunas de estas viníferas son el resultado de un proceso histórico de prueba y error. Finalmente, Nueva Zelanda encontró su estilo

Superficie por zona en cada isla

Isla Norte		Isla Sur	
Zona	*Hectáreas*	*Zona*	*Hectáreas*
Northland	64	Marlborough	24.020
Waikako & Plenty Bay	16	Canterbury-Waipara Valley	1.436
Auckland	350	Central Otago	1.943
Gisborne	1.448	Nelson	1.169
Bahía de Hawke	4.744		
Wairarapa	1.002		
Total	7.624	Total	28.568

Fuente: Wine Institute of New Zealand (2016).

de vinos con las variedades francesas, sobre todo con sus complejos pinot noir, sus merlot de gran estilo, sus especiados syrah, sus fragantes sauvignon blanc y chardonnay, que son las uvas emblemáticas con las que se hacen en la era moderna los grandes vinos neozelandeses, que ya son apreciados en muchos países por su elegante expresividad. La sauvignon blanc es, junto con la de California, de las mejores fuera de su cuna histórica francesa, y la syrah da la talla frente a los grandes hermitage del Ródano. En la bahía de Hawke se hacen grandes cabernet sauvignon y los chardonnay de las bahías son de una finura y exquisita modernidad. El sauvignon blanc neozelandés es un emblema vinícola, como el pinot noir de la Borgoña. Nueva Zelanda exporta 211,6 millones de litros de vino, un 85 % de sauvignon blanc, cuyos principales consumidores son Estados Unidos, Canadá, el Pacífico y el Reino Unido. Es el futuro y no el pasado lo que ha construido la identidad y la calidad de este vino, porque decir Nueva Zelanda y vinos modernos con personalidad es lo mismo. Los aficionados al vino saben conocer e identificar un Cloud Bay o un Isabel, ambos hechos con sauvignon blanc, un Montana (cabernet sauvignon), un Stonecroft (syrah), un Coleraine (cabernet y merlot), un Te Mata (gamay noir), un Bullnose (syrah) o un Martinborough (pinot noir), que ya tienen fama de estar entre los grandes vinos del mundo. La visión de futuro de estos vinateros ha sido uno de los procesos más interesantes de estudiar (¡y más exitosos!) en todos los aspectos.

Las bodegas neozelandesas son otra de sus maravillas, pues están integradas en el paisaje siguiendo una política de sostenibilidad y de cultivo biodinámico, y en su mayoría practican con éxito el enoturismo. Acompañada de una rica cocina neozelandesa, todas esas vinerías, que disponen de magníficas terrazas desde las que ver el paisaje del *trail* vinícola, constituyen un activo en la economía vinícola del país. El futuro próximo de Nueva Zelanda es esplendoroso. Es el país del futuro para el vino.

BIBLIOGRAFÍA CONSULTADA

Adams, Geoff, *et al.*, *Vinos del mundo*, Guías Visuales Espasa, Madrid, Espasa Calpe, 2006.

Albela, Eduardo, *El libro del viticultor*, Valladolid, Maxtor, 2008.

Anuario del vino español, Valencia, Sucro, 1984.

Aué, Michèle, *Los Templarios*, Sant Cugat del Vallès, MassMarketPaperback, 2005.

Ben Ami, Shlomo, y Medin, Svi, *Historia del Estado de Israel*, Madrid, Rialp, 1981.

Bettonica, Luis, *Los cavas de Cataluña*, Barcelona, Trébol, 1984.

Blasco-Ibáñez, Vicente, *La bodega*, Madrid, Cátedra, 1998.

Bone, Arthur, *Cómo elegir y saborear los vinos*, Barcelona, Blume, 1981.

Bordeaux et ses vins, Burdeos, Éditions Féret et fils, 1991.

Brillat-Savarin, Jean Anthelme, *Fisiología del gusto*, Barcelona, Iberia, 1979.

Broadbent, Michael, *Guía para conocer y degustar los vinos*, Barcelona, Folio, 1982.

Brown, Stephen R., *Escorbuto*, Barcelona, Juventud, 2005.

Brunet, Raymond, *Le materiel viticole*, París, Baillière et Fils, 1910.

Cadet de Vaux, Antoine Alexis, *Arte de hacer vino*, Valladolid, Maxtor, 2003.

Cahill, Thomas, *De cómo los irlandeses salvaron la civilización*, Madrid, Debate, 1998.

Chauvet, M., y Reynier, A., *Manual de viticultura*, Madrid, Mundi-Prensa, 1984.

Ciurana, Jaume, *Els vins de Catalunya*, Barcelona, Generalitat de Catalunya, 1980.

Clarke, Oz, *Vinos del mundo: atlas de los vinos y regiones del mundo*, Barcelona, Time Life Books, 1988.

Comenge, Miguel, *La vid y los vinos españoles*, Madrid, CD Form., 2005.

Compés López, Raúl; Castillo, Juan Sebastián, *et al.*, *La economía del vino en España y en el mundo*, Almería, Cajamar Rural, 2015.

Cook, Charles, *Bordeaux: Its Wines and the Claret Country*, Londres, Longman, Brown, Green and Longman, Paternoster-Row, 1846.

Domine, André, *El vino*, Potsdam, Ullmann, 2008.

Domingo, Xavier, *El vino, trago a trago*, Madrid, Penthalon, 1981.

Dumas, Alejandro, *Los tres mosqueteros*, Madrid, El País Aventuras, 2004.

Eiximenis, Francesc, *Com usar bé de beure e menjar*, Barcelona, Curial, 1983.

Estrabón, *Geografía de Iberia*, Madrid, Alianza, 2007.

Frankel, Charles, *Land and Wine: The French Terroir*, Chicago, University of Chicago Press, 2014.

Galet, Pierre, *Dictionnaire encyclopédique des cépages*, París, Hachette, 2000.

—, e Hidalgo, Luis, *Cuaderno de ampelografía (enciclopedia del vino)*, Barcelona, Orbis, 1987.

Gari, Blanca (coord.), *El mundo mediterráneo en la Edad Media*, Barcelona, Argot, 1987.

Giménez López, Enrique, *Alicante en el siglo XVIII: economía de una ciudad portuaria en el antiguo régimen*, Valencia, Institució Alfons el Magnànim, 1981.

Giralt, Emili (coord.), *Vinyes i vins* (2 vols.), Barcelona, Publicacions Universitat de Barcelona, 1993.

González Prats, Pedro, *El fondillon: un real vino*, Alicante, Aguaclara, 1995.

Gran enciclopèdia catalana (25 vols.), Barcelona, Enciclopedia Catalana, 1988.

Gual Vilà, Valentí, «*Gavatxos*», *gascons, franceses: la immigració occitana a la Catalunya moderna (el cas de la Conca de Barberà)*, Barcelona, Dalmau Editor, 2005.

Guía de vinos gourmets 2017, Madrid, Grupo Gourmets, 2016.

Haraszthy, Agoston, *Grape, Culture, Wines and Wine-Making, with Notes upon Agriculture and Horti-Culture*, Nueva York, Harper, 1862.

Hardy, Thomas K., *Pictorial Atlas of Australian Wines*, Melbourne, Grape Vision, 1986.

Healy, Maurice, *Stay Me with Flagons*, Londres, Michael Joseph, 1949.

Hidalgo, Luis, *Tratado de viticultura general*, Madrid, Mundi-Prensa, 2002.

Homero, *Ilíada*, Madrid, EDAF, 1980.

Jackson, Ron S., *Wine Science*, San Diego (California), Academic Press, 1994.

Johnson, Hugh, *Atlas mundial del vino*, Barcelona, Blume, 2009 (desde 2004 Jancis Robinson es coautora de las versiones actualizadas de esta obra). [Versión original en inglés: World Atlas of Wine, 1971.]

—, *Guía del vino*, Barcelona, Folio, 1981.

La Biblia, Versión de Cipriano Valera, Madrid, Sociedad bíblica B y E, 1921.

Le Guide Hachette des Vins, París, Hachette, 2015.

Leguineche, Manuel, y Velasco, M.ª Antonia, *El viaje prodigioso: 900 años de la primera cruzada*, Madrid, Santillana, 2005.

Levi, Carlo, *Cristo se paró en Éboli*, Madrid, Alfaguara, 1980.

Leygnier, A.; Torres, P., y Goyhenex, J.M., *Les vins doux naturels de la Méditerranée*, Ginebra, Minerva-Aubanel, 2000.

Libro de agricultura general de Gabriel Alonso de Herrera, Pamplona, Consejo Real de Navarra, 1605.

Lichine, Alexis, *Encyclopédie des vins et des alcools de tous les pays*, París, Robert Laffont, 1998.

López Alejandre, Manuel, *Viticultura, cata y enología*, Córdoba, Vistalegre, 1998.

Loste, María Antonia, *Las cruzadas*, Madrid, Anaya, 1990.

Madoz, Pascual, *Diccionario geográfico-estadístico-histórico de Alicante, Castellón y Valencia* (2 tomos), Valencia, Edicions Alfons el Magnànim, 1987.

Martín, Joan C., *Els vins de l'Arc mediterrani: d'Alacant a Montpeller*, Barcelona, Pòrtic, 2009.

—, *L'aportació dels enginyers industrials de Catalunya a l'enologia (i la viticultura)*, Valencia-Londres, Anaconda, 2014.

—, *Manual de vinos valencianos*, Valencia, Huguet, 1986.

—, *València, Land of Wine*, Valencia-Londres, Anaconda, 2007.

—, *Valencians contra la fil·loxera*, Valencia-Londres, Anaconda, 2011.

Martínez-Ruiz, José I., *Mercaderes ingleses en Alicante en el siglo XVII*, Alicante, Universidad de Alicante, 2008.

Martins, João P., *Vinhos de portugal*, Lisboa, Dom Quixote, 1995.

McGovern, Patrick E., *Ancient Wine: The Search for the Origins of Viniculture*, Princeton, Princenton University Press, 2003.

Melendo, Jordi, *et al.*, *Guía Melendo del Champagne*, Alboraia (Valencia), Ceodos Difusión, 2015.

Menages, Ángela-Rosa; Monjo, Joan-Lluís, *Els valencians d'Algèria (1830-1962)*, Picanya (València), Del Bullent, 2007.

Mollat du Jourdin, Michel, *Europa y el mar*, Barcelona, Crítica, 1993.

Montaner, Ramón, *Crònica*, Barcelona, Edicions 62, 1979.

Murphy, Ted, *A Kingdom of Wine*, County Cork (Irlanda), Onstream, 2005.

Oldenbourg, Zoé, *Las cruzadas*, Barcelona, Edhasa, 2004.

Oliver, Jesús M., *Abadía de Poblet*, Barcelona, Escudo de Oro, 2000.

Orbis-Fabbri, *Enciclopedia del vino. Enología, viticultura y cata* (6 vols.), Barcelona, Orbis, 1987.

Pacottet, Paul, y Guittonneau, Lucien, *Vinos de la Champaña y vinos espumosos*, Barcelona, Salvat, 1929.

Palau i Dulcet, Antoni, *Guia de la Conca*, Montblanc, Consell comarcal de la Conca de Barberà, 2007. (Reedición facsímil de la obra de 1932.)

Pardo de Figueroa, Mariano, *La mesa moderna*, Barcelona, Laia, 1986.

Peñín, José, *Cepas del mundo*, Madrid, Pi & Erre Ediciones, 1997.

—, *Manual de vinos españoles*, Madrid, Penthalon, 1980.

—, *Manual de los vinos de Rioja*, Madrid, Penthalon, 1982.

Peynaud, Émile, y Blouin, Jacques, *El gusto del vino*, Madrid, Mundi-Prensa, 2000.

Pigafetta, Antonio, *Primer viaje alrededor del globo*, Barcelona, Orbis, 1988.

Piña, Román, *Catalanes y mallorquines en la fundación de California*, Barcelona, Laia Papel 451, 1988.

Piqueras, Juan, *El legado de Baco: los vinos valencianos, desde la antigüedad a nuestros días*, Valencia, Gules, 2000.

Pla, Josep, *Illes mediterrànies* (3 vols.), Barcelona, Llibres a ma, 1986.

Poe, Edgar Allan, *Narraciones extraordinarias*, Barcelona, Óptima, 1999.

Posada, Xose, *Manual de los vinos y aguardientes de Galicia*, Madrid, Penthalon, 1982.

Read, Jan, *The Wines of Spain*, Londres, Beazley International, 1992.

Robinson, Jancis, *Encyclopédie du vin*, París, Hachette, 1997. [Versión original en inglés: *The Oxford Companion of Wine*, 1994.]

—, *Vines, Grapes and Wines: A Complete Guide to 1,368 Vine Varieties, Including Their Origins and Flavours*, Londres, Mitchel Beazley, 1987.

Roca, Carlos, *Bóers*, San Sebastián de los Reyes, Actas, 2015.

—, *Zulú: la batalla de Isandlwada*, Barcelona, Inédita, 2004.

Rojas Clemente, Simon de, *Ensayo general sobre las variedades de la vid común que vegetan en Andalucía*, Madrid, 1807.

Rojo, Alfonso, *La odisea de la tribu blanca*, Barcelona, Planeta, 1993.

Ruiz de la Rosa, Pedro, y Díaz, G., *Los vinos del sol*, Sant Vicent del Raspeig (Alicante), 2006.

Ruora, José, *Memoria sobre los vinos y su destilación*, Barcelona, Escola Tècnica Superior d'Enginyers Industrials de Barcelona (UPC), 1997.

Sansi Travé, Josep M.ª, *La colonització de la Conca de Barberà després de la conquesta feudal: el cas de Vimbodí (1149 ?/1151-1200)*, Valls, Cossetània, 2002.

Scott, Walter, *Ivanhoe*, Barcelona, Edhasa, 2007.

Segab Montefiore, Simon, *Jerusalén: la biografía*, Barcelona, Crítica, 2012.

Seward, Desmond, *Monks and Wine*, Londres, Beazley, 1979.

Stevenson, Thomas, *Encyclopédie mondiale du vin*, París, Flammarion, 1999.

—, *The Sotheby's Wine Encyclopedia*, Dorling Kindersley, 1997.

Sullivan, Charles L., *Zinfandel: a History of a Grape and Its Wine*, Berkeley (California), University California Press, 2000.

Tercelj, Dusan, *Kultura vina na Slovenskem*, Liubliana, Univerzitet Knjiznica, 2007.

Torres, Marimar, *The Spanish Table: The Cuisines and Wines of Spain*, Nueva York, Doubleday, 1986.

Torres, Miguel A., *Manual de los vinos de Catalunya*, Madrid, Penthalon, 1982.

—, *Viñas y vino*, Barcelona, Blume, 1982.

Toussaint-Samat, Maguelonne, *Historia natural y moral de los alimentos*, Madrid, Alianza Editorial, 1991.

Toynbee, Arnold, *et al.*, *Ciudades de destino*, Madrid, Sarpe, 1985.

Unwin, Tom, *El vino y la viña*: geografía histórica de la viticultura y el comercio del vino, Barcelona, Tusquets, 2001.

Valencia, Félix, *Monografía sobre los vinos de Málaga*, Málaga, Larios, 1990.

Vasserot Fuentes, Adolfo, *El vino de Málaga*, Málaga, Ministerio de Comercio y Turismo, 1978.

Vivas, Nicolás, *Manual de tonelería*, Madrid, Mundi-Prensa, 2005.

Wait, Frona Eunice, *Wines and Vines of California*, Berkeley (California), Howell-North, 1973.

Waltari, Mika, *Sinuhé, el egipcio* (2 vols.), Barcelona, Orbis, 1988.

Wattson, Jeremy, *Vinos de España*, Barcelona, Montagud, 2002.

Winkler, A. J., *et al.*, *General Viticulture*, University California Press, 1974.

Zweig, Stefan, *Magallanes: el hombre y su gesta*, Barcelona, Juventud, 1945.

OTRAS PUBLICACIONES

«Le vin dans les textes sacres et les cultures mediterraneennes», Aude (France), Journées de Ribaute, 1988.

«Repertoire mondial des collections de vitis», París, OIV, 1987.

Revista de la Académie Suisse du Vin, n.º 32, mayo de 1993.

Dickenson, J. P., y Salt, J., «*In Vino Veritas*: An Introduction to the Geography of Wine», en *Progress in Human Geography* (vol. 6), junio de 1982.

Felipo Orts, Amparo, «Producción y consumo de vino en el País Valenciano durante el siglo XVII», en *Saitabi*, Universitat de València, 1986.

Historia y Vida, extra n.º 23, Barcelona, 1981.

Historia y Vida, n.º 140 (noviembre), Barcelona, 1979.

Historia y Vida, n.º 251 (febrero), Barcelona, 1989.

Historia y Vida, n.º 292 (agosto), Barcelona, 2000.

Historia y Vida, n.º 390 (septiembre), Barcelona, 2000.

INAO, *L'Appellation d'Origine Contrôlée*, París, Euro Impressions, 1984.

Institució Catalana d'Estudis Agraris, «La varietat torbato, malvasia del Rosselló», *Dossiers Agraris*, n.º 17, Barcelona, 2014.

Institució Catalana d'Estudis Agraris, «La varietat garnatxa roja, lledoner roig o garnatxa grisa», en *Dossiers Agraris*, n.º 18, Barcelona, 2014.

La clef des vignes, París, Sopexa, 1996.

Pérez, Sebastián Celestino; Blázquez Pérez, Juan, y Barrio Martín, Juan, «El vino en la antigüedad romana», Madrid, Universidad Autónoma de Madrid, Consejo Regulador de las D. O. Xerez-Sherry-Manzanilla, 1999.

Saint-Bacchus: la sélection des vins du Roussillon. Perpiñán, APVR Editions, 2009.

Sempere Souvannavong, Juan David, *Los pieds-noirs en Alicante*, Alicante, Publicaciones de la Universidad de Alicante, 1996.

Symposium de Denominaciones de Origen Históricas O.I.V. Consejo Regulador de la D. O. Jerez, Cádiz, 1987.

Tecnología y arte del vidrio en el siglo XVIII, Madrid, Fundación Centro Nacional del Vidrio, 1991.

Vini d'Italia, n.º 2, año XXIX (marzo-abril), Brescia (Italia), 1987.

Vini d'Italia, n.º 6, año XXVI (noviembre-diciembre), Brescia (Italia), 1984.

Wagner, M. Philip, *Grapes into Wine*, Nueva York, Alfred A. Knopf, 1076-

—, «Vinos, vides y climas», en *Investigación y Ciencia*, n.º 1 (octubre), Barcelona, 1976.

Para la composición de este texto
se han utilizado tipos de la familia Sabon,
a cuerpo 11,5 sobre 14,8 pt. Diseñada por Jan Tschichold
en 1967, esta fuente se caracteriza por su magnífica legibilidad
y sus formas muy clásicas, pues Tschichold se inspiró
para sus diseños en la tipografía creada
por Claude Garamond
en el siglo XVI.

Este libro fue impreso y encuadernado para Lince
por Novoprint en mayo de 2017 en Barcelona.

Impreso en España / Printed in Spain

· ALIOS · VIDI ·
· VENTOS · ALIASQVE ·
· PROCELLAS ·